ウルトラ図解

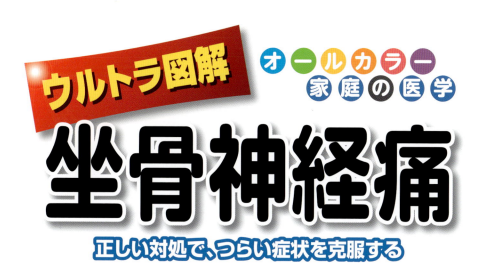

オールカラー
家庭の医学

坐骨神経痛

正しい対処で、つらい症状を克服する

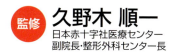

監修 久野木 順一
日本赤十字社医療センター
副院長・整形外科センター長

法研

はじめに　～正しく理解し、対処すれば、つらい症状は克服できる～

お尻や足に、しつこい痛みやしびれが起こる坐骨神経痛。腰痛とともに起こることが多く、症状がひどくて歩くこともままならないという人も多いことでしょう。つらい症状は一刻も早くなんとかしたいものですが、坐骨神経痛がなかなかよくならないという人のなかには、坐骨神経痛を正しく理解していない、あるいは正しく対処できていないケースが少なくないように思います。

そもそも坐骨神経痛は正式な病名ではありません。お尻や太ももから足にかけての下肢に、痛みやしびれが起こる症状を総称して坐骨神経痛といいます。坐骨神経痛の背後には原因となる病気があり、その病気が痛みやしびれといった症状を引き起こしているのです。そして、坐骨神経痛を引き起こす病気の代表が、「腰椎椎間板《ようついついかんばん》ヘルニア」と「腰部脊柱管狭窄症《ようぶせきちゅうかんきょうさくしょう》」です。いずれも腰椎の骨の変形や変性によって神経が圧迫されたり、刺激されたりするため、坐骨神経痛の症状を生じます。痛みやしびれがあるのはお尻や下肢かもしれませんが、おおもとの原因は腰部にあるということです。

したがって、坐骨神経痛を治すためには、腰部の障害に対する治療を行う必要があるのですが、そのことをよく知らずに、市販薬や民間療法に頼ってその場をしのいでいるという人が後を断ちません。腰椎椎間板ヘルニアにも腰部脊柱管狭窄症にも、今はよい治療法があります。適切な治療を受けるためには、原因を明らかにすること。まずは整形外科を受診し、専門医による正しい診断を受けることが大切なのです。

一方で、坐骨神経痛の治療は、医師まかせでは成り立ちません。なぜなら、腰椎椎間板ヘルニアや腰部脊柱管狭窄症の再発や悪化には、日常生活における不適切な姿勢や動作、生活習慣が深くかかわっているからです。日常生活については、患者さん自らが改善するしかありません。しかしそれは、患者さん自身の手で、症状をコントロールすることも可能だということです。

本書では、坐骨神経痛について、その発症のメカニズムや原因、検査・診断、最新の治療法から、日常生活における自己管理まで、必要な知識を順序立ててわかりやすく解説しています。坐骨神経痛への正しい理解とつらい症状の克服に役立てていただければ幸いです。

平成30年8月

久野木　順一

第1章 足腰にしびれや痛みを起こす坐骨神経痛

第2章 坐骨神経痛の検査と診断

第3章 坐骨神経痛の治療

第4章 痛みを和らげる日常生活の工夫

腰痛を防ぐ生活習慣　136

付録 家庭でできる保存療法

【装丁・本文デザイン】㈱イオック
【図解デザイン・イラスト】コミックスパイラる／㈱イオック
【編集協力】アーバンサンタクリエイティブ／榎本和子

第1章

足腰にしびれや痛みを起こす坐骨神経痛

腰やお尻からもも、ふくらはぎ、足先にかけて、しつこい痛みやしびれが続く坐骨神経痛。つらい症状は、なぜ起こるのでしょうか？　まずは坐骨神経痛のメカニズムと原因について知っておきましょう。

坐骨神経痛に若者も高齢者も悩まされている

「坐骨神経痛」とは、病名ではなく症状の総称

腰痛は、老いも若きも現代人の多くが悩まされている症状の1つです。厚生労働省の『平成28年国民生活基礎調査』によると、40~50歳を過ぎた中高年だけでなく、20歳を過ぎると腰痛を訴える人が右肩上がりに増えているのがわかります（左図参照）。

そして、腰痛に悩む人のなかには、お尻や太ももなどにもしびれや痛みをともなっている人が少なくありません。このように腰からお尻、下肢にかけて、慢性的な痛みやしびれが続くと、「坐骨神経痛」という名前を思い浮かべる人も多いのではないでしょうか？　整体やマッサージでも、「坐骨神経痛ですね」などと診断されることがよくあるので、坐骨神経痛を1つの病気だと誤解している人も多いようです。

しかし、坐骨神経痛は、正式な病名ではありません。お尻から太もも、すね、ふくらはぎ、足先まで延びている神経を「坐骨神経（22頁）」といい、この坐骨神経に沿って、痛みやしびれ、感覚麻痺《まひ》などが現れる症状を総称して坐骨神経痛といいます。つまり、坐骨神経痛は頭痛や腹痛などと同じ、痛みを表わす言葉の1つに過ぎず、坐骨神経痛の背後には、原因となる病気があるということです。

坐骨神経痛の原因となる病気の代表は、「腰部脊《ようぶせき》柱管狭窄症《ちゅうかんきょうさくしょう》（36頁）」や「腰椎椎間板《ようついついかんばん》ヘルニア（34頁）」です。いずれも「腰部」「腰椎」と名前がついているように、おおもとの原因はお尻やももではなく、腰部にあります。脊柱管や椎間板の異常などによって、腰部にある坐骨神経の根っこの部分が圧迫されたり、刺激されたりすると、その情報が坐骨神経に伝わり、坐骨神経が支配しているお尻やももに症状を引き起こす。これこそが、坐骨神経痛の正体なのです。

腰痛を訴える人は右肩上がりに増えている

■ 年代別にみた腰痛のある人の割合 ■

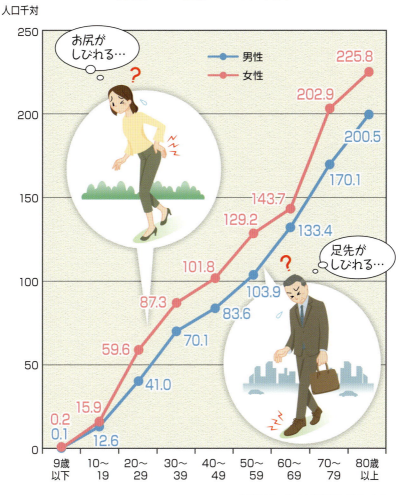

※厚生労働省『平成28年国民生活基礎調査』より
（人口千対＝人口千人当たりの人数の割合）

年齢を問わず、坐骨神経痛に悩まされている

日常の動作や姿勢がもとで

坐骨神経痛の主な原因は脊柱管狭窄症や腰椎椎間板ヘルニアですが、実は日常の生活動作や生活習慣、仕事や運動が発症の引き金になることがあります。

私たちの体を支える背骨は、横から見るとゆるやかなS字状のカーブを描いています（次頁参照）。四足歩行の動物の背骨は、首と胸の部分のカーブだけですが、人間の場合、重い頭を支えながらの二足歩行を可能にするため、腰部にもカーブがあるのです。

人間の背骨は、S字状のカーブが体の動きに応じてしなることでバランスをとり、体を支えています。しかし同時に、前方に反っている腰部には、常に大きな負担を強いることになります。それに加えて、猫背のような悪い姿勢や前かがみの姿勢、反動をつけて重いものを持ち上げる動作、腰を大きくひねる動作などがくり返されると……。腰にかかる負担はさらに大きくなることが容易に想像できます。

とくに若い世代の坐骨神経痛は、腰椎椎間板ヘルニアによるものが多いのですが、腰椎椎間板ヘルニアは、腰に負担のかかる姿勢や動作を引き金に発症することがあります。

たとえば看護師や美容師、介護関連の仕事に就く人などは、職業的に腰椎椎間板ヘルニアになりやすいといえます。スケートやボート漕ぎなど腰を曲げて行うスポーツ、ゴルフやテニスなど腰を大きくひねるスポーツをする人も注意が必要です。長時間のパソコン作業、長距離トラックやタクシーの運転なども腰椎椎間板ヘルニアになりやすいのですが、こちらは同じ姿勢を長くとることが多いため、使う筋肉が限られ、筋力が低下しやすいことも原因の1つだと考えられています。

また、生活習慣では、喫煙が椎間板に悪影響を与えることがわかっています。タバコに含まれるニコチンは血管を収縮させるため、椎間板に十分な栄養が行き届かず、変性させてしまうのです。

腰に負担がかかる姿勢や動作に要注意！

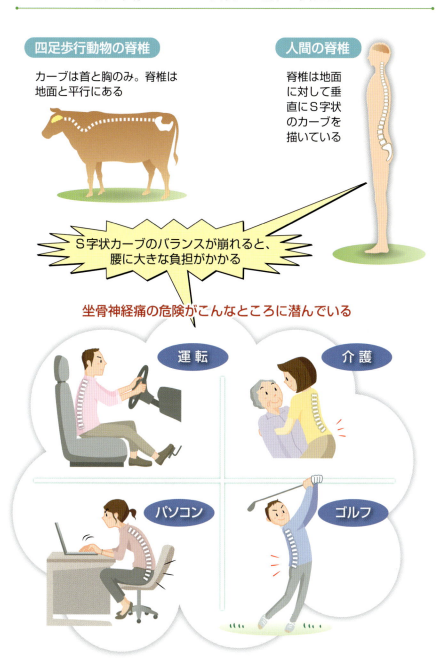

四足歩行動物の脊椎

カーブは首と胸のみ。脊椎は
地面と平行にある

人間の脊椎

脊椎は地面
に対して垂
直にＳ字状
のカーブを
描いている

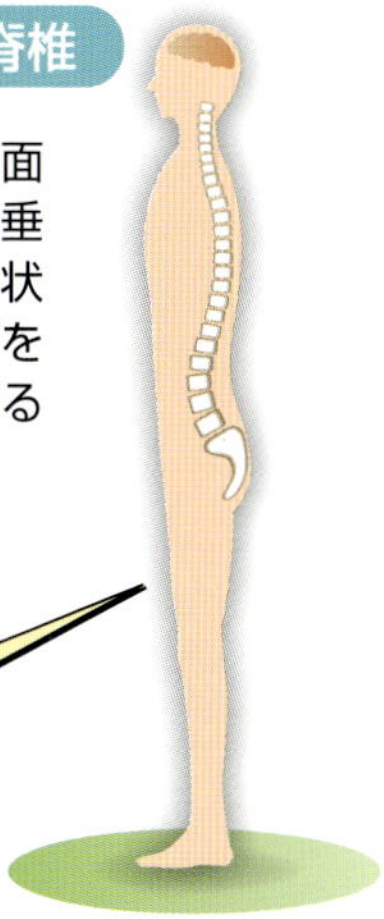

Ｓ字状カーブのバランスが崩れると、
腰に大きな負担がかかる

坐骨神経痛の危険がこんなところに潜んでいる

加齢にともなって背骨にも衰えが

坐骨神経痛を訴える人は、加齢とともに増えてきます。このことからもわかるように、坐骨神経痛には背骨の老化も深く関わっています。

坐骨神経痛は、背骨を構成する椎骨、椎骨と椎骨を連結させる椎間板、靭帯《じんたい》など、腰部の周辺組織の変形や変性によって、坐骨神経の根っこの部分が圧迫されることで生じます。

腰部には、ただでさえ常に大きな負担がかかっているので、その積み重ねだけでも周辺組織には変形が生じてきますし、加齢とともに変性も進んできます。歳を重ねれば重ねるほど、坐骨神経痛のリスクは高まるということです。

では、腰部の骨や椎間板では、どのような変化が起きているのでしょうか?

例えば、椎間板は弾力のあるやわらかい組織で、腰が前後左右に動くときに、椎骨と椎骨がぶつからないようクッションの役目をしています。しかし、加齢とともに水分が失われ、弾力がなくなってくると、つぶれて周囲にはみ出すことがあり、はみ出した椎間板が腰部の脊柱管を狭くすることがあります。椎間板の変性によって、椎骨が本来の位置からすべってずれて、脊柱管を狭くすることもあります。坐骨神経の根っこは脊柱管の中を通っているため、脊柱管が狭くなると神経が圧迫されるのです。

椎間板の変性がさらに進むと、椎骨に骨棘《こっきょく》というトゲのような出っ張りができたり、靭帯が分厚くなったりして、これらがさらに脊柱管を狭くします。

また、骨の老化ともいわれる「骨粗鬆症《こつそしょうしょう》」[*]になると、圧迫骨折といって、ちょっとしたことで椎骨がつぶれて変形することがあり、つぶれた椎骨が脊柱管を狭めることもあります。

以上のように、様々な変形や変性によって脊柱管が狭くなるものを「腰部脊柱管狭窄症」といい、中高年の坐骨神経痛の主な原因となっています。

用語解説 骨粗鬆症　骨からカルシウムが溶け出し、骨密度が低下した状態をいう。骨粗鬆症が進むと骨が軽石のようにスカスカになり、もろくなってしまう。

加齢による背骨の変形、変性が原因に

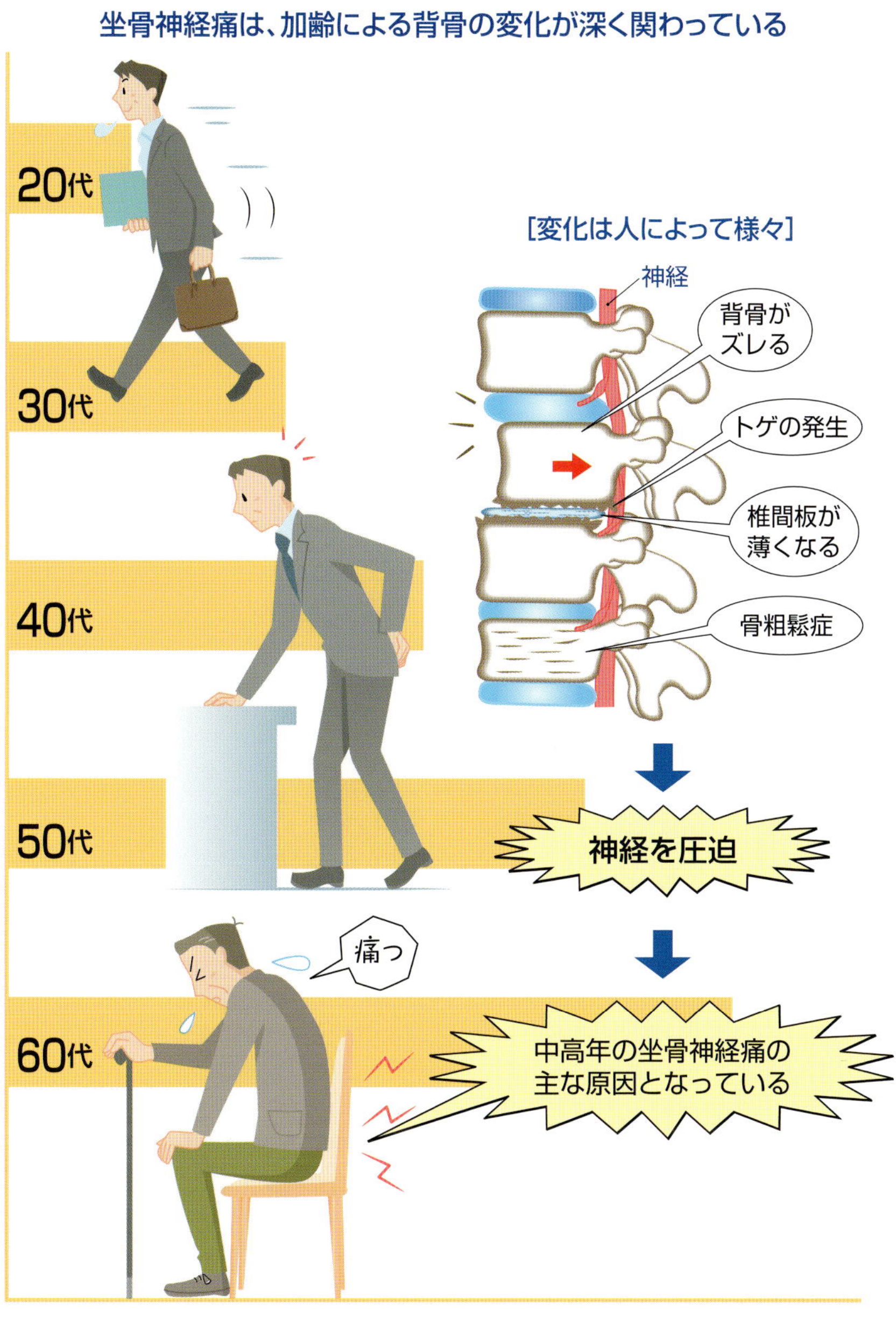

坐骨神経痛が疑われる症状は

坐骨神経痛の主な原因の1つである腰椎椎間板ヘルニアは、20歳代に最も多くみられ、次に30～40歳代、10歳代と続き、ときに高齢者にもみられます。一方で、もう1つの主な原因である脊柱管狭窄症は、50歳以上の中高年に多いという特徴があります。坐骨神経痛は幅広い年代に見られる症状であり、いつ誰が発症してもおかしくないということです。

お尻や太ももに痛みやしびれが生じているとしたら、その症状は坐骨神経痛の可能性があります。さらには腰椎椎間板ヘルニア、腰部脊柱管狭窄症などの病気が密かに進行しているのかもしれません。

そこで、坐骨神経痛が疑われる症状について、もう少しくわしく見ていきましょう。

一般的に、腰から下、お尻、太もも、足にかけての下肢に痛みやしびれが続くものを総称して坐骨神経痛と呼んでいます。ふくらはぎやかかとに症状が出ることもあります。多くは片側の足に起こりますが、両足に起こることもあります。

痛みの程度は、軽いしびれを感じる程度の人もいれば、ズキズキ痛むという人や、歩くのもままならないほどの激痛が走るという人もおり、様々です。

これらの症状が見られるときは、早めに専門医を受診し、原因をきちんと調べることが大切です。その場しのぎで市販薬や民間療法に頼っていると、症状を悪化させてしまいます。重症になると、歩行が困難になったり、排尿や排便のコントロールができなくなったりして、日常生活に大きな影響が生じることもあるのです。

坐骨神経痛は、痛みやしびれのある部位とは別の部位に原因があります。そのことが病気の本質をわかりにくくし、正しい対処を遅らせる原因の1つにもなっています。坐骨神経痛を正しく理解するために、坐骨神経痛を引き起こすしくみについて、くわしく見ていくことにしましょう。

坐骨神経痛の症状は人によっていろいろ

こんな症状が出たら坐骨神経痛の疑いが！？

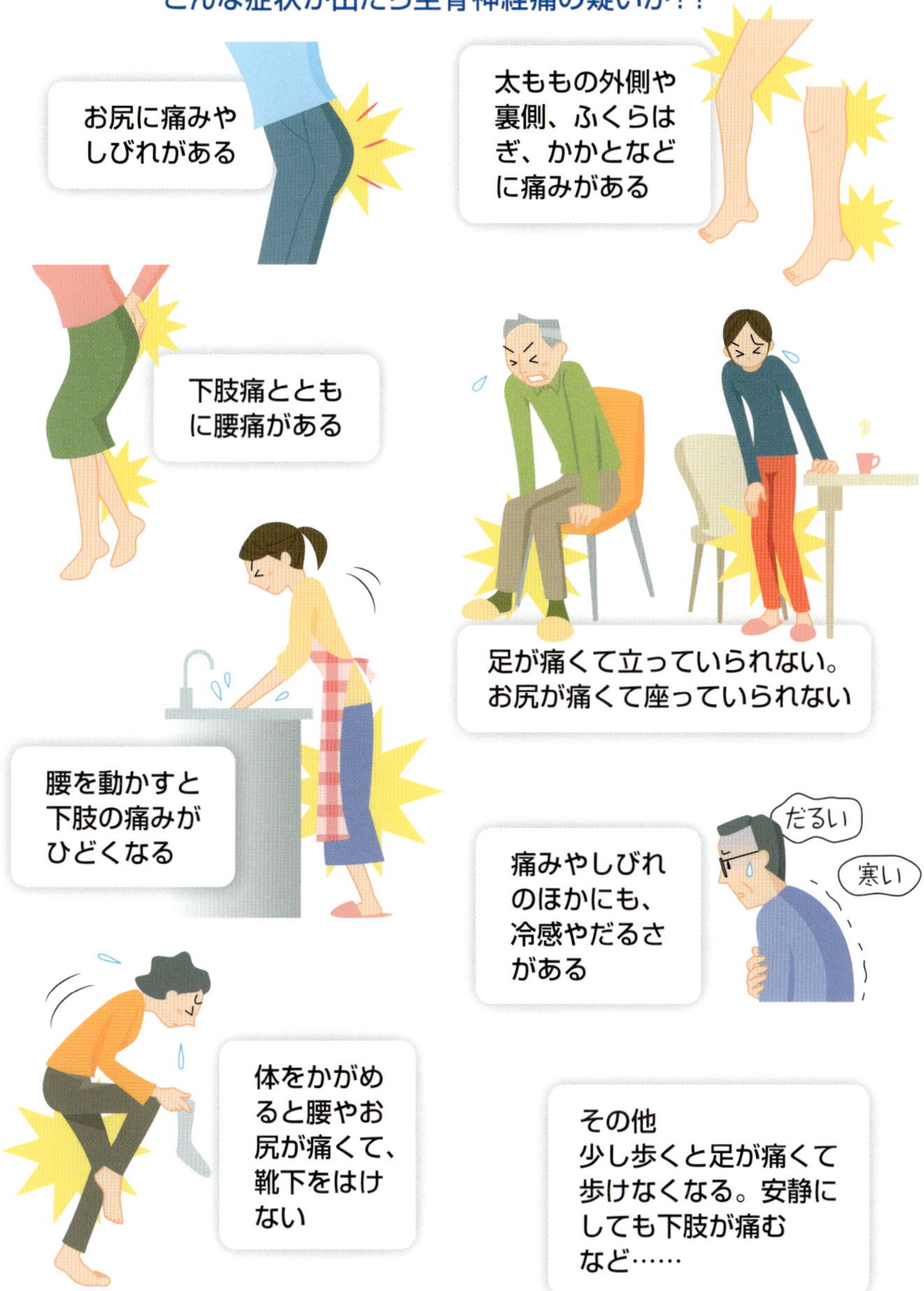

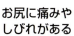

お尻に痛みやしびれがある

太ももの外側や裏側、ふくらはぎ、かかとなどに痛みがある

下肢痛とともに腰痛がある

足が痛くて立っていられない。お尻が痛くて座っていられない

腰を動かすと下肢の痛みがひどくなる

痛みやしびれのほかにも、冷感やだるさがある

体をかがめると腰やお尻が痛くて、靴下をはけない

その他
少し歩くと足が痛くて歩けなくなる。安静にしても下肢が痛むなど……

しびれや痛みが起こる体のしくみ

背骨と脊髄神経の関係

坐骨神経痛の原因の多くは背骨、なかでも腰部の骨やその周辺組織にあります。そこで、まずは背骨の構造を知っておきましょう。

背骨は医学的には「脊柱《せきちゅう》」といいます。「椎骨《ついこつ》（脊椎ともいう）」という骨が24個、積み上がるようにしてつながって1本の脊柱を構成しています。脊柱は上から順に、頸椎《けいつい》（7個）、胸椎《きょうつい》（12個）、腰椎《ようつい》（5個）に分けられ、腰椎の下には5個の仙椎《せんつい》が癒合した仙骨《せんこつ》、3～5個の尾椎《びつい》が癒合した尾骨《びこつ》が続いてあります。

椎骨と椎骨の間には、「椎間板《ついかんばん》」という円盤状のやわらかい組織があり、椎骨を連結するとともに、椎骨にかかる衝撃を吸収するクッションの役目を果たしています。

1個の椎骨は、「椎体《ついたい》（腹側）」と「椎弓《ついきゅう》（背中側）」から成っています。そして、椎骨を真上から見ると、椎体と椎弓の間には空洞があり、この空洞は椎骨が連なることで縦につながり、骨に囲まれた管のようになっています。この管が「脊柱管」です。

脊柱管の中には、脳からつながる神経の束、「*脊《せき》髄《ずい》」が通っています。背骨は体を支えるという役目のほかにもう1つ、重要な神経を守るという大役を担っているのです。

さて、ここまでで「椎間板」や「脊柱管」という名前が出てきました。坐骨神経痛の主な2つの原因、「腰椎椎間板ヘルニア」や「腰部脊柱管狭窄症」がどこで起こっているのか、ぼんやりとではありますが、見えてきたのではないでしょうか？

次はいよいよ、痛みやしびれを引き起こす本体、「坐骨神経」について見ていきましょう。

用語解説

脊髄　脳とともに中枢神経を構成する神経。感覚の情報を脳へ伝えたり、脳からの運動の指令を体の各部に伝えたりしている。

背骨の構造

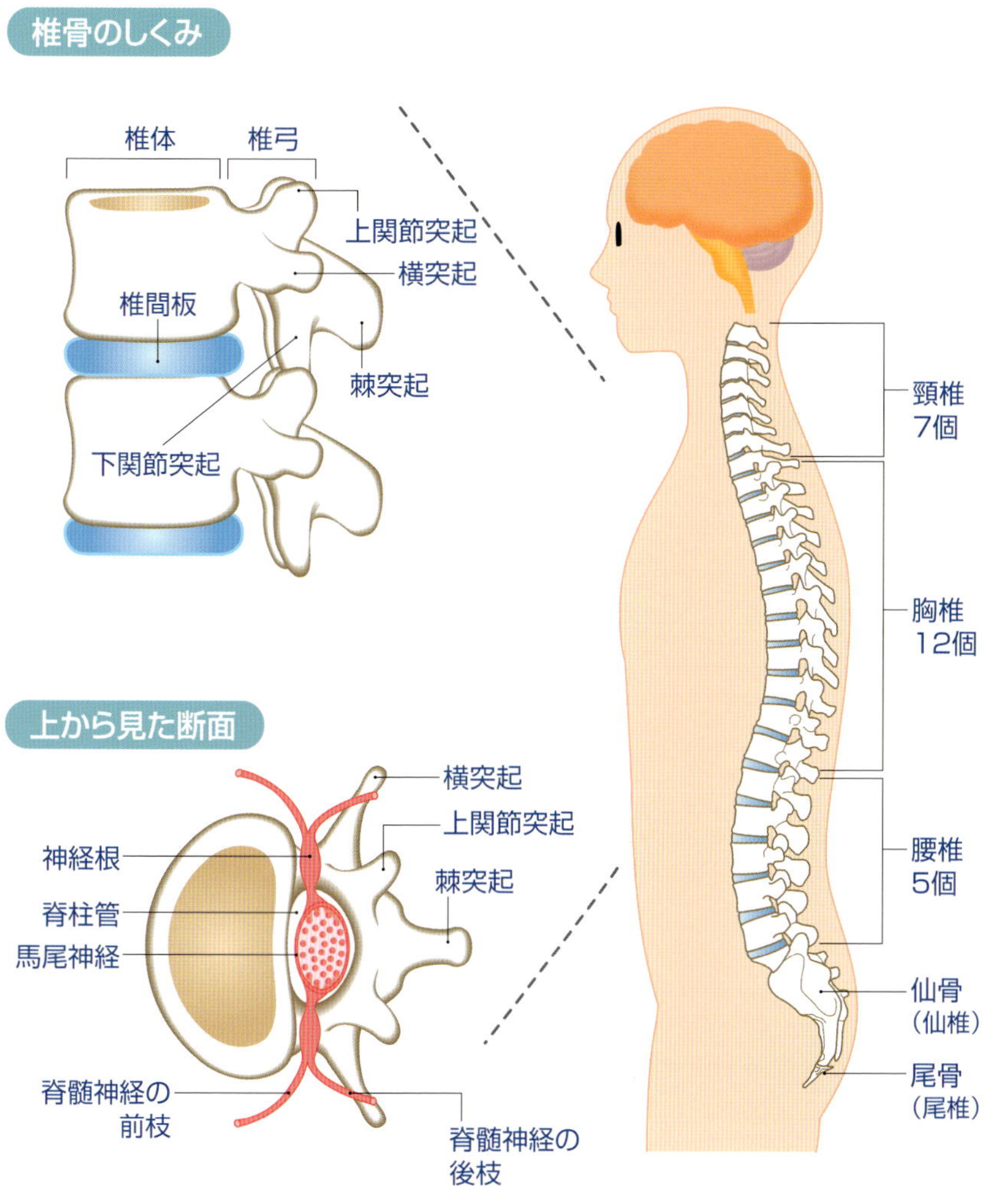

坐骨神経痛はこの背骨の構造に原因がある

馬尾から延びる坐骨神経

脊柱管の中を通る脊髄は、脳と同じ中枢神経です。中枢神経は、情報を統合・解析して指令を下す役目を担っています。脳が固い頭蓋骨に守られているように、脊髄も脊柱管という固い骨のトンネルに守られているのです。

脊髄からは左右31対の脊髄神経が延びており、さらに細かく枝分かれしながら体のすみずみに神経網を張り巡らせています。脊髄神経は末梢神経になり、末梢神経は体の各部と中枢神経を結び、体の各部の感覚の情報を伝えたり、運動の指令を体の各部へ伝えたりしています。

31対の脊髄神経は、8対の頸神経、12対の胸神経、5対の腰神経、5対の仙骨神経、1対の尾骨神経からなり、それぞれ「椎間孔《ついかんこう》」という孔《あな》を通って脊柱管の外へ出て、体の各部につながっています。また、それぞれの神経の根っこの部分を「神経根《しんけいこん》」といいます。

さて、この中で坐骨神経痛と関係が深いのは、腰部の神経です。実は、脊髄は脊柱管の中を通っていますが、脊柱管よりも少し短く、腰椎の一番上、第1腰椎のあたりで終わっています。そこから先は神経の束がほぐれ、「馬尾《ばび》」になります。まるで馬のしっぽのように見えることから、その名で呼ばれるようになりました。

馬尾は、腰神経、仙骨神経、尾骨神経の3つの脊髄神経からなり、まさに腰部のあたりを走っています。この馬尾こそが、坐骨神経痛の発信源なのです。

腰神経は腰椎の左右の椎間孔を通って、仙骨神経は仙骨に開いている左右の孔を通って、脊柱管の外へ延びています。脊柱管を出た腰神経と仙骨神経は、左右1本ずつにまとまり、1本の末梢神経になります。これが「坐骨神経」です。坐骨神経とは、馬尾神経が何本か集まってできた神経なのです。

坐骨神経痛の発信源は？

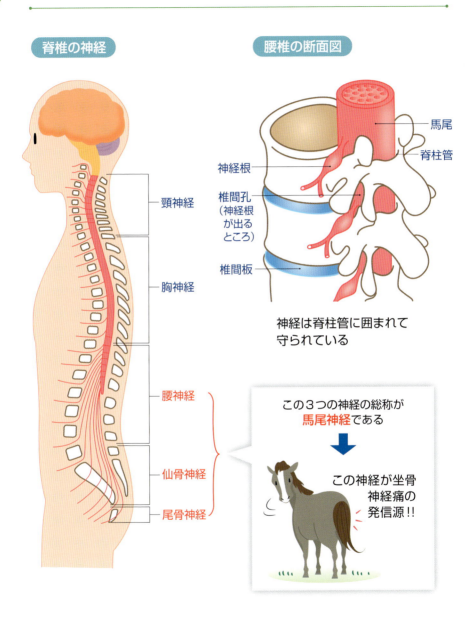

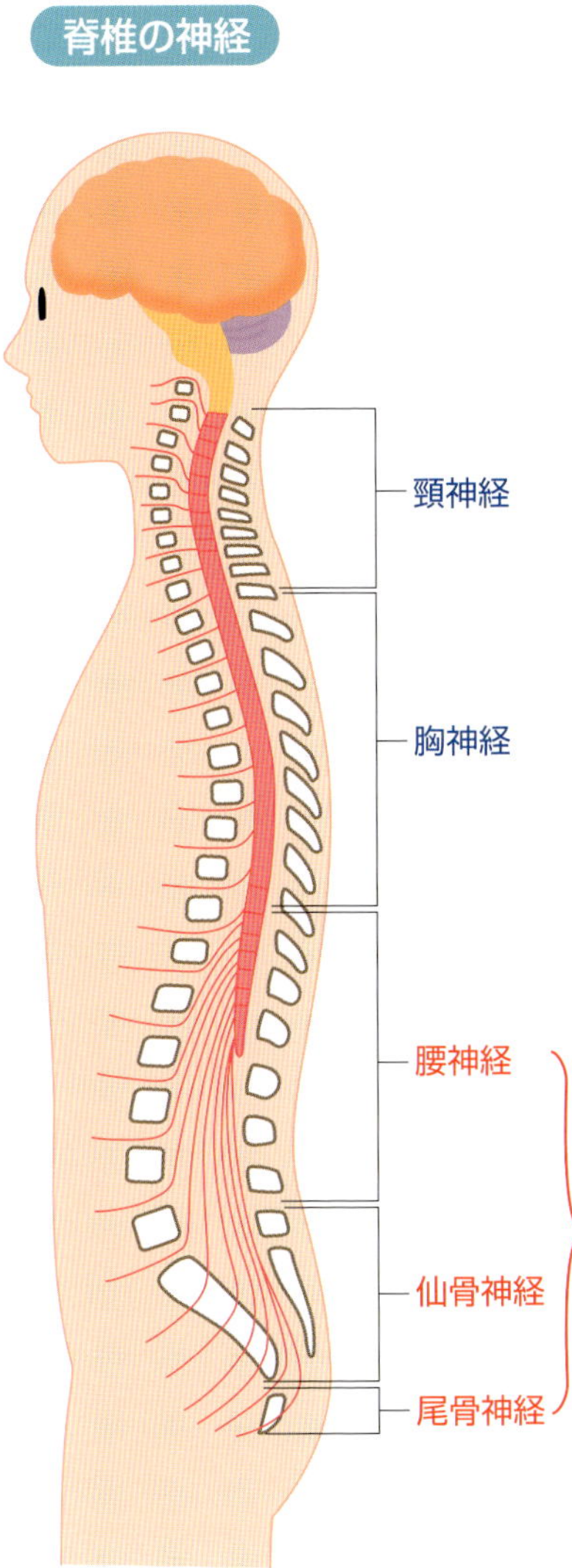

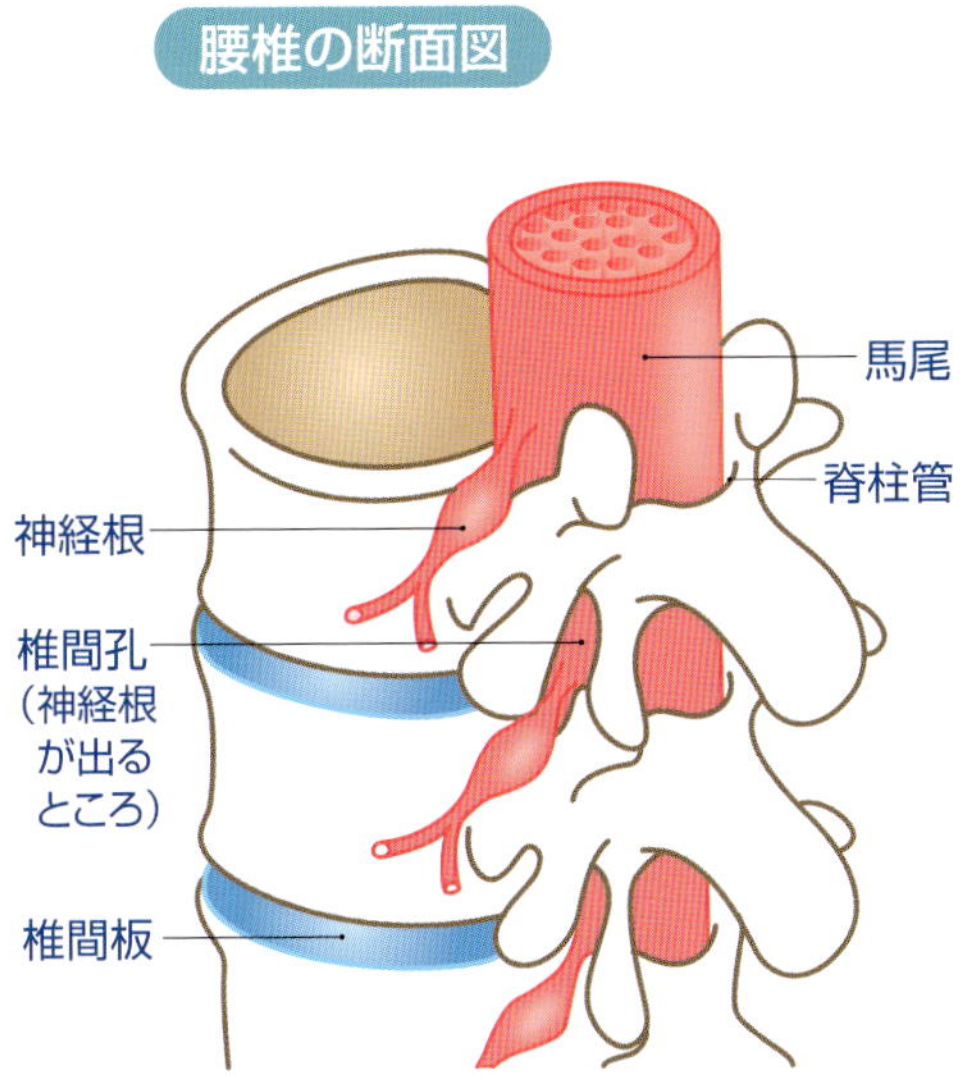

神経は脊柱管に囲まれて守られている

坐骨神経にしびれや痛みが走るメカニズム

ここからは、坐骨神経痛が発生するメカニズムと痛みの伝わり方について、さらにくわしく見ていきましょう。

坐骨神経は、腰神経と仙骨神経が1本にまとまってできた末梢神経の1つです。末梢神経は運動神経と感覚神経からなり、運動神経は脳や脊髄から体の各部へ指令を送る神経です。一方、感覚神経は、皮膚や筋肉、関節などの末梢から、痛い、熱い、冷たいなどといった感覚を中枢に伝えます。お尻から足先まで延びる坐骨神経は、下肢の運動や感覚を支配しています。

ところで、末梢神経というと、細い線をイメージされるかもしれませんが、坐骨神経は鉛筆ほどの太さがあり、人体で最も太い末梢神経です。長さも非常に長く、1m以上あります。その始まりは、お尻です。

坐骨神経は、お尻から太ももの後ろ側を通り、ひざのあたりで、すね方向とふくらはぎ方向の2方向に大きく分かれます。すね方向に分かれた神経は「総腓骨神経《そうひこつしんけい》」と呼ばれ、太ももの下半分の前側とすねの外側、足の甲と足の指にかけての皮膚や筋肉を支配しています。ふくらはぎ方向に分かれた神経は「脛骨神経《けいこつしんけい》」と呼ばれ、太ももの後ろ側からふくらはぎ、足の裏と足の指にかけての皮膚や筋肉を支配しています。

坐骨神経を辿って行くと、腰部の馬尾や神経根に行き着きます。馬尾や神経根の位置と構造を思い出してみてください（21頁参照）。脊柱管や椎間板に変形などの異常が生じると、圧迫されたり、刺激されやすいことがおわかりいただけるでしょう。馬尾や神経根が圧迫されると、その情報が坐骨神経に伝わり、坐骨神経が支配しているお尻や太もも、足などの下肢に、痛みやしびれなどの症状を引き起こすというわけです。

坐骨神経と痛みの経路

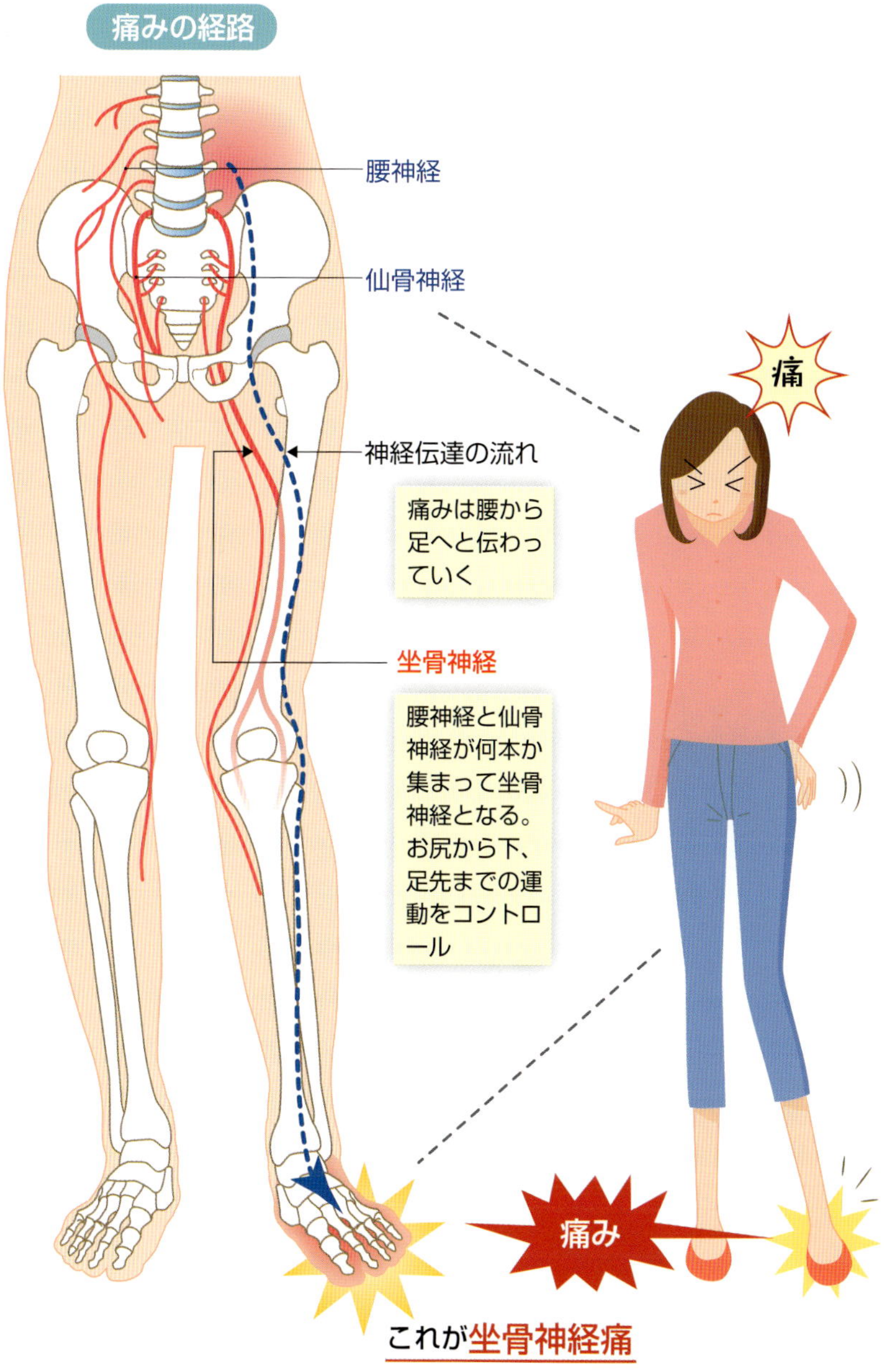
痛みの経路
腰神経
仙骨神経
神経伝達の流れ
痛みは腰から足へと伝わっていく
坐骨神経
腰神経と仙骨神経が何本か集まって坐骨神経となる。お尻から下、足先までの運動をコントロール
痛
痛み
これが坐骨神経痛

坐骨神経痛が現れる部位

腰からお尻、つま先までに

坐骨神経痛は、坐骨神経が支配している領域に沿って起こります。そのため、痛みやしびれといった症状が出る範囲は、坐骨神経が通っているお尻から太もも、すね、ふくらはぎ、足の甲、足の先までとなります。

また、坐骨神経痛は馬尾や神経根が圧迫されることで生じるので、圧迫される原因や部位によって、症状の現れる部位も違ってきます。

例えば、脊柱管が狭くなって神経の束である馬尾が圧迫されると、両脚にしびれや脱力感が生じます。神経根が圧迫される場合は、片側の下肢にしびれや痛みが現れます。馬尾と神経根が同時に圧迫されると、両方の症状が出ます。

一方、腰椎椎間板ヘルニアが原因の場合は、ヘル*ニアの発生部位によって、症状の出やすい部位がかなり限定されます。例えば、第4腰椎と第5腰椎の間でヘルニアが発生し、第5腰神経の神経根が圧迫された場合は、お尻から太ももの外側を通って、すね、足先にかけて痛みやしびれが現れます。第5腰椎と仙骨の間でヘルニアが発生し、第1仙骨神経の神経根が圧迫された場合は、お尻から太ももの後ろ側を通り、ふくらはぎ、足の裏にかけて症状が現れることが多いです。このように、ヘルニアは症状の出る部位がわりとはっきりしているので、症状のある部位から、ヘルニアの発生部位を推測することも可能です。

坐骨神経痛の多くは慢性で、症状はゆっくり出てきます。しかし、腰椎椎間板ヘルニアなどは、腰に大きな負担がかかったときなどに急激に発症することがあります。

用語解説　ヘルニア　体内の臓器などが、あるべき部位から脱出した状態をいう。椎間板ヘルニアのほか、腸が鼠径部に脱出する鼠径ヘルニアなどがある。

痛みやしびれは坐骨神経に沿って現れる

狭窄型坐骨神経痛

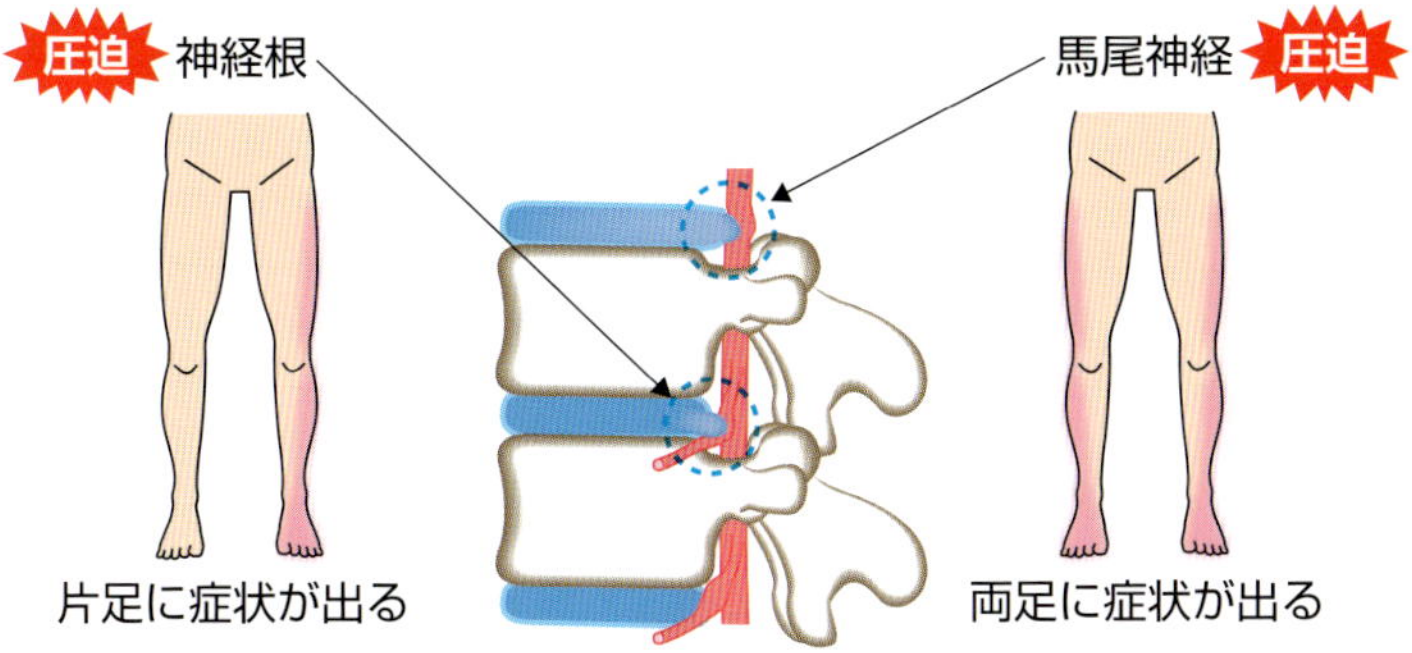

腰椎椎間板ヘルニア、痛みの発生部位と症状

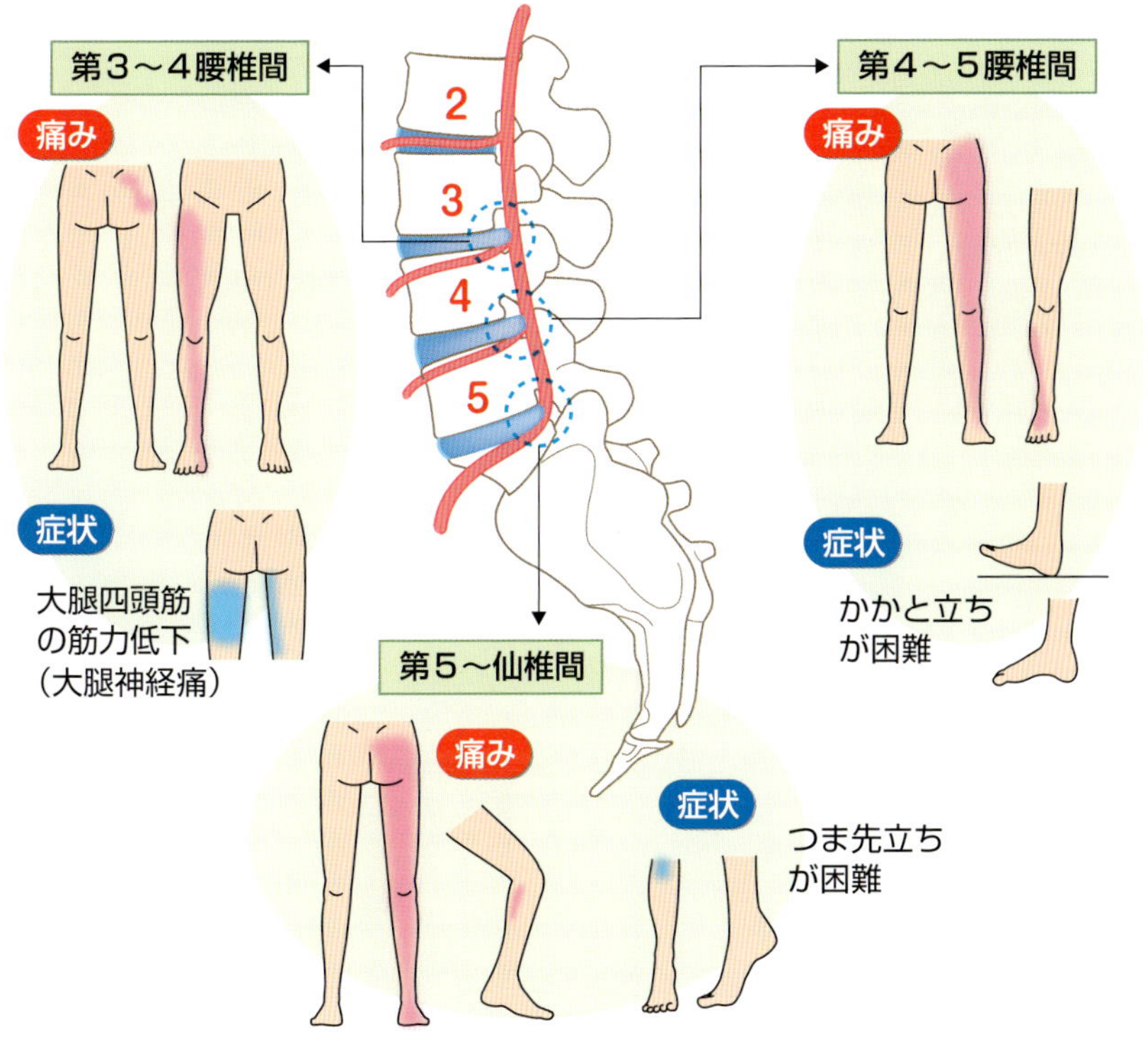

足腰にしびれや痛みが現れたときには

まずは、安静にする

坐骨神経痛の中でも、その原因が腰椎椎間板ヘルニアの場合は、急激に起こる腰の激痛で発症することがあります。発症後1～2日でお尻や太もも、足などにも痛みやしびれが出てくることもあります。

突然の腰痛は、重い物を持ち上げたときや、腰に負担のかかる無理な姿勢をとったときなどに起こりやすいのですが、洗面中や車の運転中、せき・くしゃみをしたとき、中腰での作業をしたときなど、日常の何気ない動作のなかで起こることもあります。

激しい痛みが急に起こると、誰しも不安になるものです。すぐに病院へ駆け込みたくなるかもしれませんが、痛みがあるのに無理に動いたり、歩いたりすると、症状を悪化させてしまうことがあります。痛みをおして病院へ行くよりも、まずは安静にしましょう。

激しい痛みが治まるまでの急性期は、椎間板に負担をかけないよう、できるだけ痛みの少ない楽な姿勢で安静を保ちます。一般的には、横向きに寝て、背中を軽く丸めて両ひざを抱えるようにするのがよいようです。なお、ベッドや布団は硬めの方が腰に負担がかかりません。

どうしても動かなければならない場合は、患部（腰部）だけでも安静にするため、腰部にコルセットやさらしを巻いて固定します。ただし、腰椎椎間板ヘルニアが原因の場合、前かがみになると症状が悪化します。たとえコルセットなどで固定したとしても、車の運転や中腰での作業などは避けるべきです。

マッサージや指圧は、慢性的な痛みには有効な場合がありますが、急性期には逆効果なので注意しましょう。

急に痛みやしびれが起こったときは安静第一

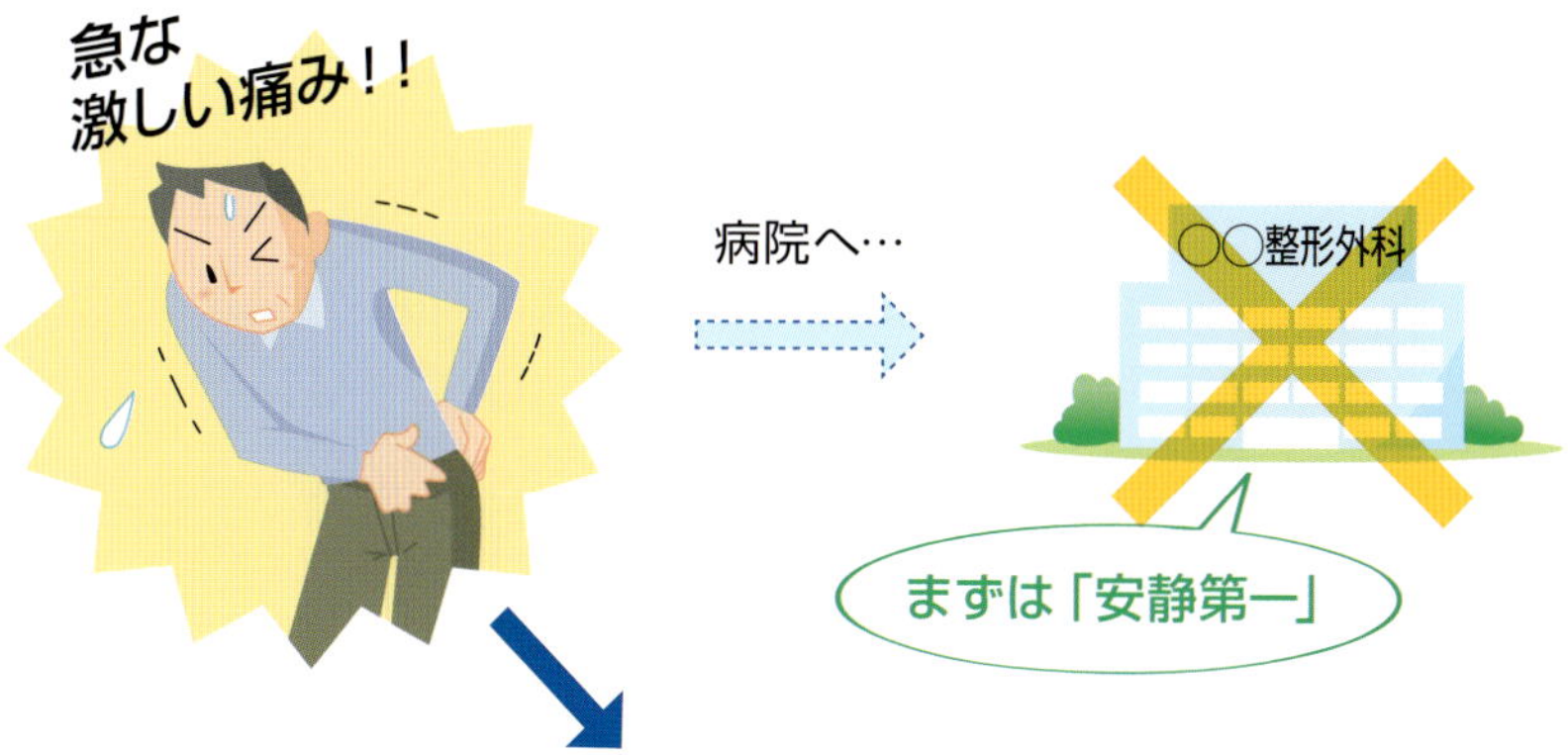

楽な姿勢で横になる

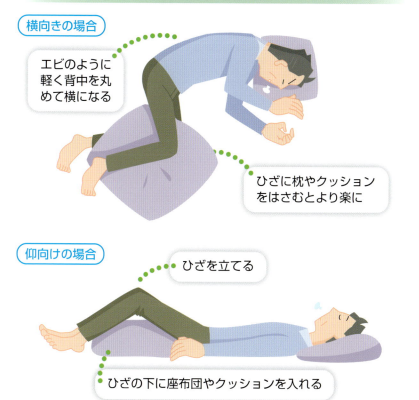

急激な痛みはアイシングで炎症を鎮める

急激な痛みが起こったときによく迷うのが、「冷やすべきか？　温めるべきか？」ということです。

慢性期の痛みやしびれは、温めると楽になることが多いのですが、急性期の激しい痛みがあるときは、患部に炎症が起きていることが考えられます。痛むところに手を当てて、ほてっていたり、熱を持っているように感じるときは、アイシング（冷やすこと）を行うと炎症が抑えられ、痛みが和らぐことがあります。

自宅でアイシングを行う場合は、冷凍庫の氷を使ってアイスバッグを作ります（次頁参照）。冷凍庫に市販の冷凍枕があれば、そちらを使ってもかまいません。

アイシングの時間の目安は、1回あたり15～20分間です。アイシングを始めると、患部が冷たくなるとともに痛く感じてきます。次に、一瞬ぽっと温かくなります。その後、ピリピリとしびれるような感覚になり、最後は何も感じない、無感覚になります。感覚がなくなった時点で、アイシング終了です。そして、しばらく時間を置いて、感覚が戻ったら、再びアイシングを始めます。2回目以降は、感覚がなくなるまでの時間が速くなることがあるので、15分以内であっても、感覚がなくなった時点で終了してください。

アイシングは1日にできるだけ多く行い、急性期の激痛が続く2～3日間続けます。

もう1つ、患部の炎症を抑えるのに有効なのが、冷湿布です。冷湿布は、冷たく感じるだけでなく、消炎鎮痛作用のある成分が配合されているため、痛みや炎症を抑えるのに有効です。ただし、有効成分の持続時間は数時間なので、長時間貼りっぱなしにしていると、かぶれたり、逆に熱を帯びてきたりします。数時間貼ったらはがすようにして、夜は寝る前にはがすようにしましょう。

急激な激痛はまず「冷やす」

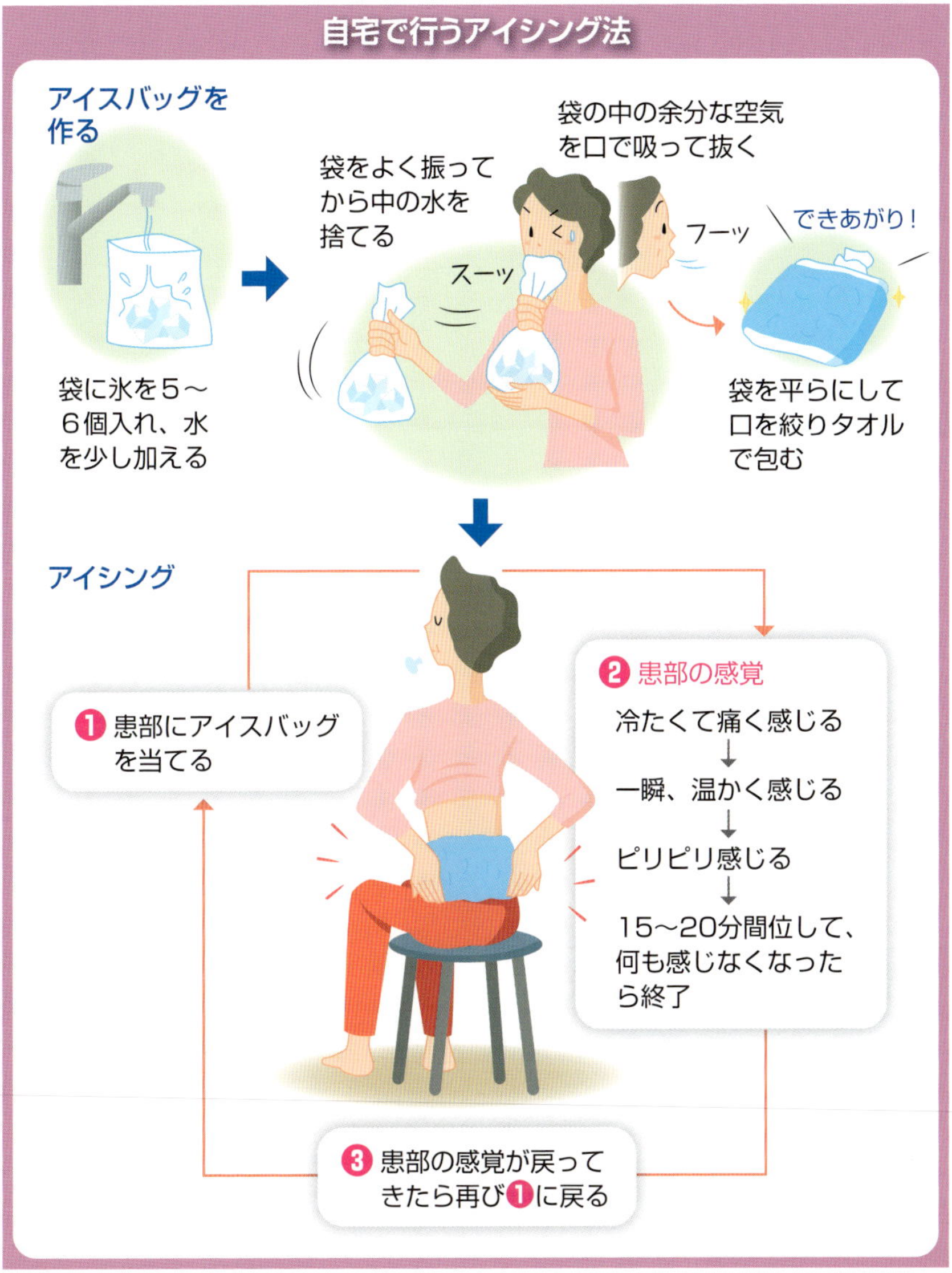

アイシングで激痛が去っても患部に違和感があるなら早めに受診を!!

我慢は症状の悪化を招く

突然起こる激しい腰痛は、医学的には「急性腰痛発作」といい、多くは腰の筋肉の肉離れ*、腰椎椎間関節のねんざ*、靭帯の一時的な損傷などが原因です。数日間安静にして痛みが治まるようであれば、そのまま様子をみてもよいでしょう。

しかし、安静にしていても痛みが続く場合や、下肢に痛みやしびれをともなう場合などは、坐骨神経痛が疑われます。早めに受診して、原因となる病気を確かめることが大切です。

急性期のひどい痛みが治まり、下肢の痛みやしびれが軽度であると、「そのうち治るだろう」「年だから仕方がない」などと、症状を我慢したり、あきらめたりしがちです。原因をよく調べないまま、市販薬や民間療法に頼る人も少なくありません。しかし、坐骨神経痛が進行性の場合は、適切な治療をせずに放置していると、症状を悪化させてしまいます。

最初は軽い痛みやしびれでも、症状が進むと、痛みのため休み休みでないと歩けなくなります。さらに馬尾や神経根への圧迫が進むと、排尿・排便障害や運動麻痺《まひ》をもたらすこともあるのです。

このような症状が出てくると、日常生活にも深刻な影響をもたらします。外出もままならなくなり、1日中横になって過ごすようになることでしょう。坐骨神経痛で命を落とすようなことはありませんが、あきらかに生活の質は低下してしまいます。

一方で、腰や下肢の痛みやしびれには、内臓の病気や血管の病気、神経の病気などが潜んでいる場合もあります。腫瘍やがんでも、似たような症状がみられることがあります。

いずれにせよ、坐骨神経痛が疑われる症状がみられたら、早めに整形外科を受診し、原因を調べることが大切です。

次項からは、その原因となる病気について、くわしく見ていきましょう。

用語解説 肉離れ、ねんざ　肉離れとは、筋肉が部分的、あるいは完全に断裂すること。ねんざとは、関節内の靭帯や腱が損傷された状態をいう。

早めに受診して原因を調べることが大切

アイシングなどで急な激痛が治まっても、痛みやしびれが続く場合……

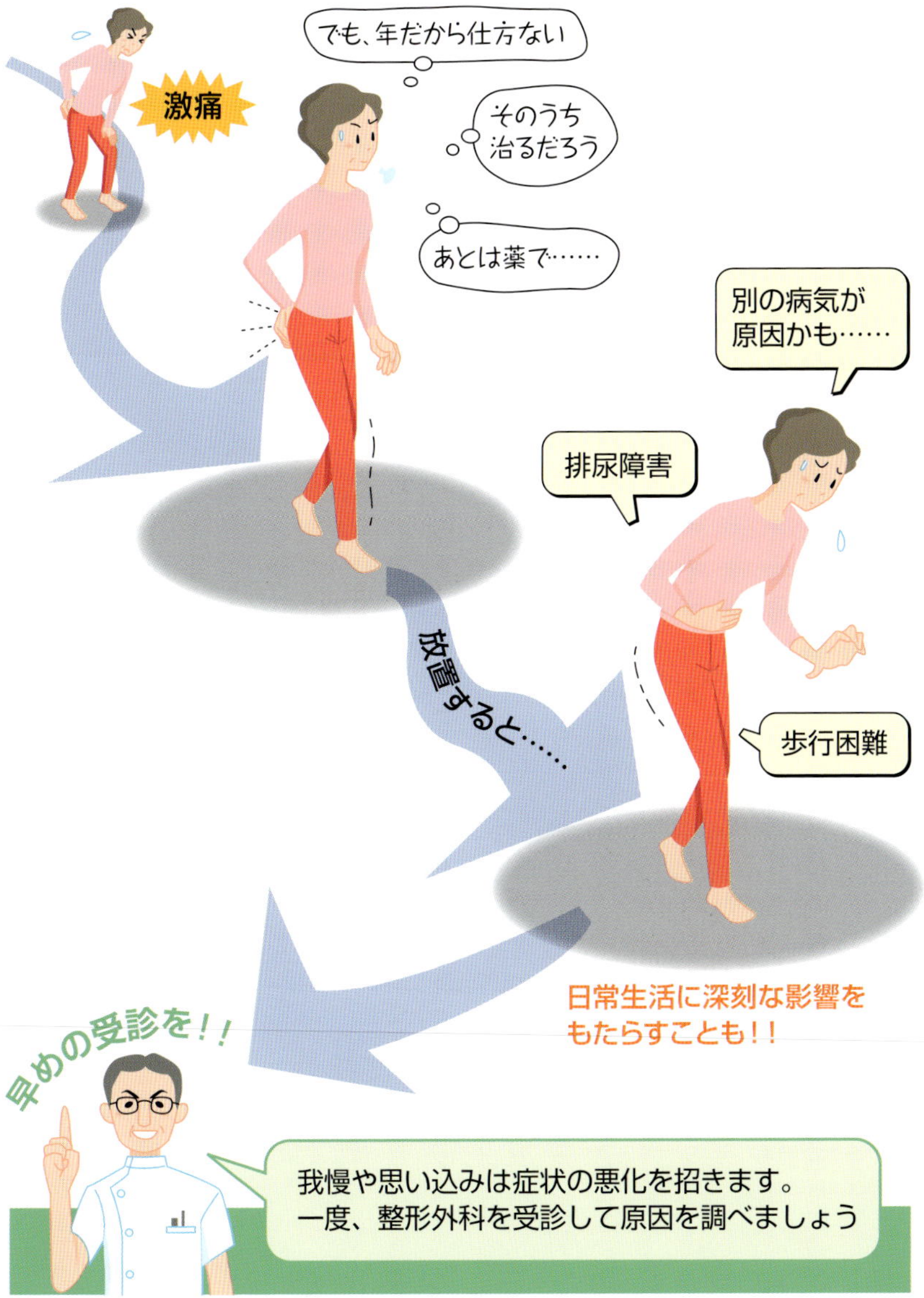

坐骨神経痛の原因となる病気

若い人に多い坐骨神経痛を招く病気 ～腰椎椎間板ヘルニア

腰椎椎間板ヘルニアとは、椎間板の中の髄核《ずいかく》という組織が背中側にはみ出す病気です。はみ出した髄核が馬尾や神経根を圧迫することで、腰や下肢の痛みやしびれを引き起こします。

腰椎椎間板ヘルニアは高齢者にも起こりますが、どちらかというと20～30代に多くみられるのが特徴です。原因として、椎間板の老化が20歳ごろから始まることが関係しています。

椎間板は、外側を線維輪《せんいりん》というコラーゲン*などでできた組織で囲まれ、その内部にゼリー状の髄核があります。どちらも水分を含んだ弾力のある組織ですが、髄核の水分は20歳ごろから、線維輪の水分は30歳ごろから減り始め、加齢とともに椎間板は弾力性を失っていきます。そこへ、長時間、前かがみの姿勢をとり続けるなどして椎間板に無理な力が加わると、髄核が線維輪を突き破って飛び出すことがあるのです。

ただし、髄核が飛び出しただけでは、坐骨神経痛は起こりません。髄核が馬尾や神経根を圧迫し、炎症が起こったときに、痛みやしびれの症状が現れます。そして、飛び出した髄核が、神経根や靭帯などとどのように関わっているかによって、症状や治り方が違ってきます。

また、腰椎椎間板ヘルニアには、大きく分けて2つのタイプがあります。1つは、ヘルニアのみによって神経根が圧迫されている「神経根圧排型《あっぱいがた》椎間板ヘルニア（40頁）」です。もう1つは、次に紹介する腰部脊柱管狭窄症を合併した「神経根絞扼型《こうやくがた》椎間板ヘルニア（44頁）」で、両者はそれぞれ坐骨神経痛のタイプも異なります。

用語解説
コラーゲン　膠原質ともよばれるたんぱく質の一種で、動物の骨や軟骨、腱、皮膚などの結合組織を構成している。

腰椎椎間板ヘルニア

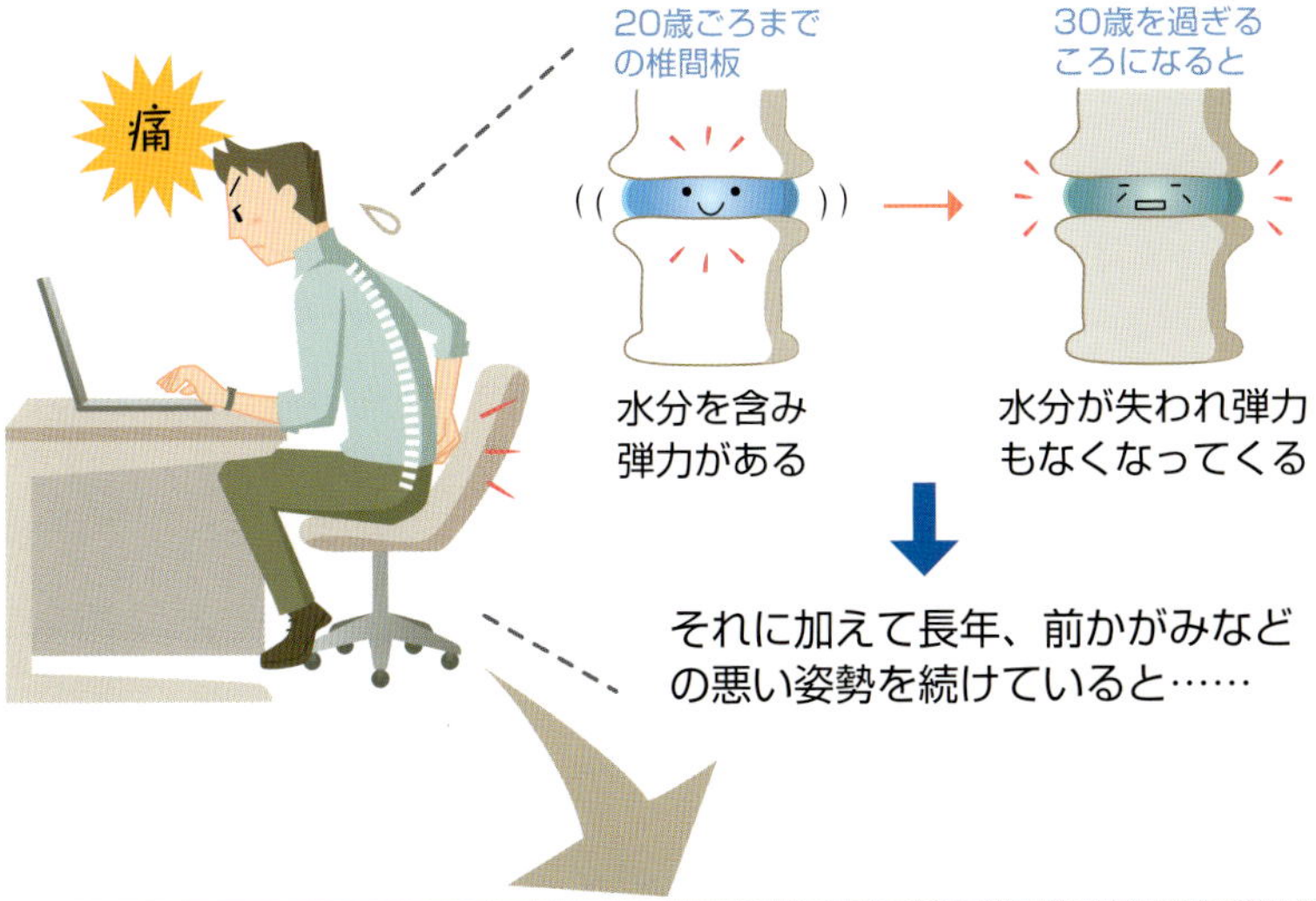
痛
20歳ごろまでの椎間板
30歳を過ぎるころになると
水分を含み弾力がある
水分が失われ弾力もなくなってくる
それに加えて長年、前かがみなどの悪い姿勢を続けていると……

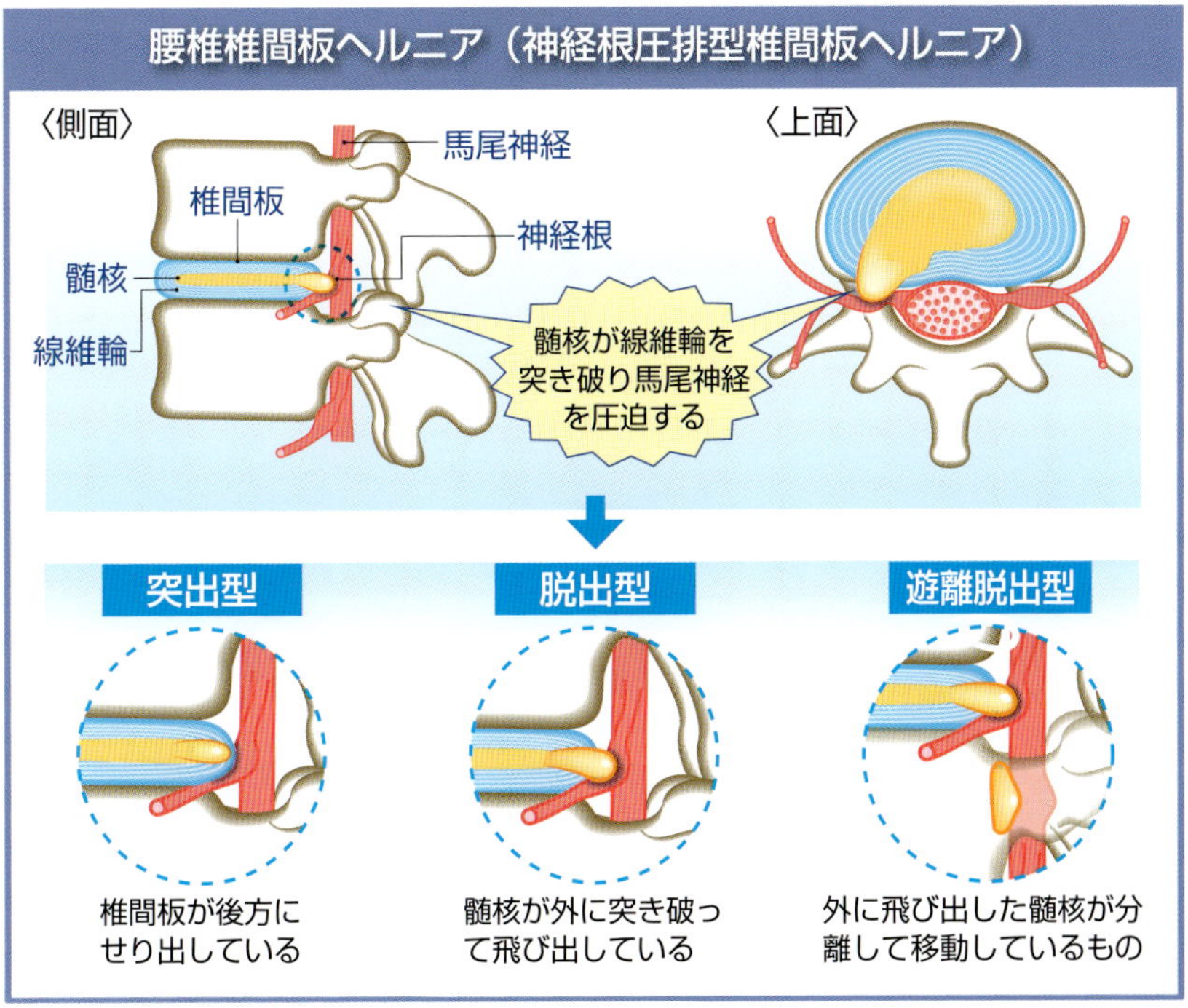
腰椎椎間板ヘルニア（神経根圧排型椎間板ヘルニア）
〈側面〉
馬尾神経
椎間板
神経根
髄核
線維輪
〈上面〉
髄核が線維輪を突き破り馬尾神経を圧迫する
突出型
椎間板が後方にせり出している
脱出型
髄核が外に突き破って飛び出している
遊離脱出型
外に飛び出した髄核が分離して移動しているもの

中高年に多い坐骨神経痛を招く病気 ～腰部脊柱管狭窄症

腰部脊柱管狭窄症は、中高年の坐骨神経症の原因としてよくみられる病気です。その名の通り、様々な原因で脊柱管が狭くなり、脊柱管の中を通る馬尾や神経根が圧迫されます。

脊柱管が狭くなる理由は、いくつか考えられますが、そのほとんどは加齢による骨や靭帯、椎間板の変形・変性です。

例えば、年をとると腰椎が変形して、椎骨の角に「骨棘」と呼ばれる棘のような突起ができることがあり、この突起が脊柱管を圧迫して狭くします。また、加齢による変性で肥厚した靭帯や、膨らんだ椎間板が、脊柱管を圧迫することもあります。

加齢によるもの以外では、生まれつき脊柱管が狭い場合がありますが、こちらは30～40歳代と比較的若い年代で症状が出やすいのが特徴です。

一方で、他の脊椎の病気がもとで、脊柱管が狭くなることもあります。

「腰椎変性すべり症」という病気では、加齢によって椎間板や椎間関節が変性し、椎骨が前方にすべり出すことで脊柱管が狭くなります。

「変性側弯症《へんせいそくわんしょう》」は、椎間板の変形や骨粗鬆症による椎骨のつぶれ（圧迫骨折）、腰椎骨折などによって、背骨の一部が右左に曲がってしまうものをいいます。多くが腰部脊柱管狭窄症をともないます。

「腰椎分離症・分離すべり症」も、脊柱管の狭窄につながることがあります。腰椎分離症とは、椎骨の椎弓の突起部分が椎体から分離した状態をいい、分離すべり症とは、分離を生じた椎体が前方にすべり出した状態をいいます。腰椎分離症の主な原因は少年期の激しい運動で、10代で発症することが多いのですが、分離だけでは必ずしも症状が現れるわけではありません。その後、椎間板の変性などが相まって、分離すべり症に移行すると、腰部脊柱管狭窄症を合併しやすくなります。

腰部脊柱管狭窄症

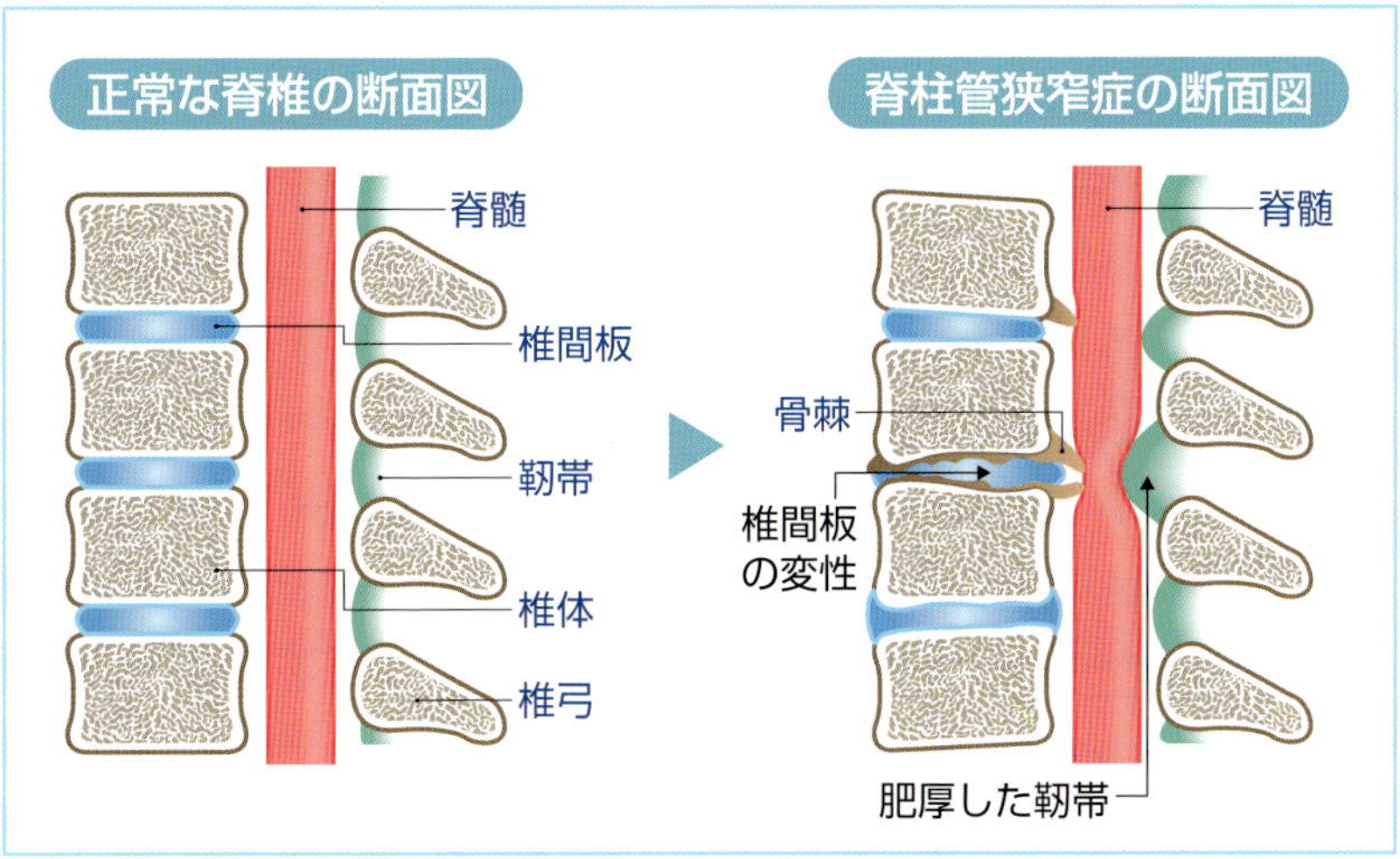
正常な脊椎の断面図
脊髄
椎間板
靭帯
椎体
椎弓
脊柱管狭窄症の断面図
脊髄
骨棘
椎間板
の変性
肥厚した靭帯

脊柱管を狭くする脊椎の病気

腰椎変性すべり症　変性側弯症　腰椎分離症・分離すべり症

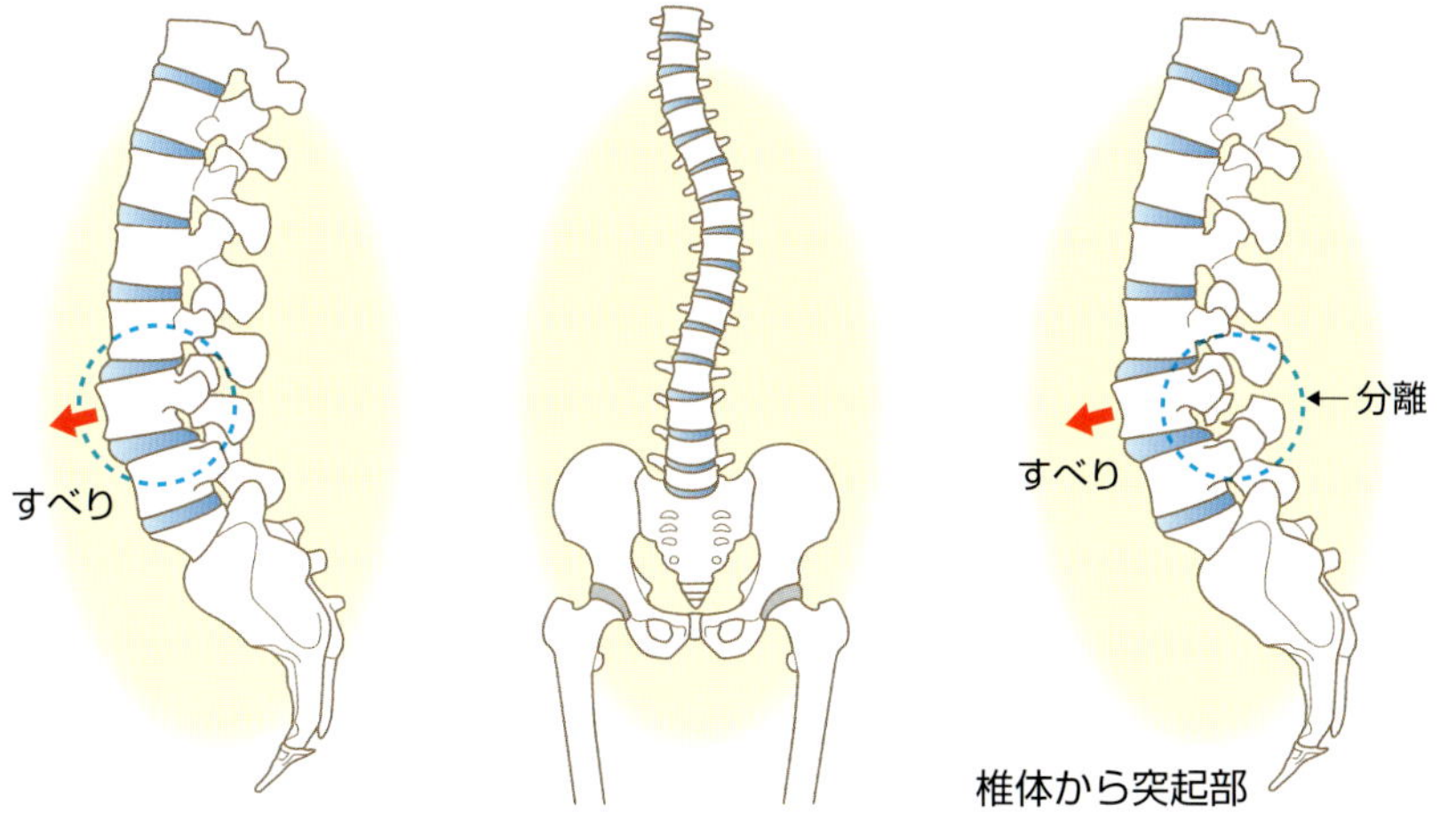
すべり
分離
すべり

椎骨が前方に
すべってずれる

背骨が左右に
曲がる

椎体から突起部
が分離し、椎骨
が前方にすべってずれる

坐骨神経痛を招く、その他の病気

腰椎椎間板ヘルニアや腰部脊柱管狭窄症以外にも、腰痛や坐骨神経痛の症状を来す病気があります。

「化膿性脊椎炎」や「脊椎カリエス」では、脊椎の変形や老化とは関係なく、坐骨神経痛に似た症状が現れます。化膿性脊椎炎は、黄色ブドウ球菌などの細菌が脊椎に感染し、化膿する病気です。脊椎が細菌によって破壊されるため、激痛が起こります。安静時にもズキズキと痛み、楽な姿勢がないのが特徴です。一方、脊椎カリエスは、結核菌*が脊椎に感染して起こる病気です。腰や背中の痛みの程度は化膿性脊椎炎に比べると軽度ですが、脊椎を叩くと痛みが出るのが特徴です。いずれも、抗生物質の投与と安静が治療の基本となります。

「骨粗鬆症」による圧迫骨折は、変性側弯症の原因となり、脊柱管の狭窄につながることもありますが、側弯症を起こしていなくても、つぶれた椎骨が馬尾や神経根を圧迫し、坐骨神経痛を生じることがあります。骨密度が低下しやすい高齢者、とくに閉経後の女性は骨粗鬆症になりやすいので注意が必要です。

また、骨盤の中で、仙骨と仙腸関節、腸骨をつないでいる筋肉を「梨状筋《りじょうきん》」といい、坐骨神経は梨状筋の中を通っています。「梨状筋症候群」といって、梨状筋によって坐骨神経が締め付けられると、坐骨神経痛を発症することがあります。

その他にも、婦人科系の病気、神経の病気、血管の病気、脊椎の腫瘍、がんの骨転移などが坐骨神経痛の症状を引き起こすことがあります。もちろん、原因となる病気によって、治療法は異なりますし、なかには一刻を争う病気もあります。そのため、坐骨神経痛の症状がみられるときは、自己判断で痛みやしびれだけを何とかしようとするのではなく、まずは原因をきちんと調べて、原因に応じた適切な治療を受けることが大切なのです。

用語解説　*結核菌　結核を引き起こす菌。結核は現在も、毎年新たに１万８０００人程度の患者が発生しており、わが国の主要な感染症の１つでもある。

坐骨神経痛の症状を引き起こす病気

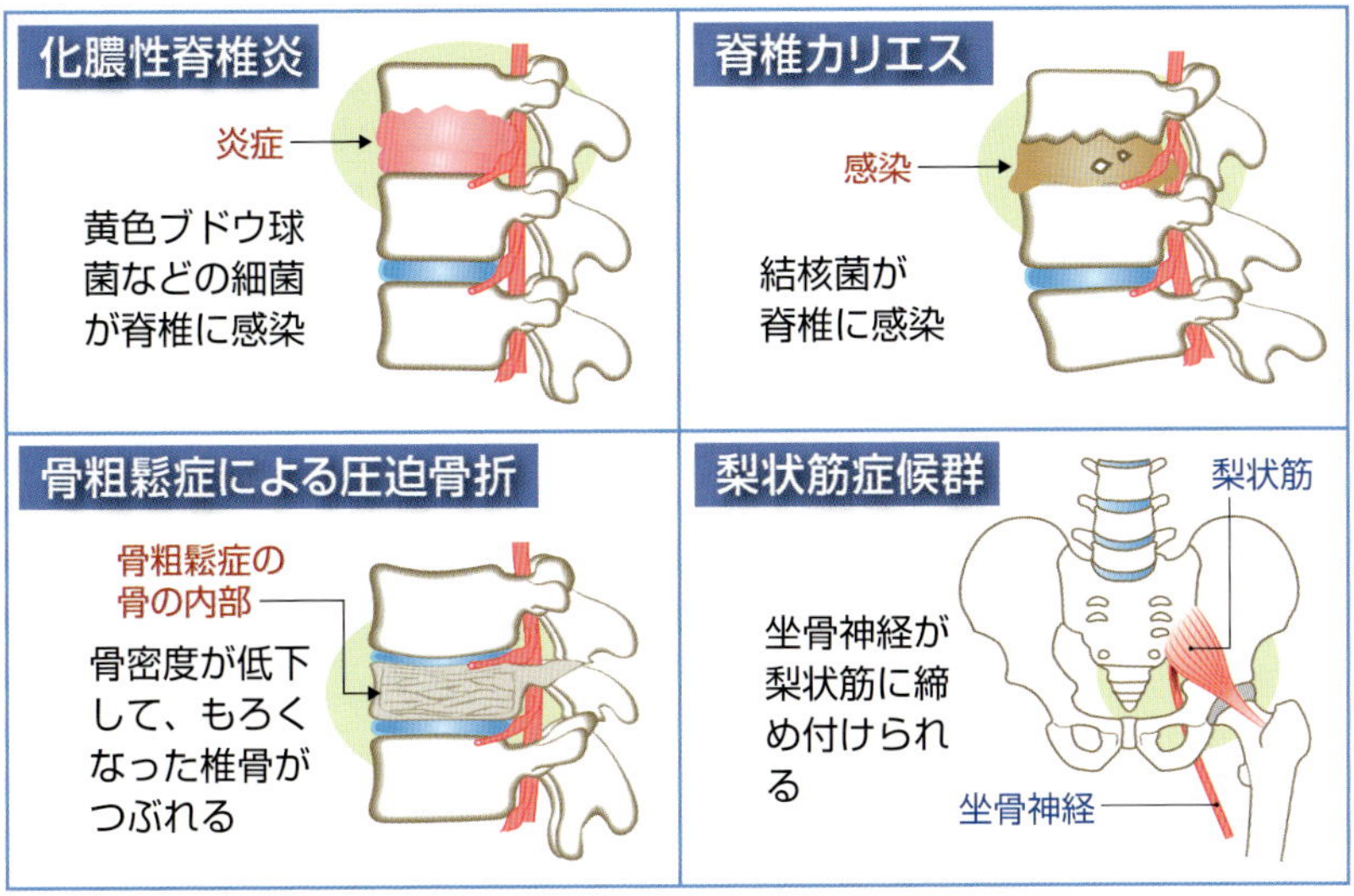

婦人科系の病気

- 子宮内膜症
- 子宮筋腫
- 月経困難症
- 更年期障害　　など

血管の病気

- 閉塞性動脈硬化症
- バージャー病
- 腹部大動脈瘤　　など

神経の病気

- 多発性神経炎（有害物質、糖尿病、自己免疫疾患などによる）
- 総腓骨神経麻痺（外傷などによる）　　など

腫瘍、がんの転移

- 原発性脊椎腫瘍
- 馬尾腫瘍
- がんの骨転移（乳がん、子宮がん、前立腺がん、胃がん、肺がん、腎臓がん、直腸がんなど）　など

坐骨神経痛のタイプ別症状の特徴

ヘルニア型坐骨神経痛

坐骨神経痛は、原因となる病気によって痛みをもたらすメカニズムが異なるため、症状の現れ方にも違いがあります。そこで、坐骨神経痛は原因や症状の現れ方によって、3つのタイプに分けられます。

1つ目は、「ヘルニア型坐骨神経痛」です。文字通り、原因は腰椎椎間板ヘルニアですが、34頁で述べたように、腰椎椎間板ヘルニアには神経根圧排型と神経根絞扼型があります。ヘルニア型坐骨神経痛は、ヘルニアのみによって神経根が圧迫されている神経根圧排型ヘルニアが原因となります。

ヘルニア型坐骨神経痛の症状の特徴は、「腰を前に曲げると痛みが増す」ということです。腰椎椎間板ヘルニアでは、椎間板の髄核が背中側に飛び出すので、前かがみになったときや、いすに腰かけたりすると、腰の痛みが増すのです。前屈姿勢は痛みが増すだけでなく、ヘルニアの症状を悪化させるので注意が必要です。

また、ヘルニア型坐骨神経痛の場合、常に痛いわけではなく、床に落ちた物を拾うとき、せきやくしゃみをしたとき、重い物を持ち上げるときなど、前かがみになるちょっとした動作が痛みに影響します。立ちっぱなしや座りっぱなしなど、一定の姿勢を長く続けているとつらくなるのも特徴です。このようなときは、背筋を伸ばして上体を反らすと、楽になることがあります。

症状の進み方には個人差がありますが、多くは腰痛で始まり、症状が悪化すると下肢の痛みやしびれをともなうようになります。進行すると足に力が入らない、痛くて長時間歩けないなどの症状や、感覚障害、排尿・排便障害が現れることもあります。

ヘルニア型坐骨神経痛の症状の特徴

特徴 腰を前に曲げると痛みが増す

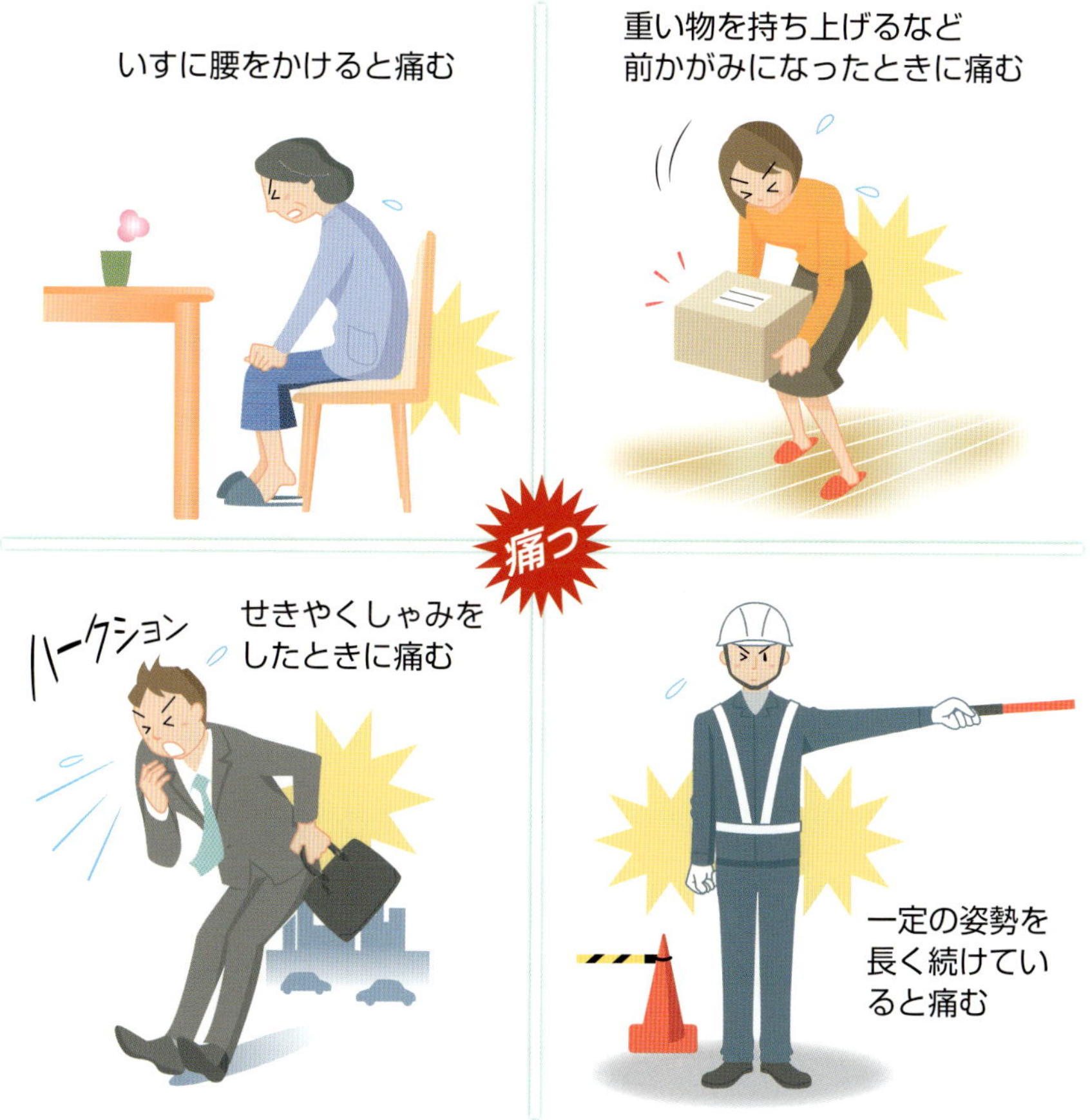
いすに腰をかけると痛む
重い物を持ち上げるなど
前かがみになったときに痛む
痛っ
ハークション
せきやくしゃみをしたときに痛む
一定の姿勢を長く続けていると痛む

症状の進み方

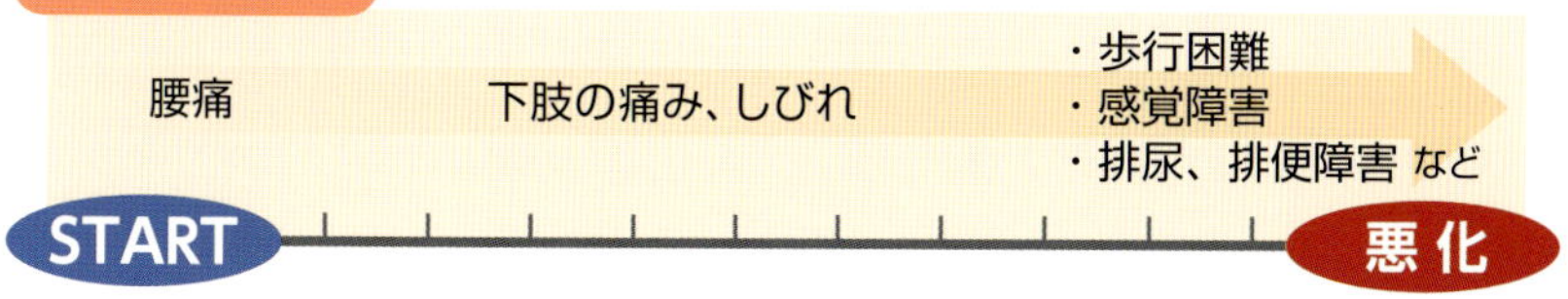
腰痛
下肢の痛み、しびれ
・歩行困難
・感覚障害
・排尿、排便障害 など
START
悪化

狭窄型坐骨神経痛

2つ目のタイプは、「狭窄型坐骨神経痛」です。こちらは、腰部脊柱管狭窄症を原因とする坐骨神経痛で、ヘルニア型とは反対に、「腰を後ろに反らすと痛みが増す」のが特徴です。腰を反らすと、狭くなっている脊柱管がさらに狭くなり、馬尾や神経根への圧迫が強くなるのです。逆に、やや前かがみになると、脊柱管の圧迫が緩んで少し楽になります。

もう1つ、狭窄型坐骨神経痛の特徴的な症状は、「間欠跛行《かんけつはこう》」です。間欠跛行とは、少し歩くと腰や下肢の痛みやしびれが増して歩けなくなり、少し休むとまた歩けるようになるという症状です。これは、立って歩くという姿勢が背中を反らせることになり、脊柱管をさらに圧迫するからです。そのため、しゃがんだり、いすに腰かけたりして、しばらく腰を丸くして休むと、痛みやしびれが治まって再び歩けるようになります。しかし、また歩いていると痛みやしびれが強くなってくるので、休み休みでないと歩くことができません。

また、間欠跛行の症状は、歩いているときだけでなく、寝ているときや、ただ立ち続けているだけでも起こることがあります。理由は歩いているときと同じで、まっすぐ仰向けで寝る姿勢や立つという姿勢が、脊柱管を圧迫するからです。横を向いて背中を丸くして寝ると、痛みやしびれが出にくくなります。

狭窄型坐骨神経痛では、馬尾や神経根の圧迫が長期間続くと、膀胱や直腸の機能に関わる神経が障害され、排尿感や排便感が鈍くなる、尿漏れする、お尻を拭いたときの感覚がない、股間に熱さを感じる、会陰部《えいんぶ》に違和感を感じるなどの症状が現れることもあります。排尿障害は、女性の場合は加齢による失禁、男性の場合は前立腺肥大症*などと間違われ、腰部脊柱管狭窄症の発見・治療が遅れることがあるので注意が必要です。

用語解説
前立腺肥大症　膀胱のすぐ下にある前立腺が肥大する病気。尿道が圧迫されるため、頻尿や残尿感、尿が出にくいなど、様々な排尿障害をともなう。

狭窄型坐骨神経痛の症状の特徴

特徴 腰を後ろに反らすと痛みが増す

腰を反らしたときに痛む

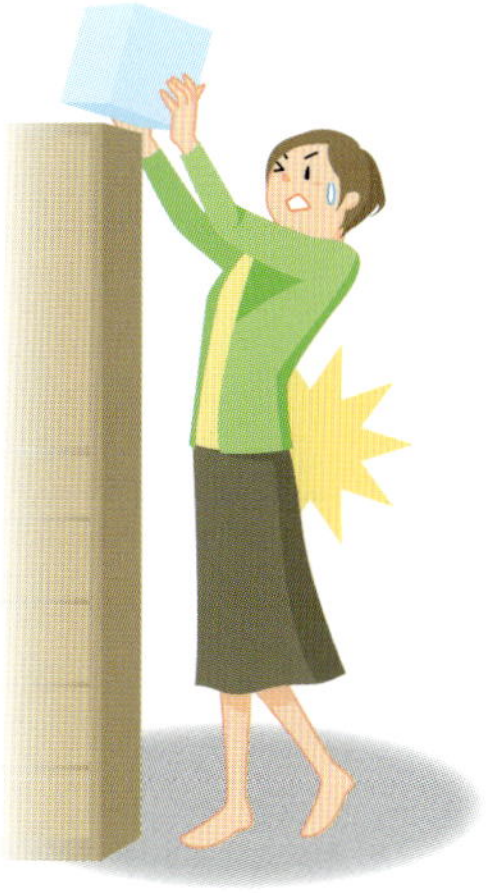

間欠跛行 歩行中、腰や下肢に痛みやしびれが増して歩けなくなる症状

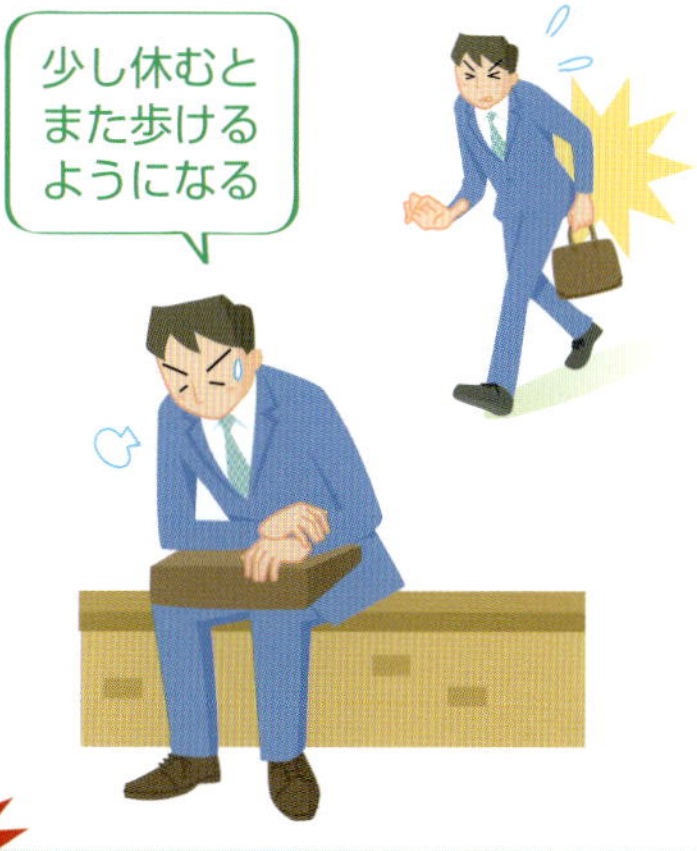

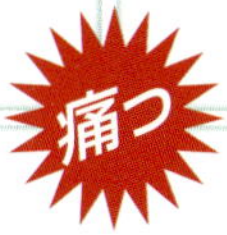

仰向けに寝ているときに痛む

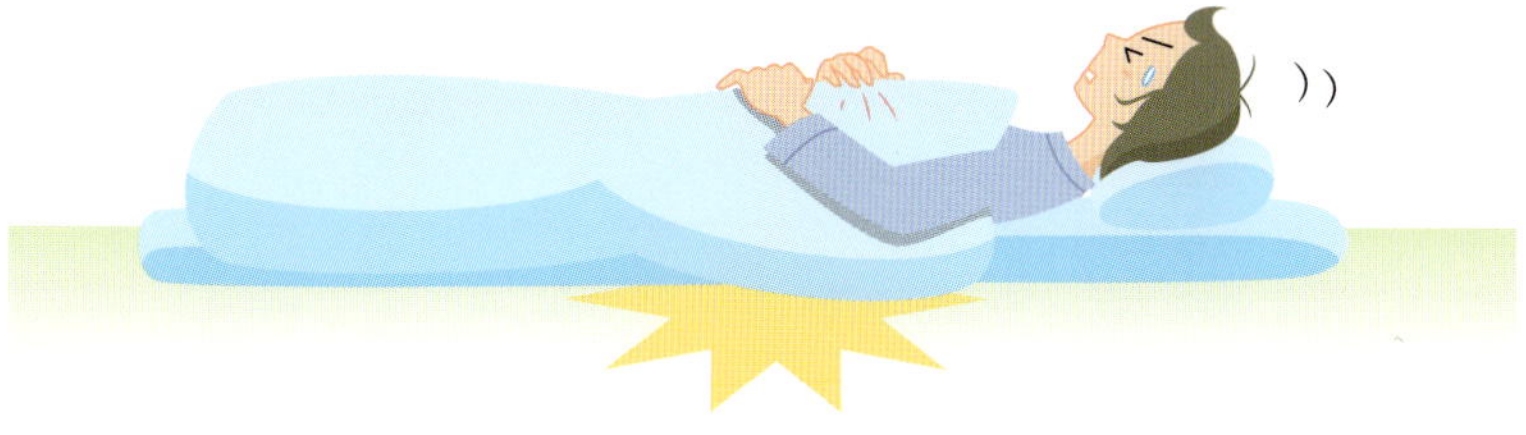

症状の進み方

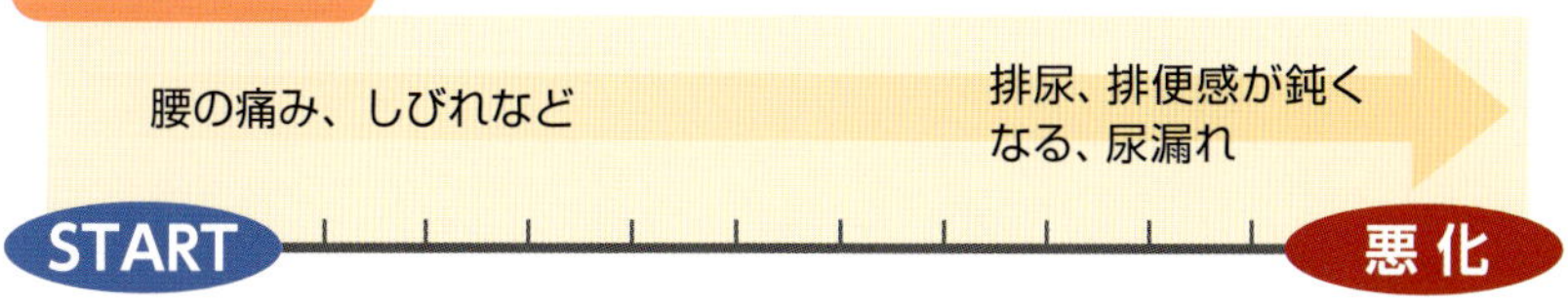

混合型坐骨神経痛

坐骨神経痛のタイプとして、腰椎椎間板ヘルニアによるヘルニア型坐骨神経痛と、腰部脊柱管狭窄症による狭窄型坐骨神経痛を紹介してきましたが、3つ目のタイプは、ヘルニア型と狭窄型を合併した「混合型坐骨神経痛」です。混合型坐骨神経痛は、高齢者に多くみられます。

混合型坐骨神経痛の原因は、腰椎椎間板ヘルニアのなかでも「神経根絞扼型ヘルニア」というタイプです。ヘルニアのもう1つのタイプ、神経根圧排型は、椎間板の髄核が飛び出して神経根を圧迫しているだけですが、神経根絞扼型は腰部脊柱管狭窄症で脊柱管が狭くなっているところに、さらに腰椎椎間板ヘルニアが起こっています。つまり、飛び出した髄核に前方から圧迫されると同時に、後方からも肥厚した靭帯などに圧迫されるため、神経根は前後から締め付けられた状態になるのです。

そのため混合型坐骨神経痛では、ヘルニア型坐骨神経痛と狭窄型坐骨神経痛の両方の症状を併せ持つことになり、腰を前に曲げても後ろに反らしても痛みが増します。さらに症状が進むと、腰や背中がこわばって、腰を前後に曲げるのが困難になり、日常の動作が制限されてしまうこともあります。腰だけでなく下肢の痛みやしびれも強くなり、間欠跛行などの歩行障害、排尿障害、運動麻痺などが現れることもあります。

混合型坐骨神経痛は、他の2つのタイプよりも重症化しやすいのが特徴です。「年だから仕方がない…」などと放置せず、できるだけ早く整形外科を受診し、治療を受けることが大切です。

以上のように、坐骨神経痛には腰をかがめてはいけないヘルニア型、腰を反らしてはいけない狭窄型、かがめても反らしてもいけない混合型の3つのタイプがあることを理解しておくと、自己管理がしやすくなります。

混合型坐骨神経痛の症状の特徴

特徴 腰をかがんでも反らしても痛みがある。
2つのタイプを併せもっている

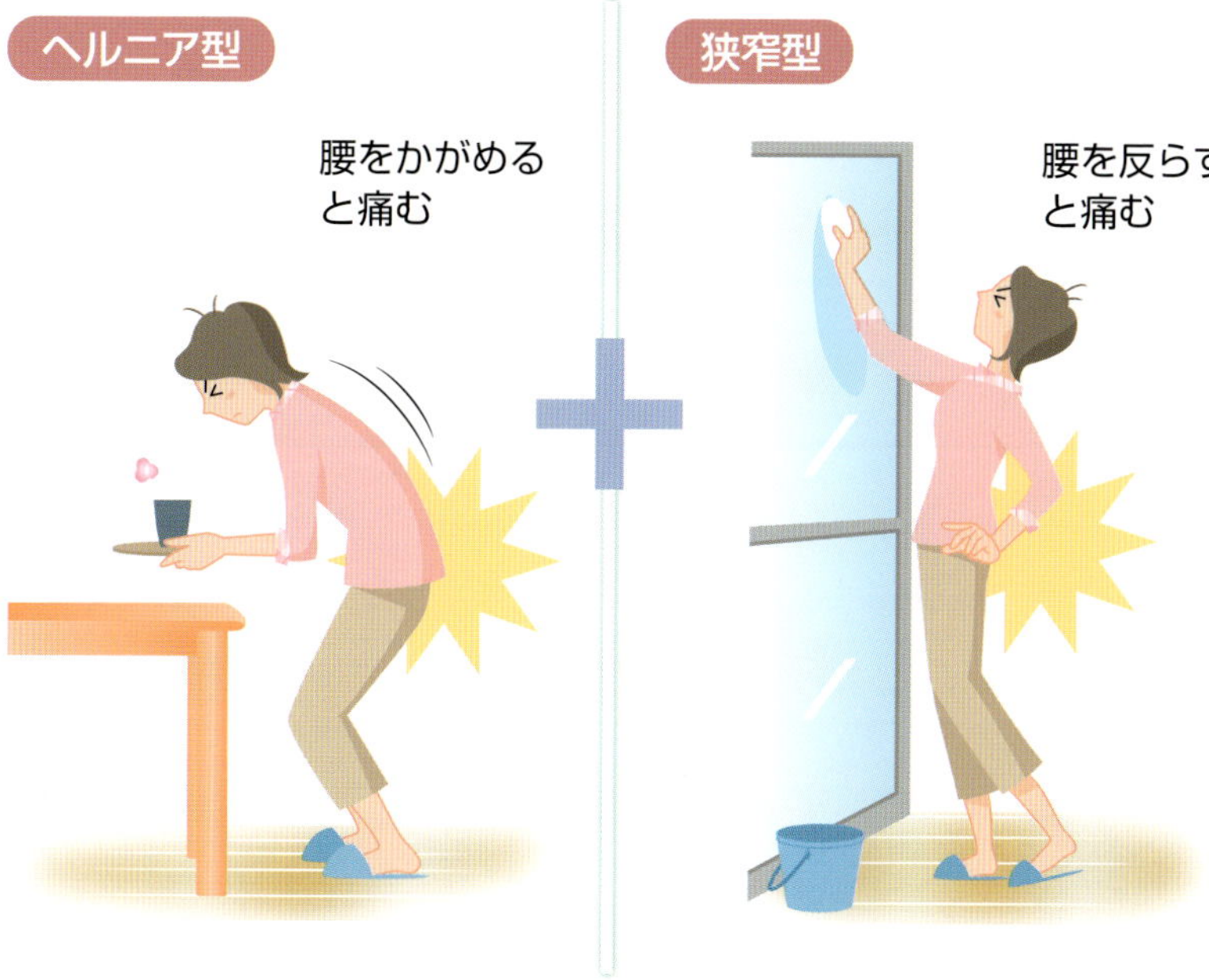
ヘルニア型
腰をかがめると痛む
狭窄型
腰を反らすと痛む

症状の進み方

腰の痛み、しびれ → 腰を前後に曲げるのが困難に → 歩行障害、運動麻痺、排尿障害

START → 悪化

このタイプの人は重症化しやすい。早めの受診を!!

受診して坐骨神経痛の原因を見つけよう

早期受診・早期発見が回復への近道

「坐骨神経痛かな…?」と思ったら、今ある症状をチェックしてみましょう（次頁参照）。坐骨神経痛の場合、次のような典型的な症状がみられます。

- 前かがみ、あるいは後ろに反るとお尻や下肢に痛みが出る
- 太ももや足先にしびれがある
- お尻から下肢にかけて、絞めつけ感やひきつれ感がある
- 長い距離は歩けないが、休むと楽になる（間欠跛行）
- 下半身に筋力低下を感じる

チェックの結果、坐骨神経痛が疑われるときは、まずは一度、整形外科を受診し、原因となる病気を確かめることが大切です。

坐骨神経痛のなかでも、すぐに受診すべき症状は、お尻や下肢に激しい痛みやしびれがある場合、間欠跛行がみられる場合、失禁や排尿障害、会陰部のしびれなどがある場合です。

坐骨神経痛の多くは、腰椎椎間板ヘルニアや腰部脊柱管狭窄症によるものですが、その他の脊椎の病気や婦人科系の病気、神経の病気などが坐骨神経痛を引き起こすこともあります。なかにはがんや腫瘍など、一刻を争う病気もあります。これらの病気を区別するためにも、気になる症状がみられるときは、なるべく早めに整形外科を受診するようにしてください。

また、症状が比較的軽度であっても、痛みを我慢したり、市販薬や民間療法などで症状を紛らわしていると、正しい治療が遅れ、生活や運動に支障が出てきます。坐骨神経痛は多くの病気と同様、早期発見・早期治療が大事なのです。

坐骨神経痛のセルフチェック

次の症状にあてはまるものがあれば、
□にチェックを入れてください。

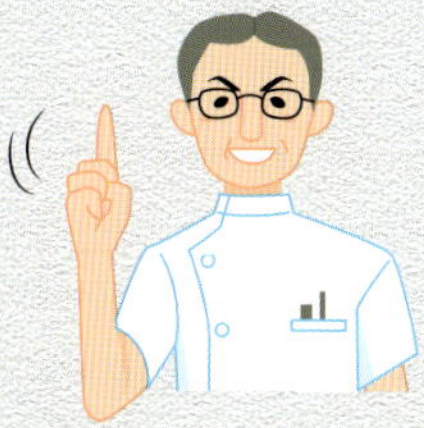

□ 1．腰痛がある
□ 2．腰やお尻に痛みがある
□ 3．太ももや足にしびれや痛みがある
□ 4．体を動かすと腰やお尻、太もも、足の痛みやしびれが強くなる
□ 5．お尻から下肢にかけて締めつけ感やひきつれ感、冷たい感じ、焼かれるような感じがある
□ 6．足の裏がジリジリしたり、足の裏の皮膚が分厚くなったように感じる
□ 7．腰や足に脱力感があり、足に力が入らなかったり、段差でつまずくことが多い
□ 8．少し歩くと痛くて歩けなくなるが、しばらく休むとまた歩けるようになる（間欠跛行）
□ 9．左右の足の筋力に差があるように感じる
□ 10．会陰部に違和感があり、歩いていると尿や便がもれることがある

上記の項目に1つでもチェックが入った人は、坐骨神経痛が疑われます。なかでも両足に症状のある人、安静にしていても痛みやしびれが激しい人、失禁することがある人は、重症の坐骨神経痛、あるいは腰部の疾患以外の病気（38頁参照）が疑われるので、直ちに整形外科を受診してください。

column

整体・鍼灸《しんきゅう》などの利用の仕方

同じ痛みという症状でも、頭痛や腹痛であれば内科を、歯が痛むときは歯科を受診するものです。しかし、足腰の痛みの場合、整形外科以外にも、整体や鍼灸、マッサージなどといった選択肢があり、どこを受診すべきか迷う人もおられるでしょう。

腰痛や下肢の痛みに対しては、巷では整体や鍼灸、あん摩、指圧、マッサージ、カイロプラクティックなど様々な施術が行われており、これらの施術で症状が楽になったという患者さんも大勢いらっしゃいます。医師の診断を受けたうえで、主治医に相談し、こうした施術を受けてみるのも1つの方法です。

ただ、これらの施術は「医療行為」ではありませんから、有効性についての確固たる研究報告はまだないのが現状です。効果には個人差があるということを理解しておくことが大切です。

そして、気をつけなくてはならないのは、医師の診断を受けないまま、漫然と施術を受け続けてしまうようなケースです。症状がよくならない、あるいは症状が悪化していると感じたときは、すみやかに医療機関を受診すべきです。

坐骨神経痛の原因には、腰椎椎間板ヘルニアや腰部脊柱管狭窄症といった病気だけでなく、脊椎の炎症や腫瘍、がんの転移など重篤な病気が潜んでいる場合もあります。これらの病気を区別して診断できるのは、医師に他なりません。痛みやしびれといった症状があるときは、まずは整形外科を受診し、くわしい検査を受けるのが先決です。そのうえで、いろいろな施術を試してみたいときは、主治医に相談してみるとよいでしょう。

第2章

坐骨神経痛の検査と診断

坐骨神経痛が疑われるときは、整形外科を受診し、くわしい検査を受けましょう。坐骨神経痛の主な原因は腰椎椎間板ヘルニアと腰部脊柱管狭窄症ですが、原因を明らかにすることが治療の第一歩となります。

検査を受ける医療機関は

整形外科で正確な病気を見つけよう

　坐骨神経痛が疑われるときは、まずは病院やクリニックの「整形外科」を受診します。最近は、脊椎の病気を専門とする「脊椎外来」や「脊椎外科」などを設けている病院もあるので、近くにこうした専門科があれば、そちらを受診するとよいでしょう。

　知り合いやご近所の話で、「○○整体で坐骨神経痛がよくなった」などといった噂を耳にすると、「病院よりも整体やマッサージの方がよいのでは…？」と思われるかもしれません。しかし、坐骨神経痛の場合、原因となる病気を見つけることが先決です。整体やマッサージなどの施術を受けてみたいときは、整形外科でくわしい検査を受け、診断が確定してから、主治医に相談してみましょう。

　整形外科は、骨や関節などに起こった機能障害や形質的な変化を専門に診る科です。坐骨神経痛は、内科系の病気やがんの転移などが原因で起こる場合もありますが、医師は必要に応じて血液検査や尿検査などを追加し、整形外科以外の病気を疑う場合は、その専門科を受診できるよう手続きしてくれます。

　さて、初めて受診するときは、今ある症状についてはもちろん、これまでの病歴、服用中の薬、仕事や生活環境、生活習慣、運動歴などについても質問されます。事前に整理し、メモに書くなどして準備しておきましょう。とくに症状については、「どこが痛いのか」「どれほど痛いのか」だけでなく、「その症状はいつ頃から起こるようになったのか」など、経過をきちんと答えられるよう整理しておくことも大切です。

　それでは次に、病院で行われる検査について、具体的にみていきましょう。

受診の前に準備しておきたいこと

どこにどんな症状があるか

- 痛みやしびれのある部位と範囲
- 足の感覚麻痺や運動麻痺はあるか
- 排尿・排便障害はあるか
- 症状が楽になる姿勢があるか
- 坐骨神経痛以外に症状がないか（発熱など）

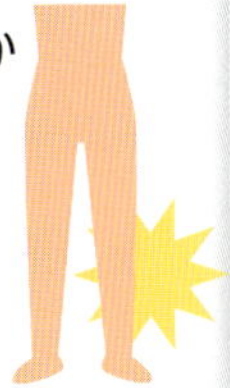

いつ頃から症状が現れたか

- 自覚症状が現れた時期
- どれくらい症状が続いているか
- 症状はどのように変化してきたか
- 症状が現れるようになったきっかけはあるか

これまでに坐骨神経痛や腰痛の治療を受けたことがあるか

- いつ、どのような症状で、どのような治療を受けたか

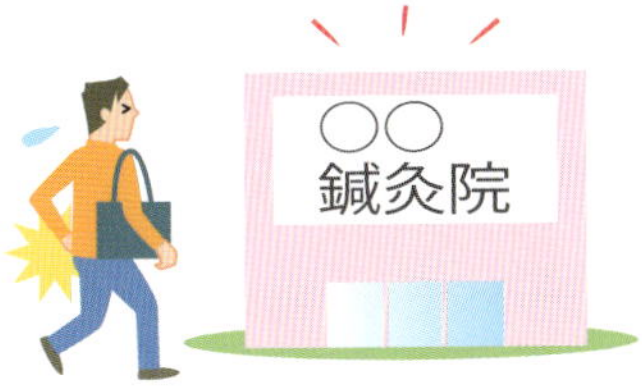

坐骨神経痛以外の病歴・治療中の病気

- 現在治療中の病気
- 現在服用中の薬
- 重大な病気をしたことがあるか
- アレルギーの有無
- 入院・手術をしたケガや病気

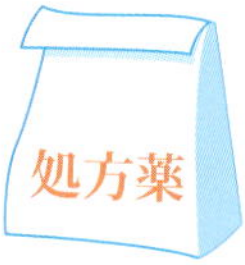

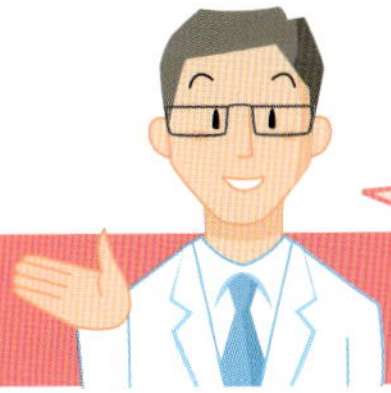

発症の時期や経過は、診断の重要な手がかりに！！

坐骨神経痛の検査

問診は病気を見つける重要なステップ

診察室に入ると、医師はまず「どうされましたか？」とたずねます。「問診」のスタートです。問診とは、医師が患者さんの病状を知るために、症状や経過について質問することをいいます。病院によっては、問診票といって質問事項を書いた用紙を渡され、診察前の待ち時間に記入するようになっているところもあります。その場合は、問診票をもとに、医師が質問をしていきます。

問診は、医師がどんな病気の可能性があるのかを推測するために、また患者さん自身が適切な治療を受けるためにも、とても重要です。的確かつスムーズに答えられるよう、前項で述べたような準備をしてのぞみましょう。

問診では、おもに次のようなことを質問されます。

- どこがどのように痛みますか？
- いつ頃から痛くなりましたか？
- 何かきっかけはありましたか？
- 痛みが強くなることはありますか？

これらの質問は、今ある自覚症状についての質問です。痛みやしびれといった症状は、医師が目で見て判断することはできません。本人にしかわからない症状なので、どこがどう痛むのか、どんな不自由があるのかなど、ありのままを正確に伝えましょう。

また、整形外科では、生活環境や生活習慣、仕事や運動歴などについても質問されます。普段、どのような姿勢でいることが多いのか、どのように体を使っているのかを知ることで、医師は坐骨神経痛の原因をある程度推測できるからです。

問診が終わると、問診から得た情報をもとに「視診」「触診」「打診」といった診察が行われます。

問診はありのままを正確に伝えるのがポイント

Q 自覚症状について

ポイント　具体的に正確に伝える

- どこがどのように痛むか？
- いつ頃からか？
- きっかけは？
- 痛みが強くなることはあるか？

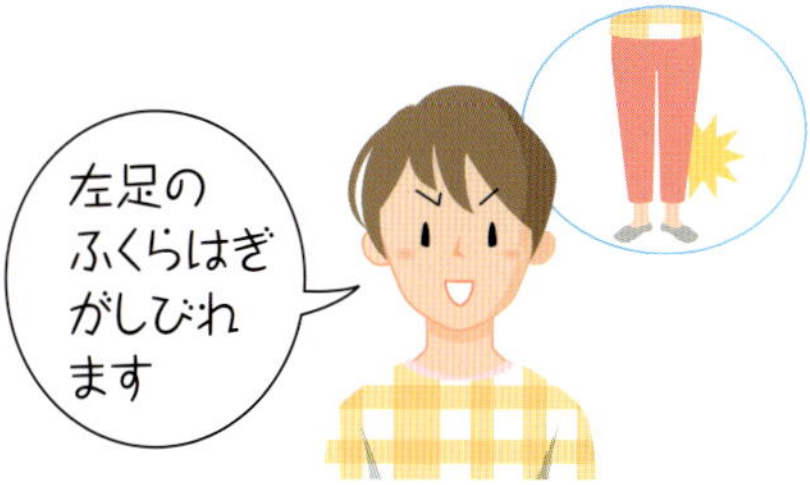
左足の
ふくらはぎ
がしびれ
ます

問診で質問されること

Q 生活環境や生活習慣

- 普段どのような姿勢でいることが多いのか？

ポイント　生活スタイルや住環境などを具体的に伝える

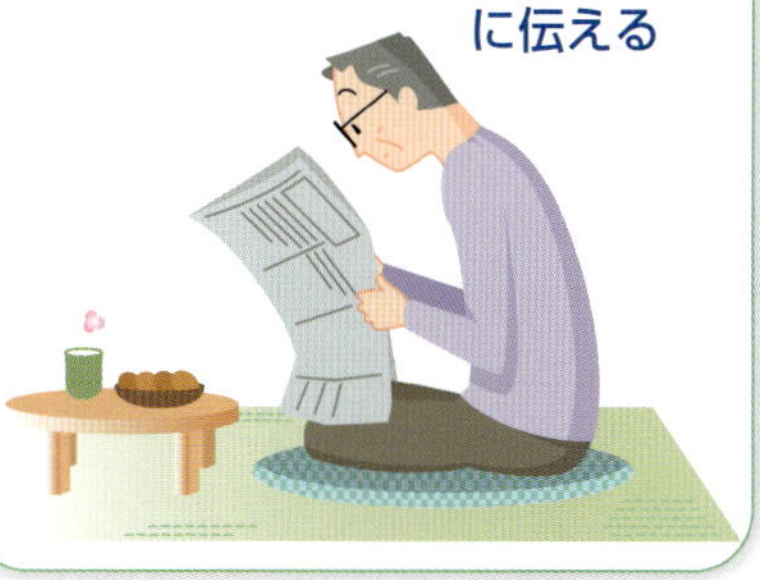

Q 仕事や運動歴

- 仕事でどのように体を使っているか？
- 運動は何をしてきたか？

ポイント　職種は何かなど、具体的に伝える

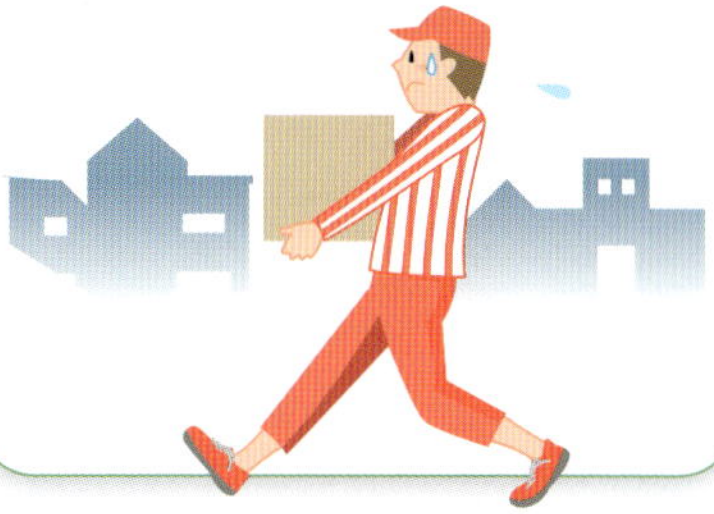

医師は問診することで、坐骨神経痛の原因を推測することができる

視診・触診・打診でわかること

問診に続いて行われる「視診」「触診」「打診」は、まとめて「理学的検査」といいます。病院や医師によっては、理学的検査を問診と同時に行う場合もあります。

視診では、医師はまず患者さんの姿勢や歩き方、立ち方、座り方、かかと立ちやつま先立ちができるかどうかなどを観察します。自分では正しいと思っている姿勢も、腰や下肢に症状があると、猫背になっていたり、逆に反り腰になっていたり、脚を引きずるように歩いたりと、痛みを避けるために特徴のある姿勢をとっていることが多いものです。医師はこれらを観察することで、痛みの部位や性質、程度がある程度わかります。

また、視診では、帯状疱疹*《たいじょうほうしん》による神経痛と区別するために、背中や腰部の皮膚に異常がないかどうかも調べます。

触診では、医師が背骨や骨盤を触って、背骨のカーブや椎骨の状態、骨盤の位置などを調べます。この触診によって、すべり症や側弯症、椎骨にできた骨棘《こっきょく》などが発見されることもあります。

また、皮膚に冷たい部分（血行の悪い部分）がないかをチェックし、ひざの裏や足の甲に触れて、脚の動脈の拍動をみます。これは、下肢に血流障害がないかどうかを調べるためのものです。閉塞性動脈硬化症という血管の病気では、動脈の血流障害のために間欠跛行《かんけつはこう》がみられることがあり、脊椎の病気と区別する必要があるからです。

さらに、背中の筋肉や関節などを押したり、軽く叩いたりして、痛みが出るかどうか、症状に変化があるかどうか反応をみます。これは打診といって、痛みの部位や痛み方を確認するために行われます。

これらの診察がひと通り終わると、次はいよいよ神経の異常を調べる「神経学的検査」です。どのような検査なのか、さらにみていきましょう。

用語解説　帯状疱疹　水ぼうそうと同じウイルスの感染によって起こる病気。赤い水ぶくれのような発疹が神経に沿って帯状にでき、激痛をともなう。

目で見て触れて原因を探る理学的検査

視診

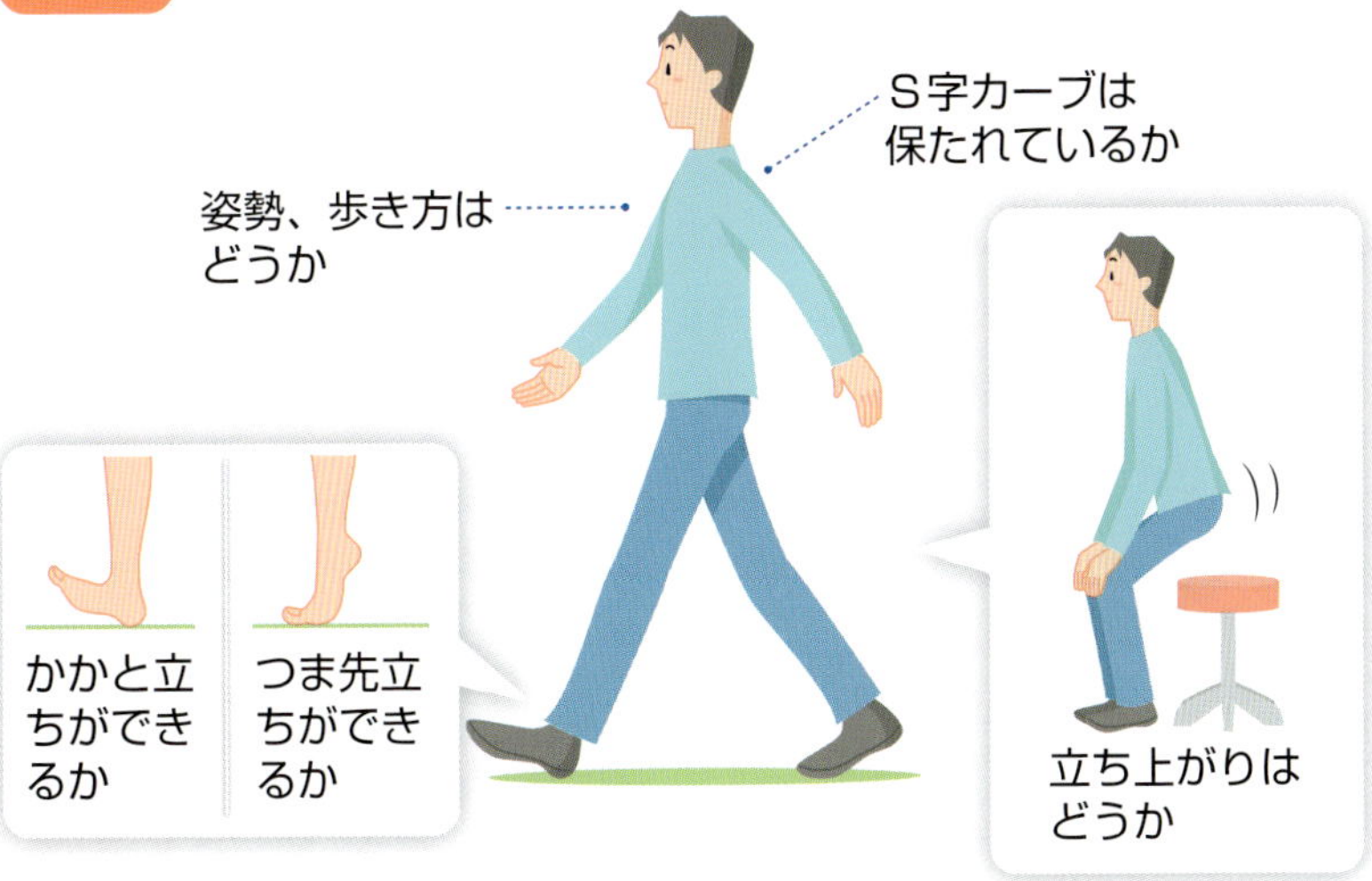

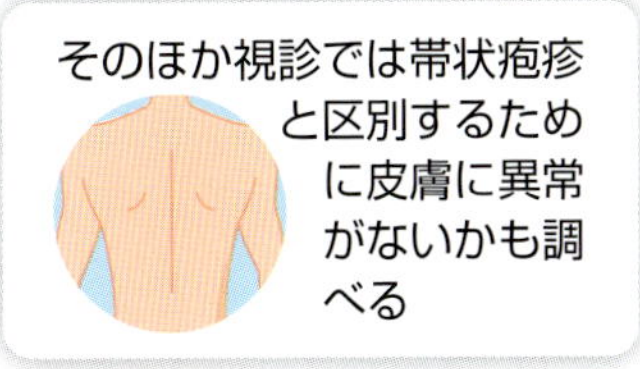

触診

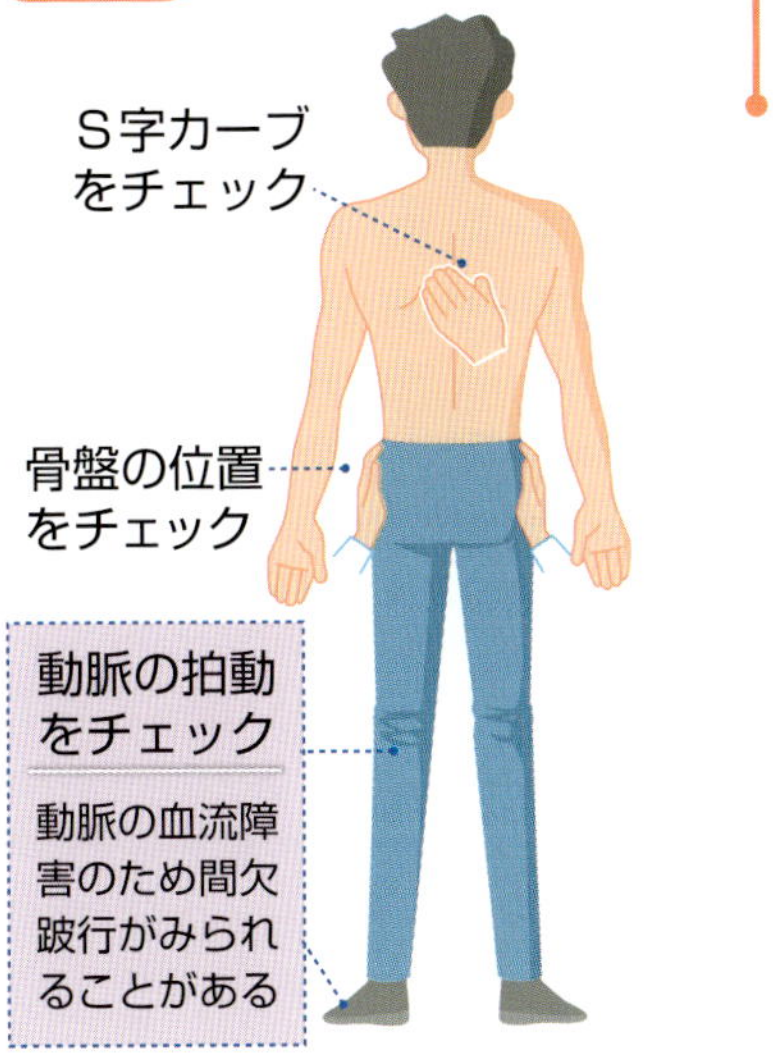

打診

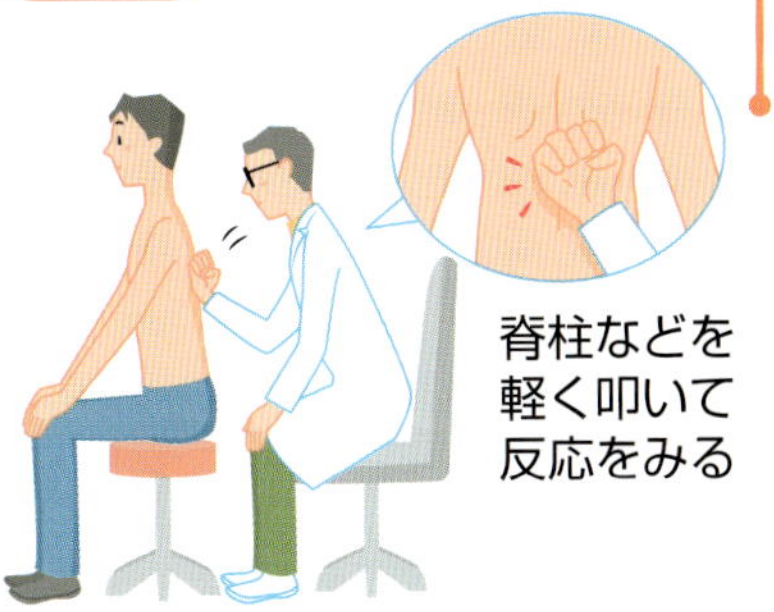

障害を受けている神経を見つける「神経学的検査」①

坐骨神経痛は、腰《よう》神経と仙骨《せんこつ》神経からなる馬尾《ばび》神経や神経根が圧迫されることで生じます。そこで、「神経学的検査」では、どの部位の神経根が圧迫されているのかを調べます。

まず、患者さんにまっすぐ立ってもらい、腰を反らせる、前に曲げる、左右に倒すといった動作をしてもらいます。そして、どの方向に腰を動かすと痛みが現れるのか、またそれぞれ動かせる範囲を確認します。

そのうえで、神経根の圧迫を調べる「ラセーグ・テスト（坐骨神経伸展テスト）」（「SLRテスト：Straight Leg Raising Test」ともいう）を行います。

ラセーグ・テストでは、患者さんは診察台に仰向けに寝て、両ひざをまっすぐ伸ばします。医師は、片方ずつかかとを持って脚を持ち上げ、どこまで上げると痛みが出るのか、痛みはどこに出るのかなどを調べます。腰椎や仙椎《せんつい》で神経根が圧迫されていると、お尻から太ももの後ろ側、足先にかけて痛みが走り、第4～第5腰椎椎間板や第5腰椎～仙椎椎間板のヘルニアが疑われます。

腰椎椎間板ヘルニアのほとんどは、第4腰椎～第5腰椎椎間板、または第5腰椎～仙椎椎間板で発生しますが、まれにそれよりも上部で起こることもあります。こちらを調べる検査は、「FNSテスト：Femoral Nerve Stretching Test」（「大腿神経伸展テスト」ともいう）といいます。

FNSテストは、うつぶせに寝て行います。医師が患者さんのひざを90度に折り曲げ、かかとを垂直に引っ張ってももを持ち上げるように伸ばします。このテストで太ももの前面や外側に痛みが出た場合は、第2～第3腰椎椎間板や第3～第4腰椎椎間板のヘルニアが疑われます。

これら2つのテストは、腰椎椎間板ヘルニアの診断に欠かすことのできない検査です。

腰椎椎間板ヘルニアの診断に欠かせない検査

ラセーグ・テスト（坐骨神経伸展テスト、ＳＬＲテストともいう）

・患者さんは仰向けに寝て、ひざをまっすぐ伸ばす

・医師が片足ずつかかとを持ち上げて、どこまで上げると痛みが出るかを調べる。70度以上持ち上げても痛みを感じなければ問題なし

・お尻からももの後ろ側、足先にかけて痛みが出たら陽性。第４～第５腰椎椎間板や第５腰椎～仙椎椎間板のヘルニアが疑われる

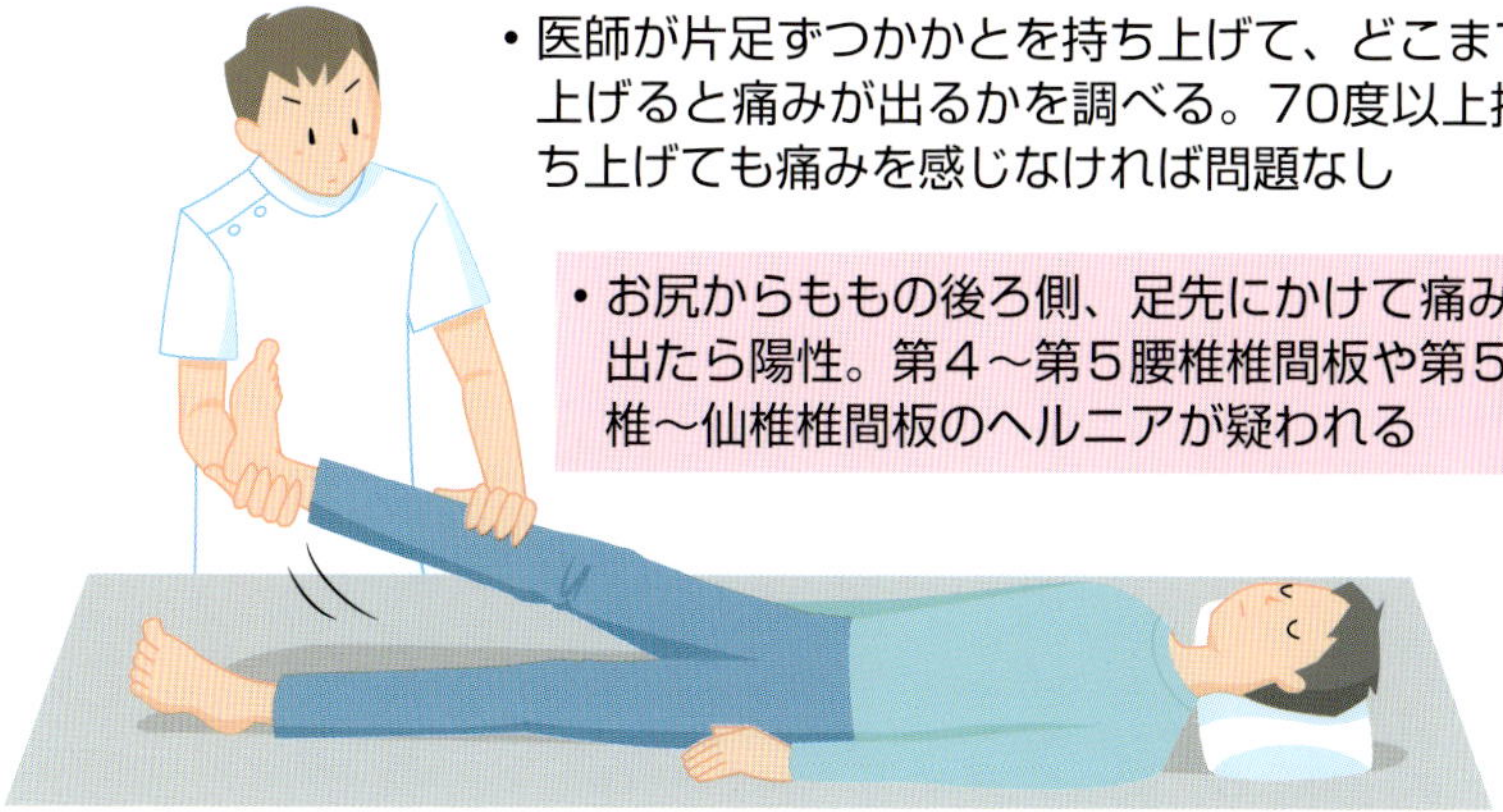

FNSテスト（大腿神経伸展テストともいう）

・患者さんはうつぶせに寝て、脚を伸ばす

・医師が片足ずつひざを90度に曲げ、かかとを垂直に上げて、ももを持ち上げるように伸ばす

・太ももの前面や外側に痛みが出たら陽性。第２～第３腰椎椎間板や第３～第４腰椎椎間板のヘルニアが疑われる

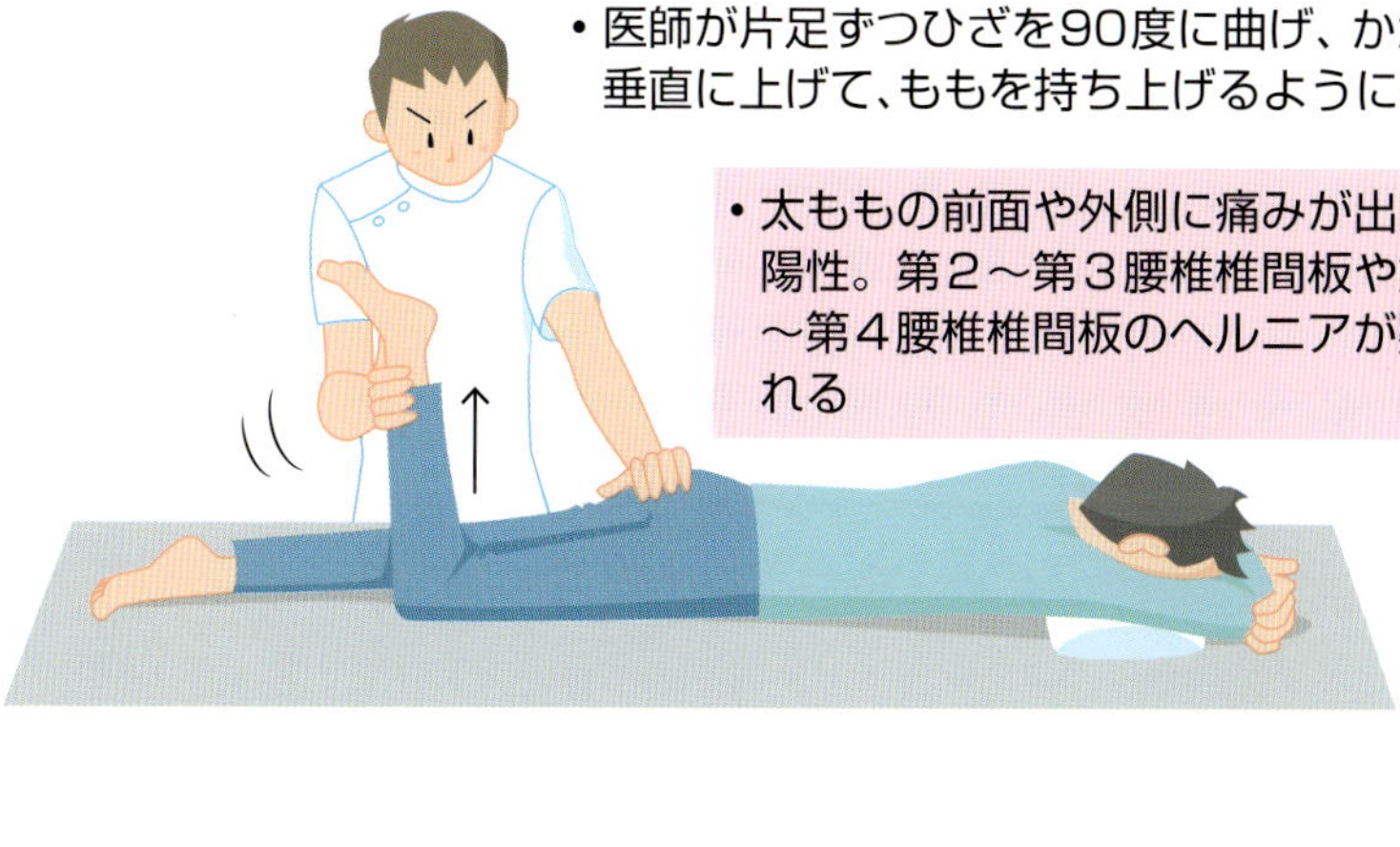

障害を受けている神経を見つける「神経学的検査」②

坐骨神経痛の神経学的検査では、ひざの腱やアキレス腱の反射をみる「反射検査」、下肢の筋力を調べる「徒手《としゅ》筋力検査」、足の感覚を調べる「知覚検査」も行われます。

刺激に対して意識することなく、機械的に起こる反応を「反射」といいます。神経に異常があると、その神経に対応する反射が弱くなったり、失われたりするので、反射をみることで神経が正常に働いているかどうかを知ることができます。

坐骨神経痛の反射検査では、腰椎から出ている神経の異常をみる「膝蓋腱《しつがいけん》反射」と、仙椎から出ている神経の異常をみる「アキレス腱反射」が行われます。いずれもゴム製の小さなハンマーを使って、膝蓋腱反射はひざのお皿の下を、アキレス腱反射はアキレス腱を軽く叩き、足の反応をみます。

反射が弱い、あるいは反射がみられない場合は、腰部脊柱管狭窄症や腰椎椎間板ヘルニアが疑われます。とくに腰部脊柱管狭窄症では、アキレス腱反射がみられないことが多いです。

徒手筋力検査では、医師が患者さんの太ももや足首、足の親指などに力を加えます。同時に患者さんにも力を入れてもらい、患者さんの足にどのくらい抵抗する力があるかをみます。そして、抵抗力の強さで、どれくらい筋力が保たれているかを判断します。神経は筋肉もコントロールしているため、筋力を調べることで、その筋肉を支配している神経に異常があるかどうかがわかります。

知覚検査では、足の感覚が鈍くなっているかどうかを調べます。神経が圧迫されていると、感覚が鈍くなっていることがあります。先端のとがったものやハケなどを使って足の皮膚に触れ、感覚に異常があるかどうかをみます。

神経学的検査を終えて、さらにくわしく調べる必要があるときは、次に紹介する画像検査を行います。

神経が正常に働いているかどうかを調べる検査

反射検査

アキレス腱反射

仙椎から出ている神経の異常を調べる

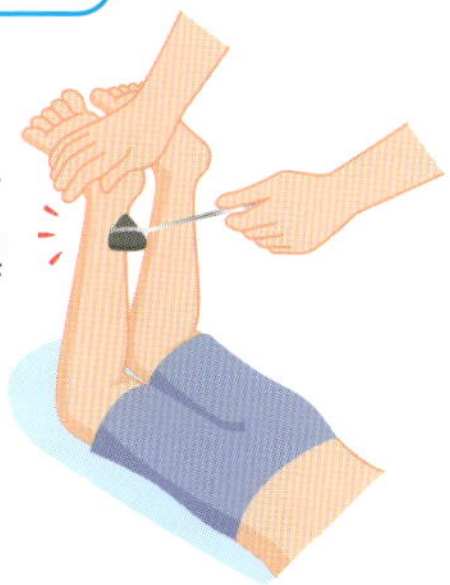

膝蓋腱反射

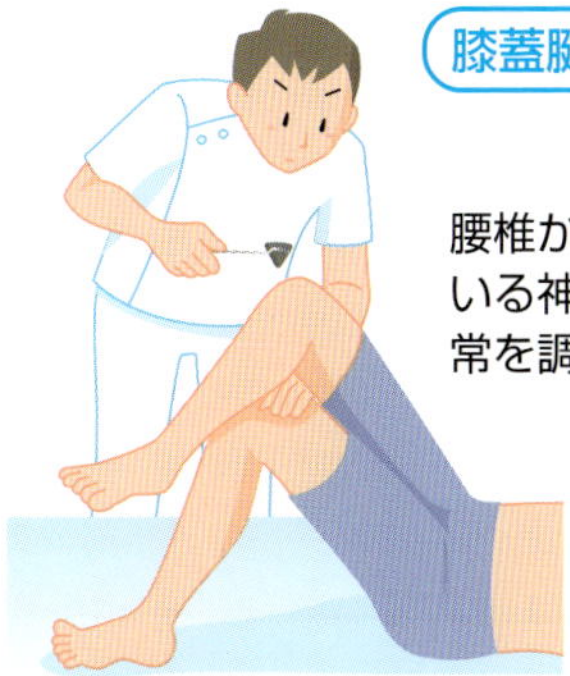

腰椎から出ている神経の異常を調べる

徒手筋力検査

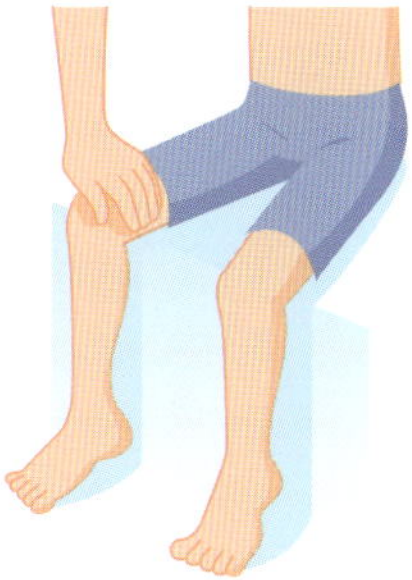

太もも前側の筋肉の力を調べる

太ももを持ち上げるなど、歩くときに使う筋肉の力を調べる

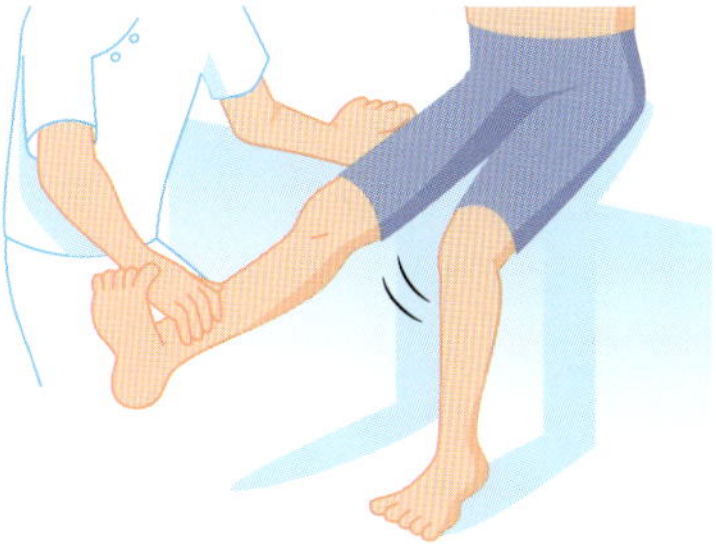

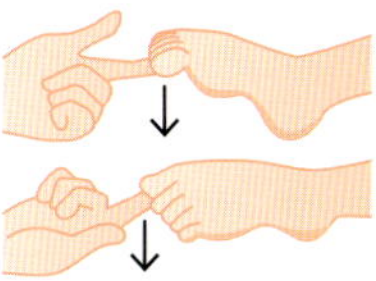

足の親指を曲げる筋力を調べる

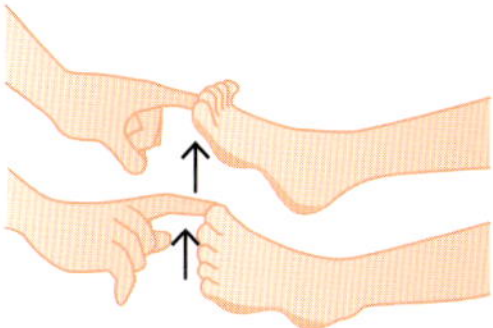

足の親指をそらす筋力を調べる

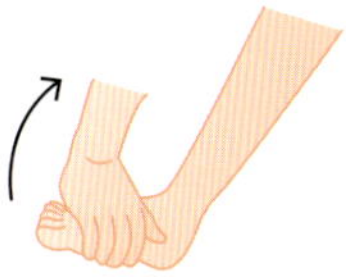

足首をそらす筋力を調べる

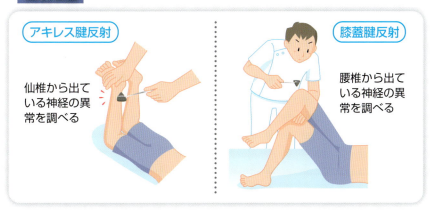

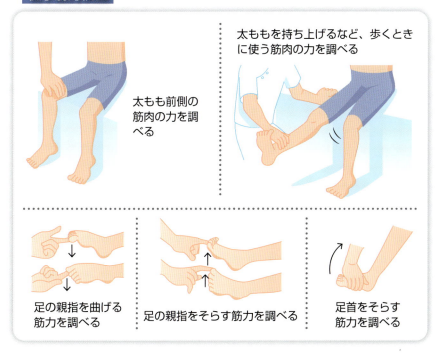

画像検査でよりくわしく調べる

画像検査には、「X線検査」「CT検査」「MRI検査」「脊髄造影検査（ミエログラフィ）」などがあります。背骨や腰部の状態をよりくわしく、画像で見ることができるので、診断を確定するとともに、病気の進行度の把握や治療方針の決定に役立ちます。

X線検査では、X線を体に当てて、背骨の状態を画像に映し出します。通常のX線検査では、椎間板そのものや神経、筋肉や軟骨などは鮮明に映らないため、腰椎椎間板ヘルニアの確定診断には向いていませんが、腰椎の変形ははっきりわかります。また、脊椎の炎症や腫瘍、骨折などもみることができます。

CT検査は「コンピュータ断層撮影法」といって、X線撮影装置とコンピュータを組み合わせて、体を水平に輪切りにした状態の画像を映し出します。通常のX線検査ではみられなかった方向からの骨の状態や、筋肉、軟骨、神経などをとらえることができます。また、脊柱管のかたちや広さなどもよくわかります。

MRI検査は「核磁気共鳴映像法」といって、強力な磁気を体に当てて、体の断面を画像にします。画像はCT検査よりも鮮明で、骨の状態はもちろん、椎間板や靭帯、神経根、馬尾の様子まで詳細にみることができます。また、縦、横、斜めの断面をみることができるのも利点です。ヘルニアの脱出や脊柱管内での神経の圧迫の程度などがよくわかるため、腰椎椎間板ヘルニアや腰部脊柱管狭窄症の診断に用いられる中心的な検査となっています。

脊髄造影検査は、MRI検査よりもさらにくわしく背骨や脊髄を調べたいとき行う検査です。腰椎の間から脊柱管の中に造影剤を注入し、そのあとでCT検査を行うことで、脊柱管内の様子が神経まで鮮明にわかります。この検査は、おもに手術を予定している患者さんに対して、手術を正確に行うための術前検査として実施されます。

用語解説 ＡＢＩ（血圧脈波検査）　動脈硬化の進み具合を調べる検査。両腕と両足首の４カ所で同時に血圧を測り、血圧の比をくらべることで血管の狭窄の状態を調べる。

診断を確定し、病気の進行度をみる画像検査

X線検査

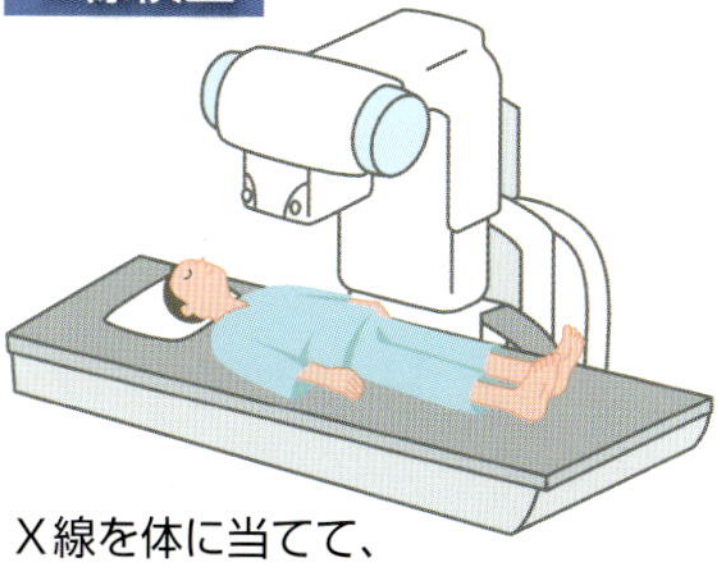

X線を体に当てて、
背骨の状態を画像にする

X線を使う検査は、
妊娠中の人には行えない

CT検査

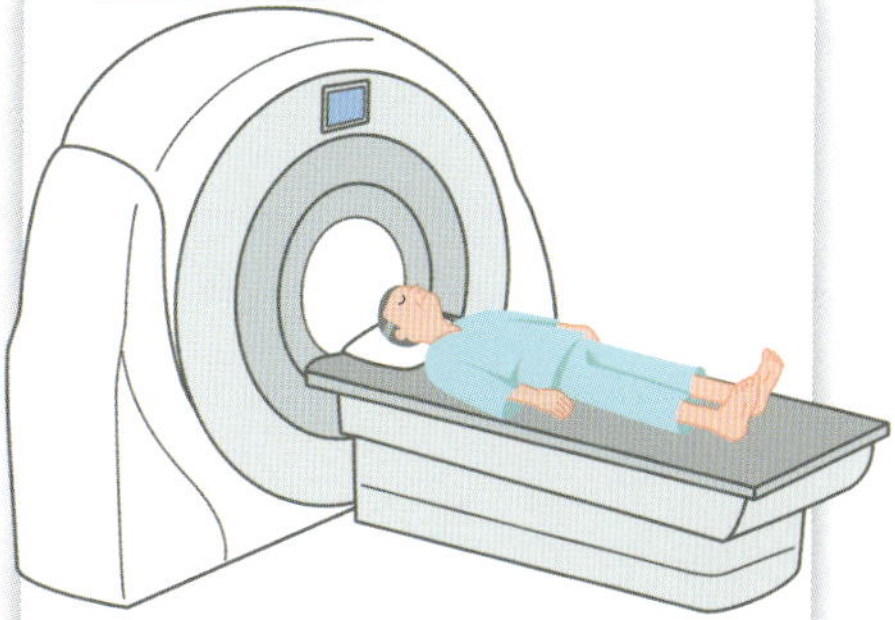

X線撮影装置とコンピュータを組み
合わせて、水平の断面を映し出す

MRI検査

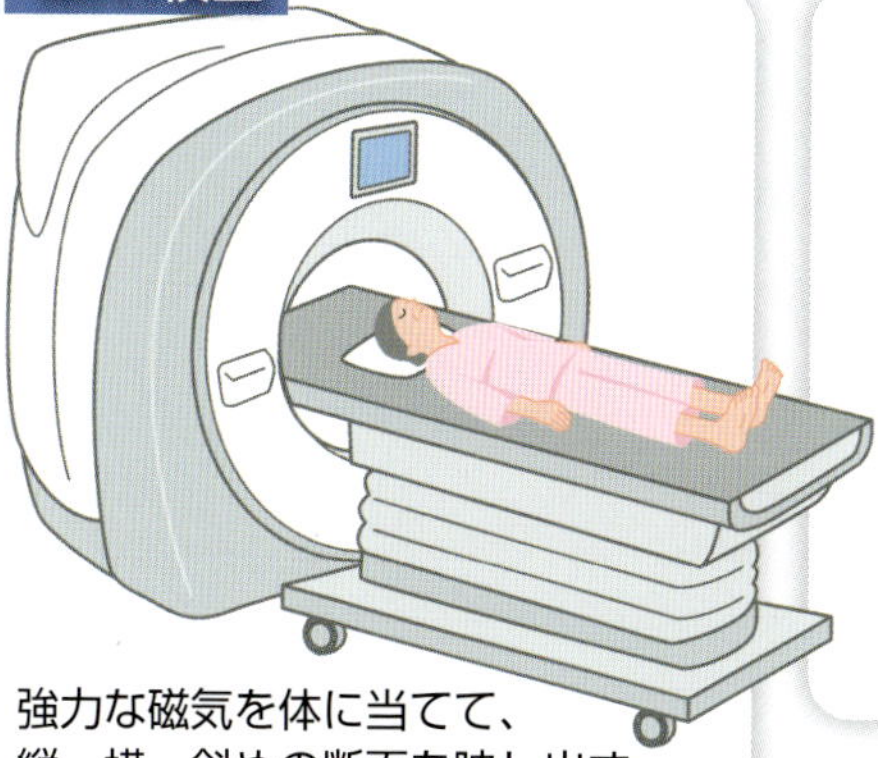

強力な磁気を体に当てて、
縦、横、斜めの断面を映し出す

MRI検査は強い磁気を使うため、
ペースメーカーを埋め込んでいる
人や、治療のために体内に金属が
入っている人は行えない

脊髄造影検査（ミエログラフィ）

X線で透視しながら、腰椎の
間から脊柱管に造影剤を注入
し、そのあとCTで撮影する

造影検査には、そのほかにも椎
間板に造影剤を注入する「椎間
板造影」、椎間関節に造影剤を
注入する「椎間関節造影」、神経
根に造影剤を注入する「神経根
造影」などがある

必要に応じて追加される検査

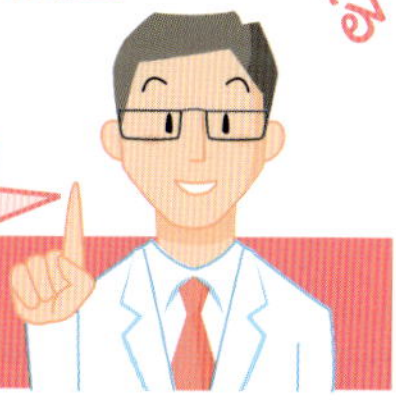

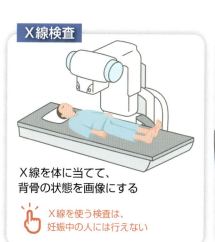

- 血液検査・尿検査
- 骨シンチグラフィ
- ＊ＡＢＩ（血圧脈波検査）
など

検査結果で確定診断が出たら

医師からの説明をきちんと理解する

問診や理学的検査、神経学的検査、画像検査などを終えると、医師はそれぞれの検査結果を総合して診断を確定します。そして、坐骨神経痛の治療は、医師が診断結果を患者さんに説明するところから始まります。

医療に関しては素人である患者さんに対して、医師はできるだけわかりやすく説明しようとしてくれるはずですが、背骨の構造や坐骨神経痛のメカニズムは一般的には難しく、なかなか理解できないこともあるかもしれません。そのような場合は、本書のような書籍やインターネットなどを活用して、坐骨神経痛について勉強してみるのもよいでしょう。

現在の医療は、「インフォームド・コンセント（説明と同意）」といって、医師は検査結果や病状、治療方針などをわかりやすく患者さんに説明するとともに、患者さんは医師の説明を正しく理解し、十分に納得したうえで治療を受けることが基本とされています。説明が不十分なまま、医師が一方的に治療法を決めるのではなく、患者さんが医師からくわしく説明を聞き、納得してから、自ら治療法を選択するということです。

インフォームド・コンセントの目的は、医師と患者さんがお互いを尊重し合い、十分なコミュニケーションを図りながら、治療をより効果的に進めることにあります。その目的を達成するためには、医師による十分な説明はもちろん、患者さん自身も病気をしっかり理解しようとする姿勢を持たなければなりません。医師からの説明をただ受け身で聞くだけではなく、疑問や不安があれば積極的に質問するようにしましょう。

疑問や不安があれば積極的に質問を

もしも、医師が十分に病状や治療方針について
説明してくれないときは、積極的に質問しよう

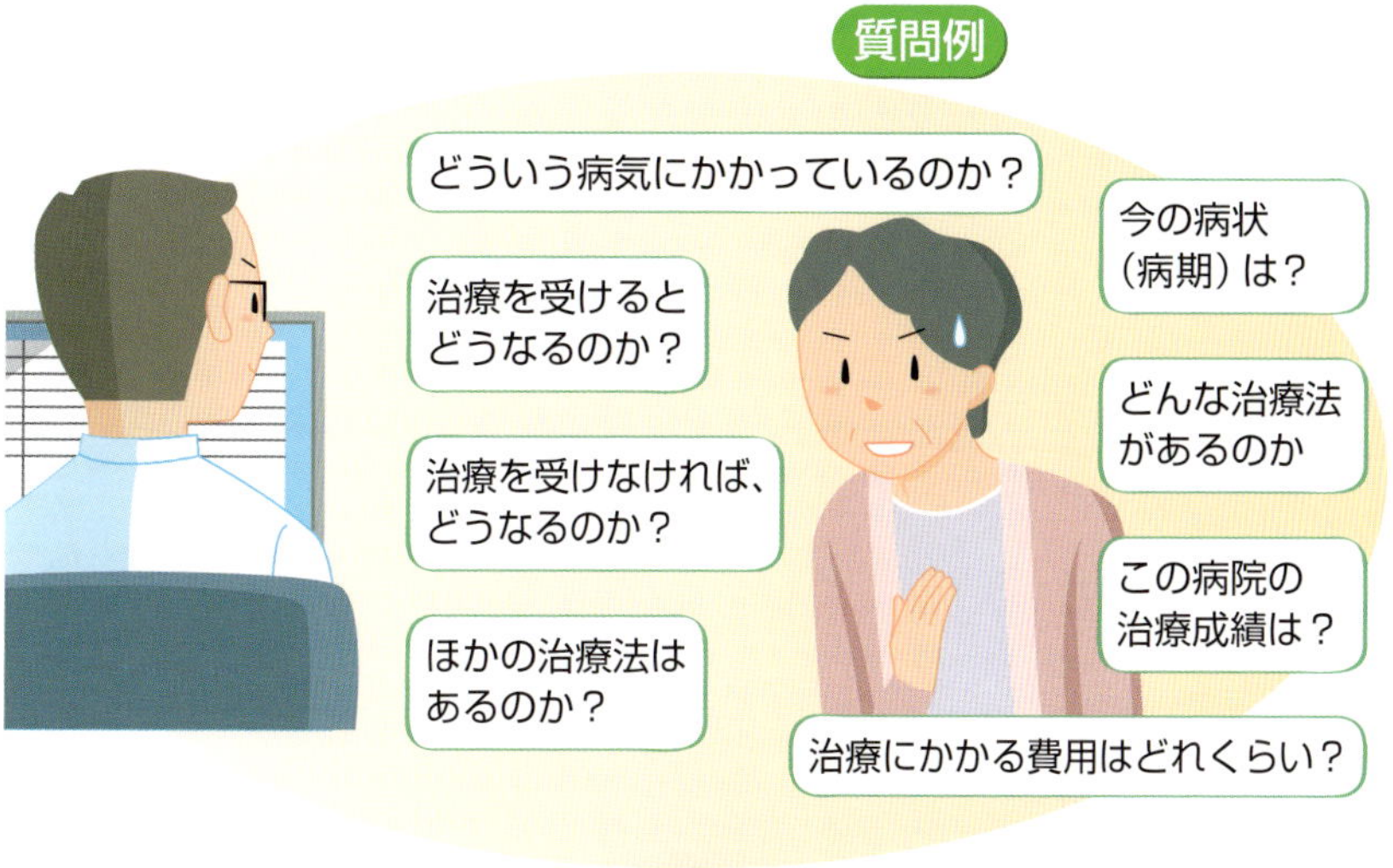
質問例
どういう病気にかかっているのか？
治療を受けるとどうなるのか？
治療を受けなければ、どうなるのか？
ほかの治療法はあるのか？
今の病状（病期）は？
どんな治療法があるのか
この病院の治療成績は？
治療にかかる費用はどれくらい？

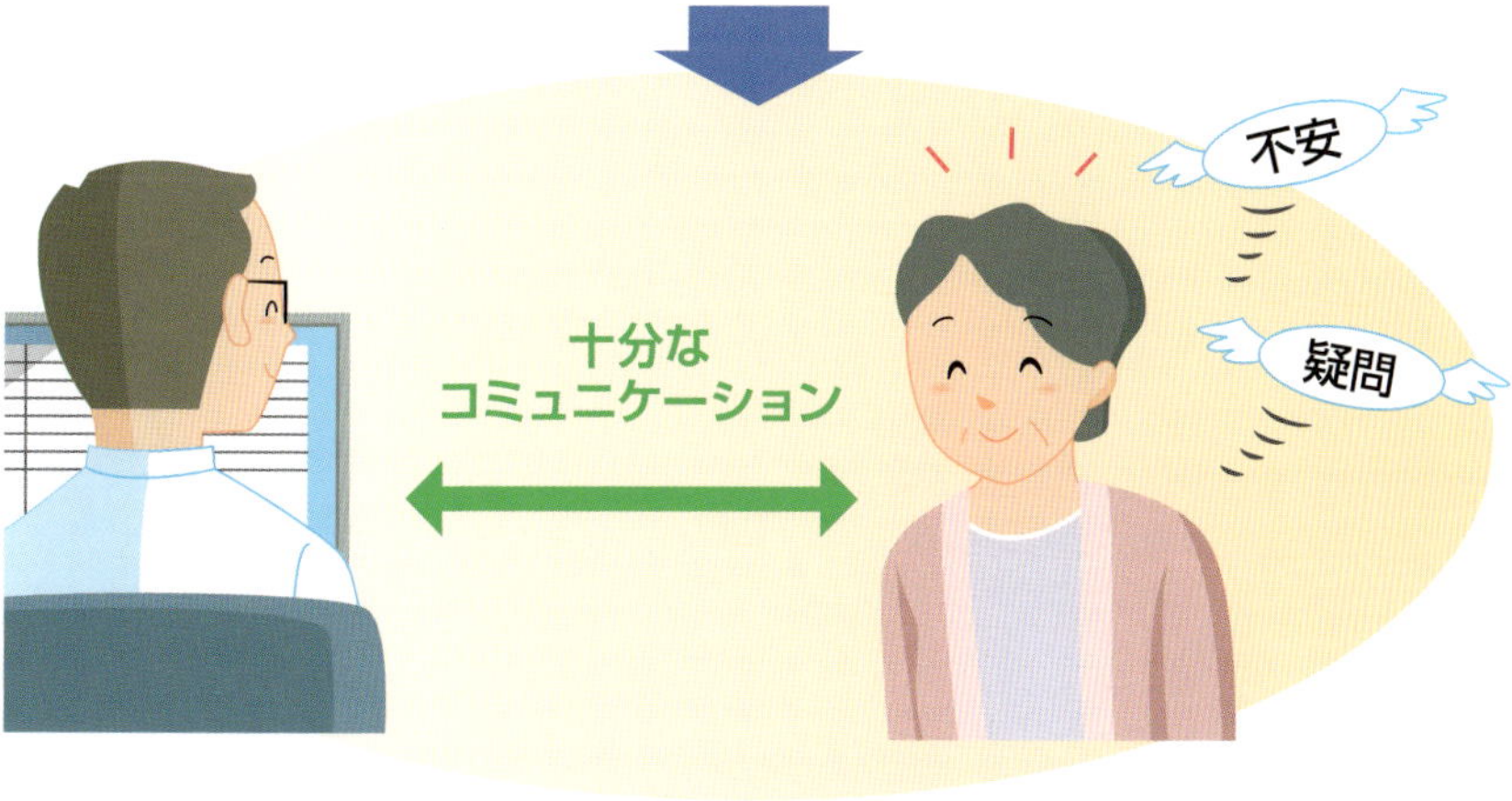
十分なコミュニケーション
不安
疑問

治療をより効果的に進めるために、疑問や不安を
解消することが大切

診断に基づき、治療方針を決めていく

腰椎椎間板ヘルニアと診断されたら

坐骨神経痛の治療は、手術は行わず、症状の緩和を目的とする「保存療法（74頁〜）」と、根本的な原因である神経の圧迫を取り除く「手術療法（86頁〜）」に大きく分けられます。ここでは坐骨神経痛の原因となる病気別に、おおまかな治療方針をみていきましょう。

まず腰椎椎間板ヘルニアには、ヘルニアが単独で神経根を圧迫している神経根圧排《あっぱい》型と、腰部脊柱管狭窄症を合併している神経根絞扼《こうやく》型がありますが、ここでは神経根圧排型に絞り、腰椎椎間板ヘルニアとして解説します。神経根絞扼型については、後に述べます。

腰椎椎間板ヘルニアは、40代以下の若い世代に多くみられる病気です。検査では、ラセーグ・テストやFNSテストで陽性を示すため、多くは理学的検査と神経学検査で診断の予想がつきます。他の病気と区別するためにX線検査を行い、軽い症状であれば、ここで診断が確定します。症状が重い場合は、MRI検査やCT検査で椎間板や神経の状態をくわしく調べます。

腰椎椎間板ヘルニアの治療方針を決めるのに重要視されるのは、痛みの程度と、感覚麻痺や排尿障害などの神経症状です。神経症状がみられず、痛みも軽度であれば、治療の基本は保存療法となります。多くは飛び出したヘルニアが自然に縮小し、3カ月くらいで症状も改善されます。ただし、腰椎椎間板ヘルニアは再発しやすいので、長時間のデスクワークや車の運転などには注意が必要です。保存療法で改善されない場合や、症状が重く日常生活に支障を来している場合は、手術が検討されます。

腰椎椎間板ヘルニアの治療方針

治療の基本は保存療法

症状

- 痛みが軽度
- 感覚麻痺や運動麻痺、排尿・排便障害などの神経症状はみられない

〈X線検査〉

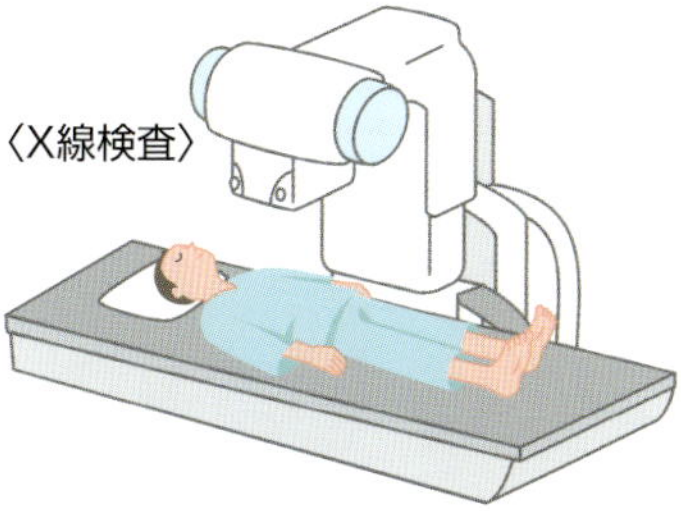

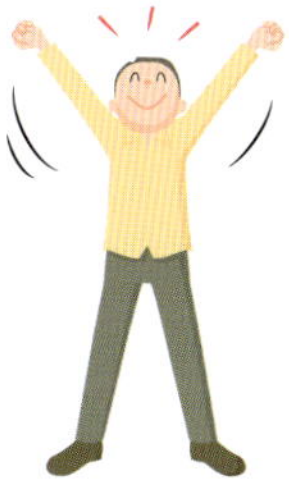

保存療法

（症状の緩和を目的とする）

通常は3カ月くらいで症状が改善

保存療法で改善がみられない場合や、重い症状には手術を検討

症状

- 痛みやしびれが激しい
- 感覚麻痺や運動麻痺、排尿・排便障害などの神経症状がある
- 日常生活に支障を来している

〈MRI検査〉

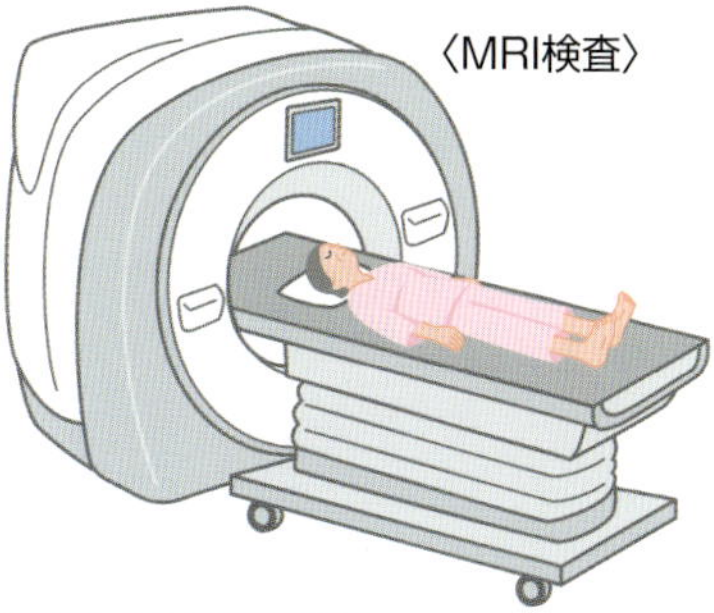

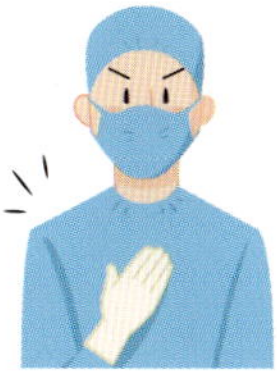

手術療法を検討

（根本的な原因である神経の圧迫を取り除く）

腰部脊柱管狭窄症と診断されたら

若い人に多くみられる腰椎椎間板ヘルニアは、ヘルニア型坐骨神経痛の原因であり、中腰や前かがみの姿勢になると痛みやしびれが強くなります。一方、腰部脊柱管狭窄症は狭窄型坐骨神経痛の原因であり、こちらは高齢者に多くみられます。腰椎椎間板ヘルニアとは逆に、腰を反らせると神経根が圧迫され、痛みやしびれが増します。

腰部脊柱管狭窄症は、症状からの診断が重要になります。問診や理学的検査、神経学検査から、腰痛や下肢の痛みやしびれ、脱力感などの症状の現れ方や原因を探ります。これらの検査で診断の予想はつくのですが、確定診断と病気の進行度を確認するために、MRI検査やCT検査などの画像検査を行います。

症状や検査の結果から、腰部脊柱管狭窄症であると診断されると、治療方針の検討に入ります。

腰部脊柱管狭窄症は、画像検査の結果と症状の程度は必ずしも一致せず、画像検査で神経の強い圧迫が認められても、症状の軽い人もいれば、強い症状を訴える人もいます。また、腰部脊柱管狭窄症の主な原因は老化です。老化を止めることはできず、老化によって変形した腰椎を元に戻すことはできません。そのため、腰部脊柱管狭窄症の治療は、腰椎椎間板ヘルニアと同様、症状が軽度であれば、まずは保存療法で症状の緩和を目指します。保存療法によって、約70％の人に症状の改善がみられます。

手術が検討されるのは、間欠跛行や排尿障害、麻痺症状などの重い症状がある場合です。ただし、その人のライフスタイルや望む生活も考慮します。坐骨神経痛のために仕事ができない、生き甲斐である趣味を楽しめないなどといった場合は、手術を考えます。逆に、高齢なので外出したり、活発に動いたりする機会も少ないなどといった場合は、保存療法を続ける場合もあります。

腰部脊柱管狭窄症の診断の流れ

❶ 問診

↓

❷ 症状の検査

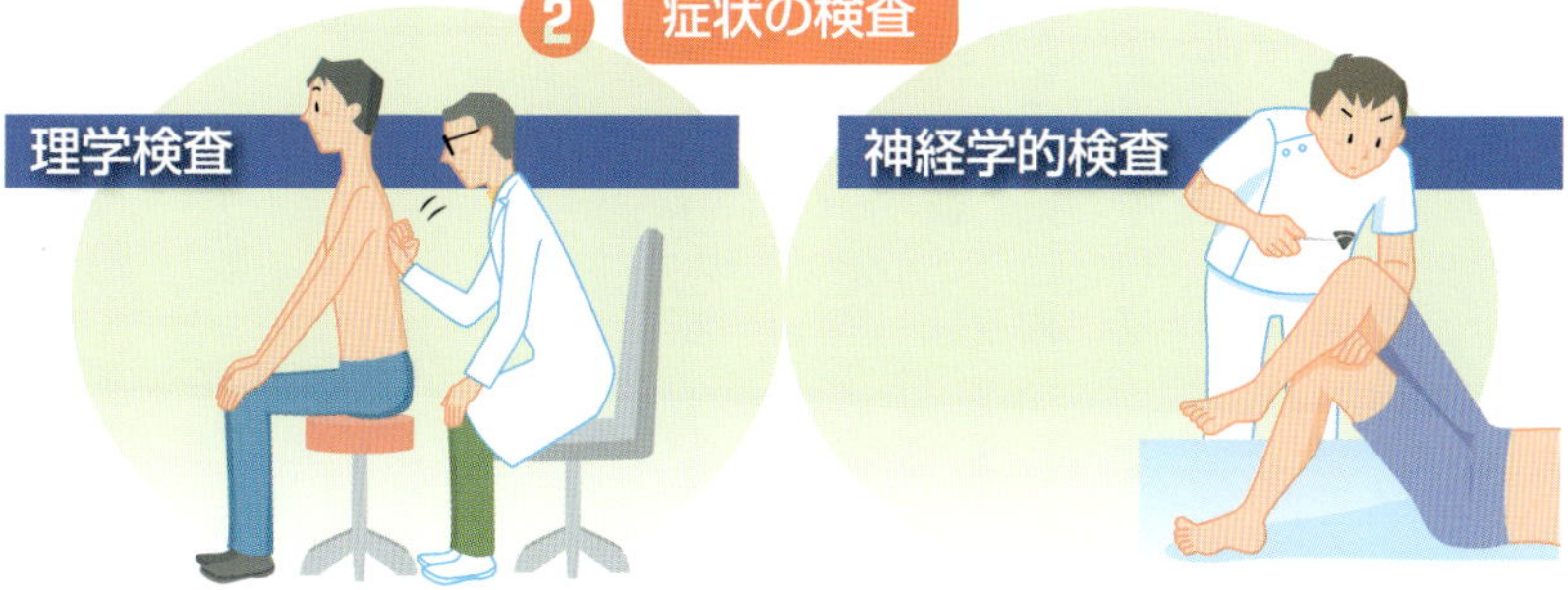

↓

❸ 画像検査：病気の進行度を確認

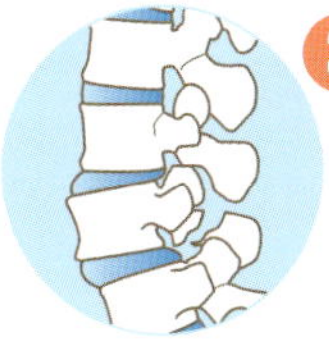

- 腰椎の変形
- 骨棘の有無
- 骨粗鬆症などをくわしく検査

↓

❷と❸にあてはまると

腰部脊柱管狭窄症 と診断

↓

治療方針の決定

ライフスタイルなどを考慮し、
保存療法や手術が検討される

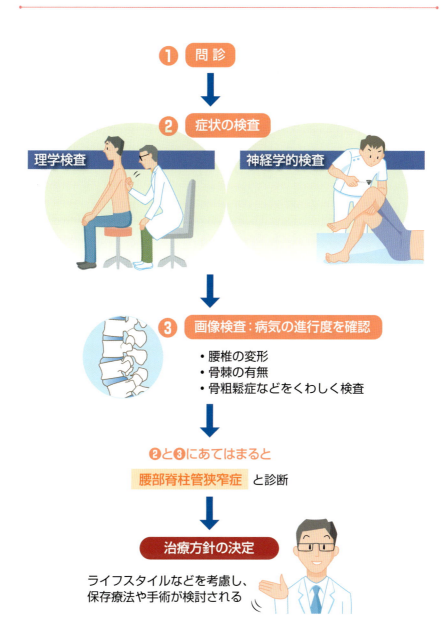

神経根絞扼型椎間板ヘルニアと診断されたら

腰椎椎間板ヘルニアのなかでも、腰部脊柱管狭窄症を合併しているものは神経根絞扼《こうやく》型ヘルニアといって、ヘルニアが単独で起こっている神経根圧排型ヘルニアよりも病状は深刻です。とくに高齢者の腰椎椎間板ヘルニアは、くわしく調べてみると、腰部脊柱管狭窄症を合併しているケースが少なくありません。

神経根絞扼型ヘルニアは、椎骨の変形や厚くなった靭帯などによって脊柱管が狭くなっているところにヘルニアが飛び出します。神経根は、ただでさえ狭くなった脊柱管に圧迫されているのに、さらにヘルニアによる圧迫を受けているということです。神経根は前後から締め付けられた状態（絞扼という）になるので、神経根圧排型ヘルニアよりも症状は重症になります。

神経根圧排型ヘルニアでは、中腰や前かがみの姿勢で痛みが強くなりますが、神経根絞扼型ヘルニアは、これに加えて腰を反らせても痛みが増します。そのため、坐骨神経痛のタイプはヘルニア型と狭窄型の混合型になります。混合型坐骨神経痛は、楽でいられる姿勢が少ないので、日常生活もおのずと制限されてきます。

さらに症状が進むと、背中や腰がこわばって、腰を前後に曲げること自体が困難になり、立っているのもつらくなってきます。

神経根絞扼型ヘルニアは、比較的早期から間欠跛行や排尿障害など重い症状がみられます。そのため、治療方針は前述の神経根圧排型ヘルニアや腰部脊柱管狭窄症とは少し異なります。保存療法では症状がなかなか改善されず、そのままにしておくと病状が進んでしまうので、早期に手術が検討されます。

手術によって狭くなった脊柱管を広げ、飛び出したヘルニアをとり除けば、神経根の圧迫は解放され、つらい症状も改善されます。

神経根絞扼型ヘルニアの治療方針

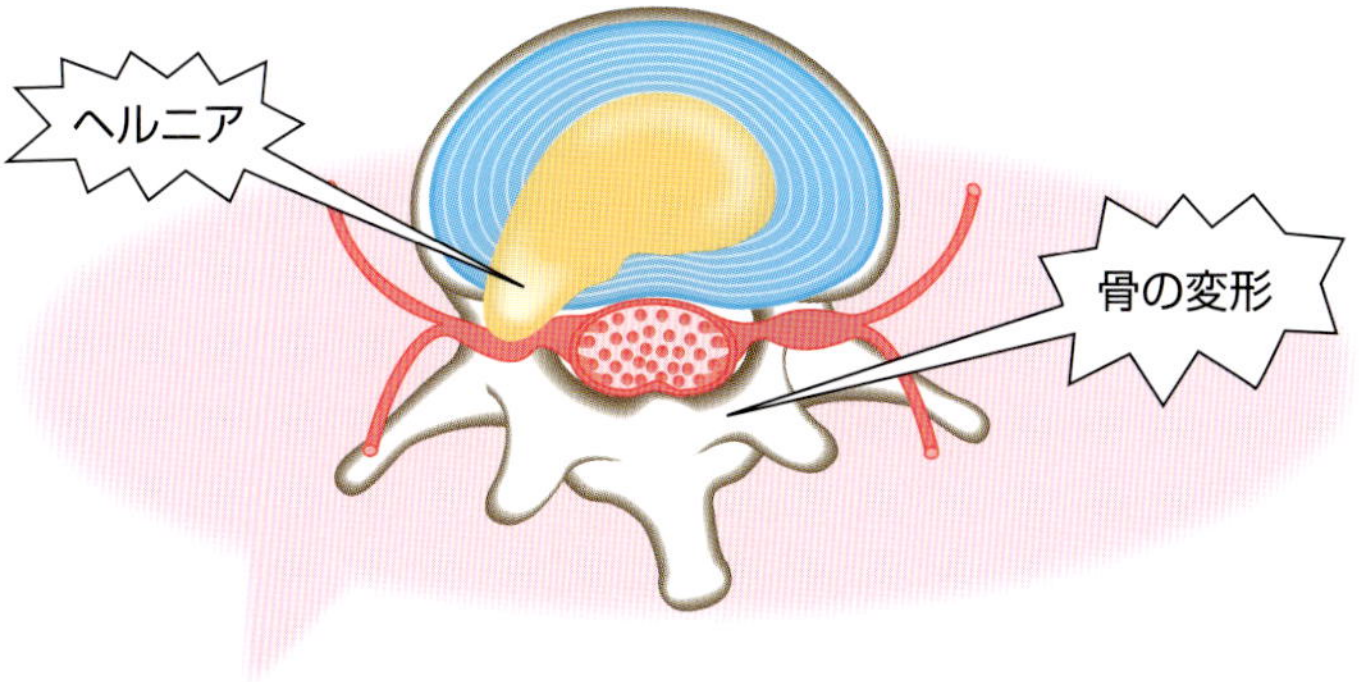

神経根絞扼型ヘルニアと診断され、間欠跛行、排尿障害の症状がある場合

治療方針

保存療法では症状が改善されない場合は、早期の手術が検討される

column コラム

坐骨神経痛と間違えやすい「仙腸関節障害」

骨盤である腸骨と仙骨をつないでいる関節を「仙腸《せんちょう》関節」といいます。仙腸関節は約2～3㎜しか動かない、可動域の少ない関節です。実は、この仙腸関節に機能障害が起こると、腰痛のほか、お尻から下肢にも痛みやしびれが現れることがあります。これを「仙腸関節障害」といいます。

仙腸関節には、常に上半身の重みがかかっているため、ただでさえ障害されやすいという弱点があります。そのため、加齢や長時間の同じ姿勢、中腰での作業、重いものを持ち上げるなどの日常動作によっても、障害を生じることがあります。

仙腸関節障害は、原因も症状も坐骨神経痛と非常によく似ていますが、痛みのもとは神経根や馬尾ではありません。腰椎椎間板ヘルニアや腰部脊柱管狭窄症は、画像検査で神経根の圧迫が認められても、必ずしも自覚症状と一致しないことがあり、その場合は仙腸関節障害が痛みを引き起こしている可能性があるので注意が必要です。

治療法の選択は、医師の説明をもとに自ら決める

診断が確定し、治療方針が提示されると、いよいよ治療法を選択して治療をスタートさせることになります。保存療法から始めるのか、手術を検討するのかは、症状の程度やその人のライフスタイルなどを考慮して決めます。

大切なのは、治療法は医師が一方的に決めるのではなく、患者さんは医師の説明をくわしく聞き、十分納得したうえで自ら決めるということです。そのためには、まずは病気を正しく理解する必要がありますし、提示された治療法の効果や特徴、メリットとデメリットについても知っておく必要があります。

例えば、保存療法は、痛みやしびれといったつらい症状を緩和することが目的の治療法であり、痛みの原因を治すものではありません。しかし、手術にくらべると体への負担やリスクは、はるかに少ないといえるでしょう。

一方、手術療法は、痛みやしびれの原因である神経根の圧迫を解放し、症状をなくすことを目的としています。強い痛みや排尿障害などの重い症状が改善される可能性がありますが、入院やリハビリには一定の期間を要します。また、手術を行っても、加齢による腰椎の変形や変性を治すことはできません。

治療法を決めるときは、以上のような説明を医師からくわしく聞くとともに、自分自身がどうなりたいのかを伝えることも重要です。仕事に支障を来している、旅行や登山などの趣味を生涯楽しみたいなどといった場合は、早期に手術療法を検討すべきかもしれません。しかし、高齢で外出といえば近所に買い物に行くくらい。痛みが和らいで、家事が少し楽になればよいという場合は、保存療法が適しているといえます。

坐骨神経痛は、治療期間が長引くことが多いものです。信頼できる医師のもとで、しっかり説明を聞いて、納得のいく治療法を選びましょう。

ライフスタイルも考慮して治療法を選ぼう

自分の望みと状況	治療法の選択	治療後の生活
●50代後半男性 外回りの営業の仕事は大変だが続けたい… 状況：１時間程度は歩けるが徐々に足がしびれる	手術療法を選択	足のしびれが解消。仕事が続けられる
●70代女性 ずっと散歩や買い物が楽しめればいい… 状況：歩くと足のしびれや痛みがすぐ出るが、休めばまた歩ける	保存療法を選択	しびれや痛みを抑えて楽しく買い物
●80代女性 いつまでも旅行をしたい 状況：痛みで５分と歩けない	手術療法を選択	旅行を楽しめる生活を取り戻す

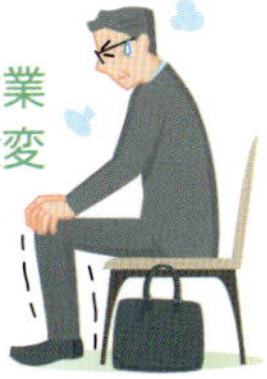
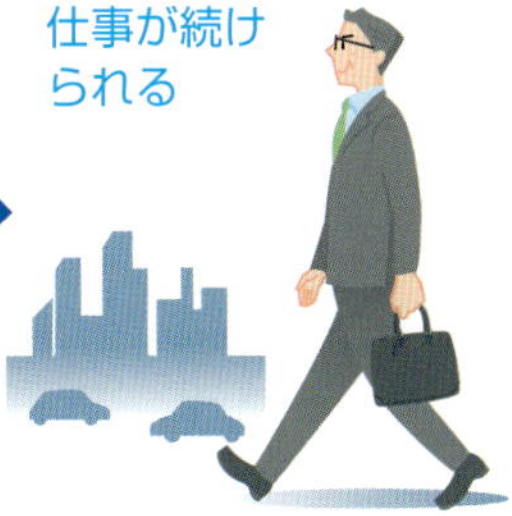
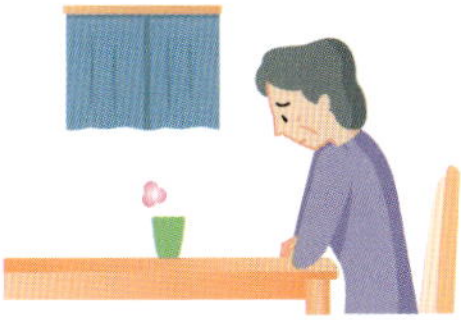
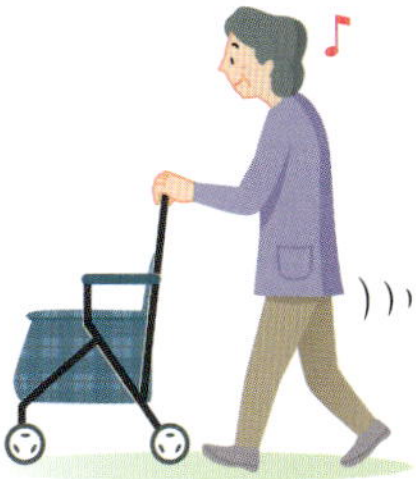
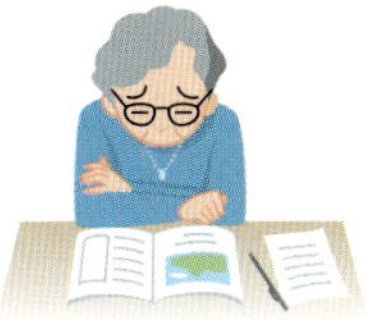
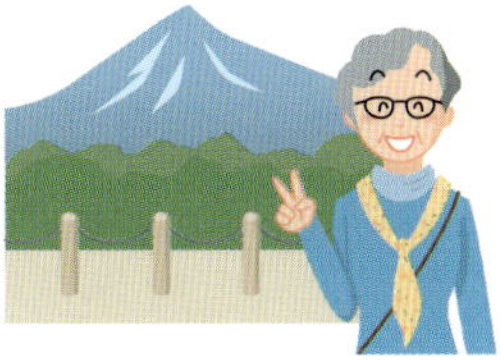

自分らしい生活を楽しむことが、坐骨神経痛の治療を継続する秘訣といえる

column

Dr.久野木の日赤式治療術① ～椎弓形成術

椎弓形成術は、腰部脊柱管狭窄症の手術法の1つです。脊柱管の後方の壁をつくっている椎弓を切除することで脊柱管を広くし、神経根の圧迫を取り除きます。
「日赤式椎弓形成術」は、日本赤十字社医療センターの脊椎整形外科部で開発された手術法で、「還納式椎弓形成術」ともいいます。

脊柱管の狭窄が何カ所も起こっていると、椎弓を広範囲に切除することになります。そのため、通常の椎弓形成術では脊椎を支える骨が弱くなったり、神経がむき出しになることがあります。そこで、日赤式椎弓形成術では、狭窄を起こしている脊柱管を広げるとともに、脊椎を支える後方の壁をしっかり残すために、いったん切除した骨を元に戻して椎弓を形成します。骨組織を最大限に温存できるため、2年後、3年後、10年後の脊椎の変形・変性を考えると、より有利な術式であると考えられます。

この手術の入院期間は10日ぐらいです。痛みがなくなれば、1週間で退院できる場合もあります。術後は約2カ月間、コルセットをつけますが、日常生活では普通に歩くことができます。

なお、日赤式椎弓形成術は、すべて保険診療でできます。

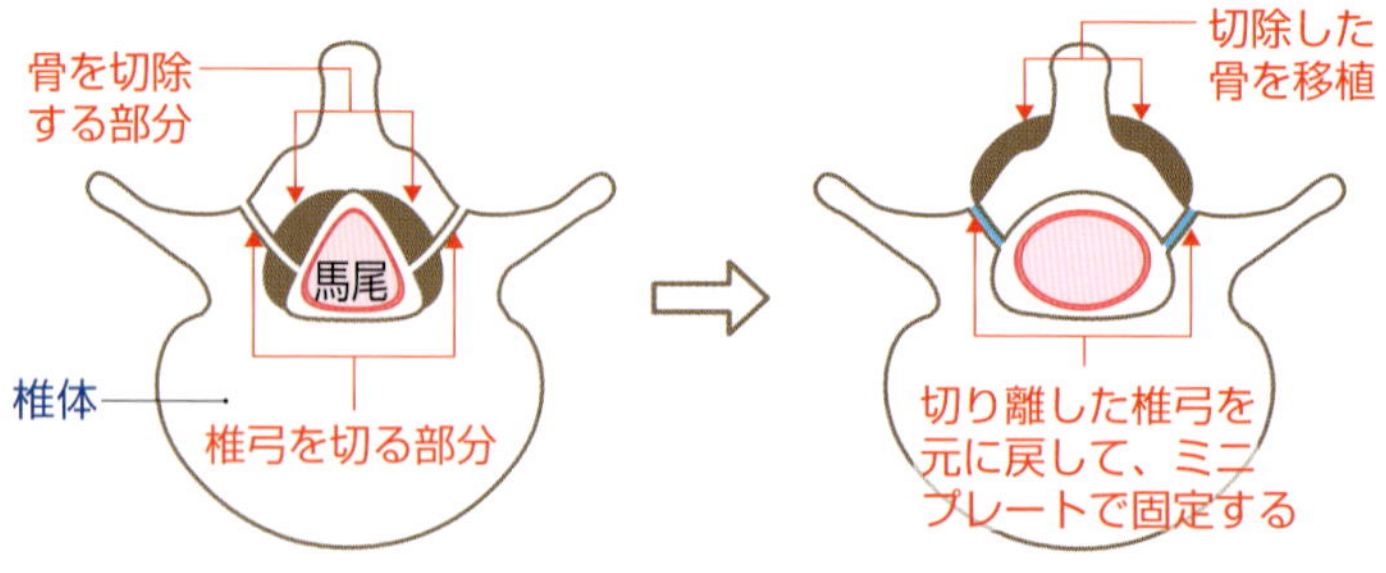

第3章

坐骨神経痛の治療

坐骨神経痛の治療には、保存療法と手術療法があります。腰椎椎間板ヘルニアも腰部脊柱管狭窄症も、治療の基本は薬物療法や理学療法などの保存療法です。保存療法で症状が改善されない場合は、手術が検討されます。

痛みを和らげるための「保存療法」

治療は、まず保存療法から考える

本章では、坐骨神経痛の治療法について、くわしく紹介していきます。

坐骨神経痛の治療法は、保存療法と手術療法の2つに大きく分けられます。どちらの治療法も、痛みやしびれといった症状を和らげて、日常生活での不自由を軽くすることが目的ですが、保存療法は手術以外の治療法の総称と考えればよいでしょう。

坐骨神経痛の治療は、腰椎椎間板ヘルニアの場合も、腰部脊柱管狭窄症の場合も、多くは保存療法からスタートします。そして、腰椎椎間板ヘルニアでは約80%、腰部脊柱管狭窄症では約70%の人が、保存療法だけで症状が改善します。混合型坐骨神経痛（神経根絞扼《こうやく》型ヘルニア）などで、激しい痛みや間《かん》欠跛行《けつはこう》、排尿障害や麻痺症状など重い症状がみられる場合は、診断時に手術を検討されることもありますが、それ以外でいきなり手術を行うことはめったにありません。

坐骨神経痛の保存療法には、「装具療法（76頁）」「物理療法（78頁）」「運動療法（80頁）」「薬物療法（82頁）」「ブロック療法（84頁）」などがあります。これらの中から、その人の症状や年齢、仕事やライフスタイルに合うもの、効果が望めるものを選び、組み合わせて治療を行います。

また、坐骨神経痛の治療では、日常生活における自己管理が重要です。腰に負担をかけない姿勢や動作、生活の工夫などの自己管理は、坐骨神経痛の治療の基本であり、保存療法の1つですが、こちらについては第4章でくわしく解説します。

それでは、次項からは個々の保存療法について、くわしくみていきましょう。

坐骨神経痛の治療の基本は保存療法

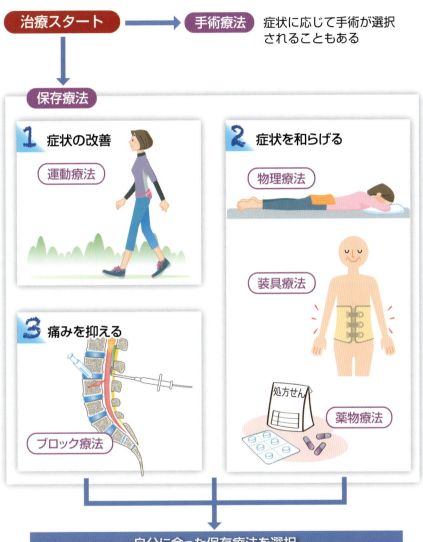

治療スタート → 手術療法　症状に応じて手術が選択されることもある

↓

保存療法

1 症状の改善

運動療法

2 症状を和らげる

物理療法

装具療法

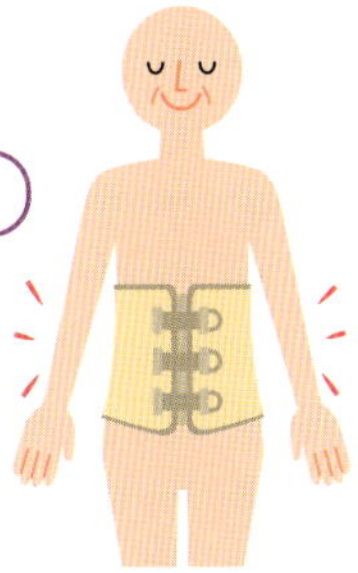

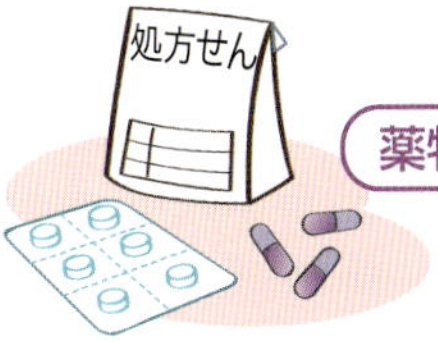

薬物療法

3 痛みを抑える

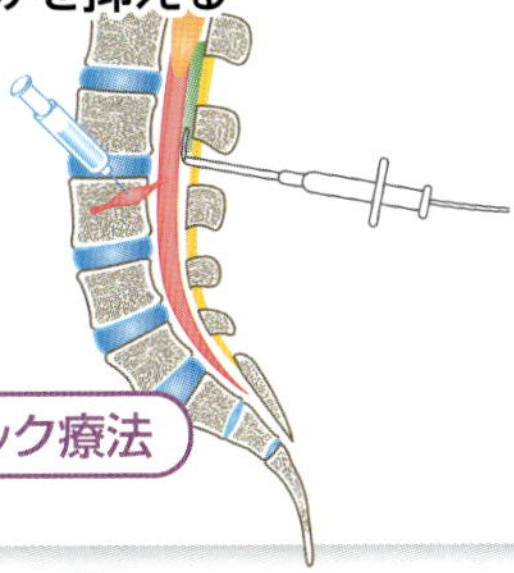

ブロック療法

↓

自分に合った保存療法を選択

症状、年齢、仕事、ライフスタイルに合うもの、効果が望めるものを選び、組み合わせで治療を行う

コルセットを用いて行う「装具療法」

病気やケガで体の機能が低下したり、失われたりした場合に、その機能を補助する道具を装具といいます。坐骨神経痛の装具療法では、「コルセット」を用います。

医療用のコルセットは、硬さによって大きく2種類に分けることができます。1つはメッシュ素材など弾力性のある素材で金属の支柱が入った軟性コルセット、もう1つはプラスチックや金属でできた硬性コルセットです。腰椎椎間板ヘルニアや腰部脊柱管狭窄症などの保存療法に用いられるのは、軟性コルセットです。硬性コルセットは、圧迫骨折をしたときや手術後の腰椎固定などに用いられます。

コルセットには、次のような効果があります。

- 腰椎や仙椎が前後に動きすぎないようにする。
- 腹圧を上げて、腰椎を固定する。
- 背骨の正常な弯曲を守り、よりよい姿勢を保つ。
- 衰えた腹筋や背筋を補強する

これらの効果によって、痛みを軽減することができます。

ただし、コルセットに長期間頼りすぎると、自分自身の筋力が低下してしまいます。通常、コルセットは痛みの強い時期にだけ、約1カ月程度を目安に使用します。また、コルセットを装着すると体の動きが制限されるため、日常生活では少し不自由に感じることがあります。わずらわしいからといって、必要な時期にコルセットをつけないのもよくありません。装具療法は医師の指導のもとで行うようにしましょう。

コルセットは薬局・薬店などでも購入できますが、できれば自分の体型や症状に合わせて医師に処方してもらうオーダーメイドのものがよいでしょう。医師の処方があれば健康保険が適用され、後に書類で申請すると自己負担分（3割、1割など）以外が給付されます。

装具療法に用いる医療用コルセット

「コルセット」は、症状によって大きく2種類に分けられる

軟性コルセット

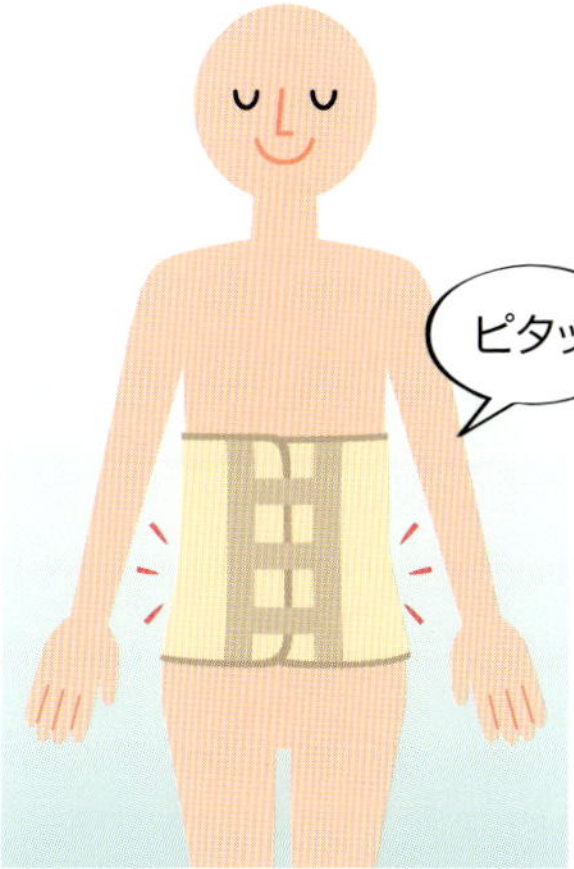

弾力性がある。腹圧を上げて腰椎を固定。腹筋や背筋を補強

硬性コルセット

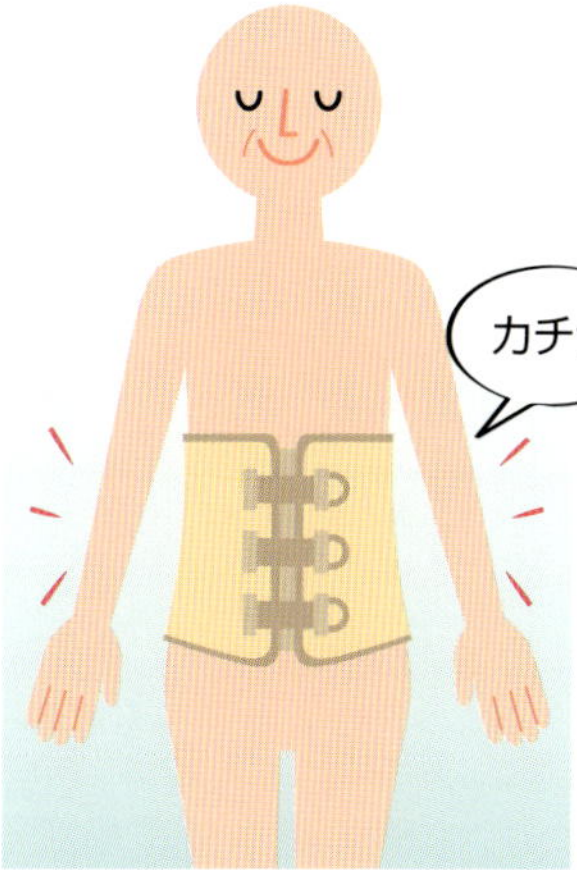

圧迫骨折や手術後の腰椎固定などに用いられる

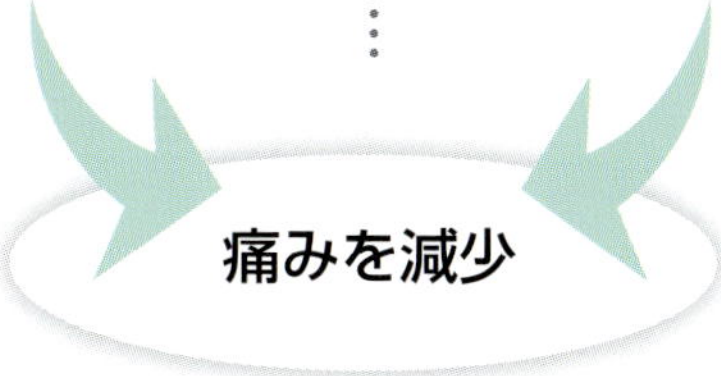
痛みを減少

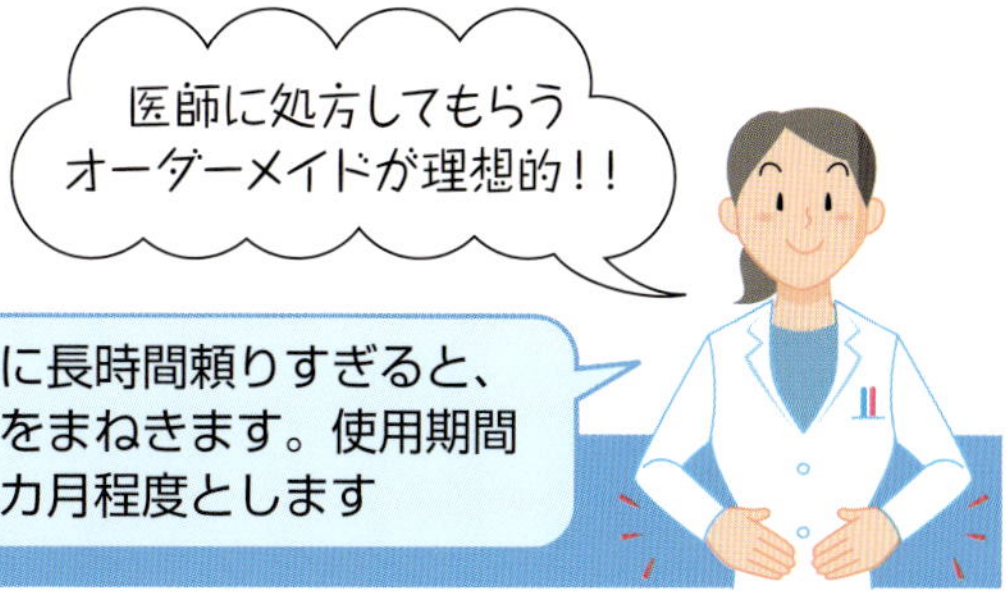
医師に処方してもらう
オーダーメイドが理想的!!

注意

コルセットに長時間頼りすぎると、筋力の低下をまねきます。使用期間の目安は1カ月程度とします

温熱、牽引などで機能回復をはかる「物理療法」

熱や光、電気、人の力など、物理的手段を用いて衰えた機能や体力を回復させたり、痛みを改善させたりする療法を「理学療法」といいます。なかでも、温熱や電気、牽引《けんいん》、マッサージなど、外部からの刺激によって患部の血行を改善し、筋肉や神経、靭帯の緊張をほぐす療法を「物理療法」といいます。

坐骨神経痛に対して行われる代表的な物理療法が「温熱療法」です。「ホットパック（温湿布）」や「赤外線」、「超短波」、「マイクロ波」などを使って患部を温めることで血行がよくなり、筋肉の緊張がほぐれるとともに、痛みなどの症状が和らぎます。

腰椎椎間板ヘルニアなどで腰痛があるときは、「牽引療法」が有効です。腰痛に対して行われる牽引療法は「骨盤牽引」といって、骨盤の位置にベルトをかけ、足の方向へ引っ張ることで腰椎の間隔を広げて、椎間板にかかる圧力を減らします。腰椎の緊張を和らげる効果もあり、痛みが軽減します。

「低周波電気刺激療法」は、ごく弱い電流を患部に流すことで痛みのもとになっている神経を刺激し、痛みを和らげる療法です。筋肉収縮作用もあり、血行改善にも効果があります。

坐骨神経痛の慢性的な痛みやしびれは、「マッサージ療法」で楽になることがあります。こわばった筋肉や靭帯をもみほぐすことで、血行が促され、痛みが和らぎます。整骨院やマッサージ店などのマッサージを試してみたいときは、主治医に相談してみましょう。ただし、治療としてマッサージを行うためには、あん摩マッサージ指圧師*という国家資格が必要です。資格を持っているかどうかを確認して施術を受けましょう。

これらの物理療法の効果には個人差があります。効果があれば積極的に行うべきですが、あまり効果がみられない場合や、かえって痛みが悪化するような場合は無理に行わず、中止するようにしましょう。

用語解説　あん摩マッサージ指圧師　患部に押す、もむ、こするなどの刺激を与えて症状改善を図る施術を、業として行うために必要な国家資格。

いろいろある坐骨神経痛の物理療法

物理療法の目的は「血行促進」と「神経、筋肉の緊張」をほぐすこと

温熱療法

血行改善と痛みを起こす物質の排出を促進

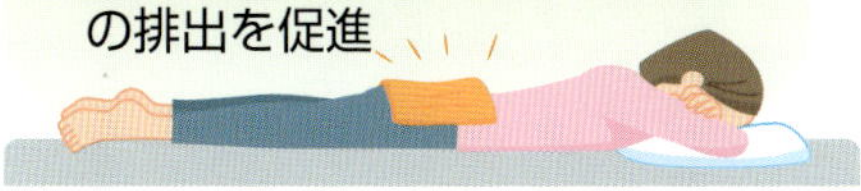

マッサージ療法

硬くなった筋肉や靭帯をマッサージすることで血行を促す

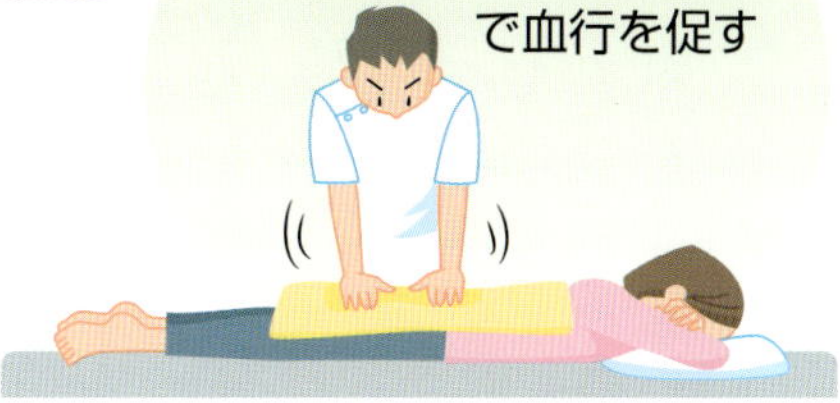

赤外線

赤外線で患部を温め、血行を促進。筋肉、靭帯の緊張を和らげる

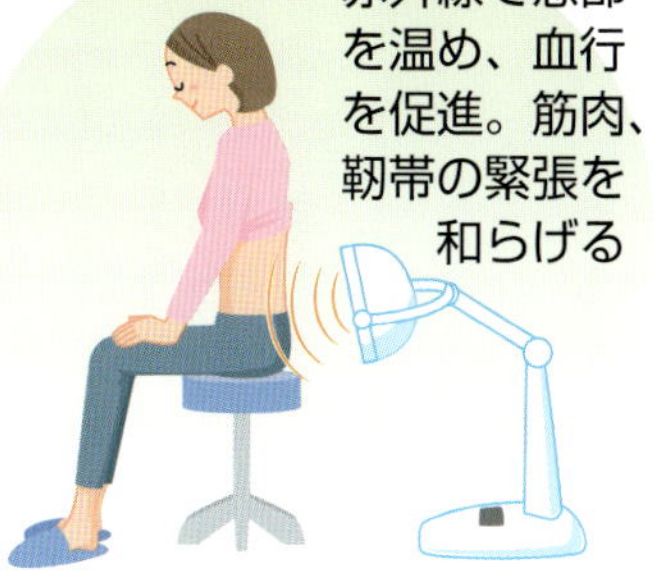

低周波電気刺激療法

痛みのもととなる神経を弱い電流で刺激。痛みを和らげる

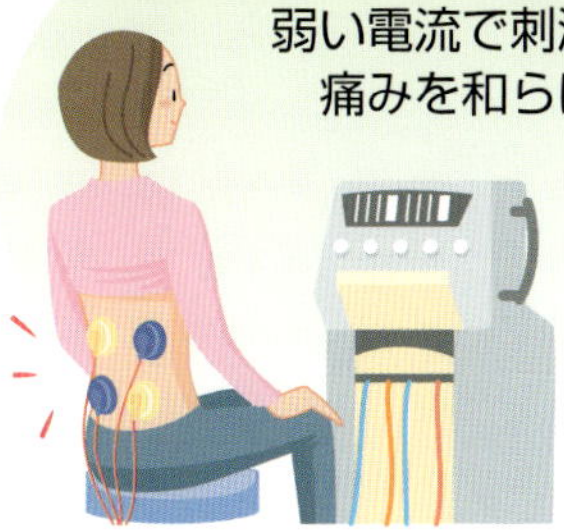

骨盤牽引

足の方へ引っ張ることで腰椎の間隔を広げ、椎間板にかかる圧力を減らす

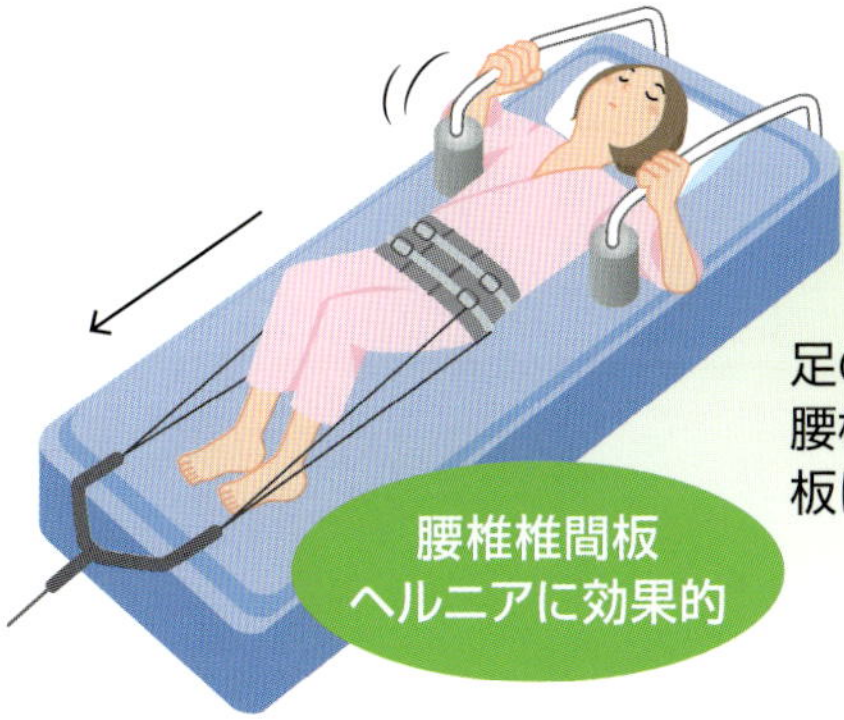

腰椎椎間板
ヘルニアに効果的

ストレッチや軽い体操を用いる「運動療法」

理学療法のなかでも、ストレッチや体操、ウォーキングなどの運動によって、筋肉や靭帯の緊張を和らげ、症状の改善や運動機能の回復を図る療法を「運動療法」といいます。

神経根の圧迫が続くと、その刺激で痛みを起こす物質や炎症を起こす物質が患部に出現します。腰痛や坐骨神経痛のある人は、痛みのために腰や背中、お尻などの筋肉がこわばり、血行も悪くなりがちです。そのため、痛みや炎症を起こす物質がたまりやすく、これが慢性的な痛みやしびれにつながると考えられます。そこで、運動療法には、筋肉のこわばりをほぐすことで血行を促進し、痛みや炎症を起こす物質の排出を促す効果が期待できます。さらに、適度に筋力を強化することによって、腰椎や仙椎を支える力もついてきます。

坐骨神経痛の運動療法のポイントは、腰に負担をかけるような腹筋トレーニングや激しい運動は避け、ストレッチや軽い体操を、少しずつでよいので毎日続けることです。痛みをともなわなければ、ウォーキングもよいでしょう。運動療法はすぐに効果の出るものではありませんが、自分に合った運動を毎日の習慣として、気長に行うことが大切です。

ただし、急性期など痛みの強い時期は、運動を行ってはいけません。ある程度痛みが落ち着いてから、軽いストレッチや腰痛体操から始めてみましょう。また、腰椎椎間板ヘルニアの人は上半身を前に倒すと、腰部脊柱管狭窄症の人は上半身を後ろに反らせると痛みが増します。痛みの出るストレッチや体操は行わないようにしてください。

運動療法は痛みをがまんして行うのではなく、心地よいと感じる範囲で体を動かすことが大切です。さらに、安全に、より効果的に行うためにも、自分に合った運動を医師や理学療法士*に処方してもらうとよいでしょう。

用語解説 理学療法士　国家試験により免許を受けて、医師の指示のもとに理学療法を行う専門職。

運動療法の効果と注意点

運動療法の効果

ウォーキングや腰痛体操、ストレッチなど軽めの運動を毎日根気よく気長にやろう！！

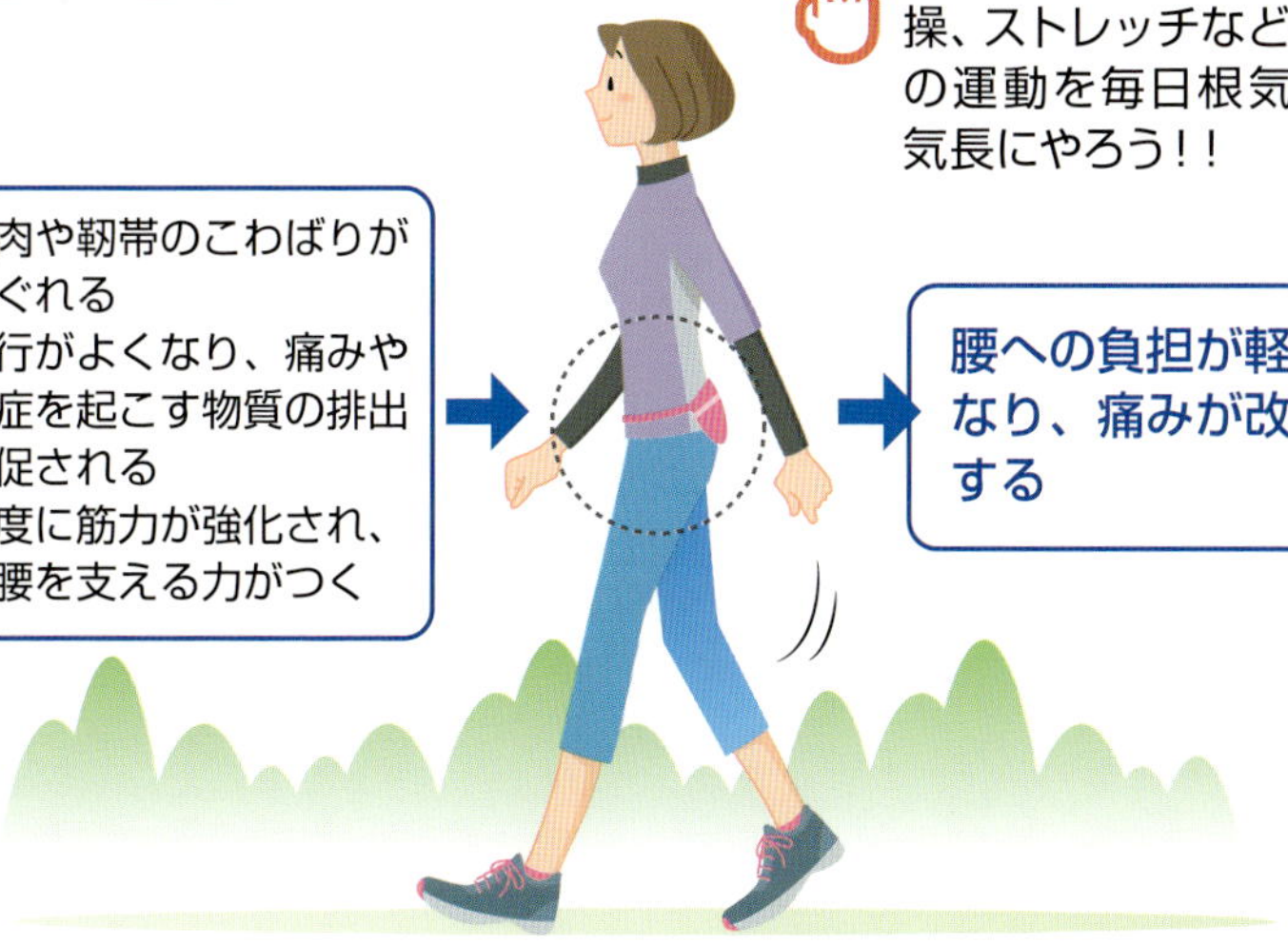

- 筋肉や靭帯のこわばりがほぐれる
- 血行がよくなり、痛みや炎症を起こす物質の排出が促される
- 適度に筋力が強化され、足腰を支える力がつく

→ **腰への負担が軽くなり、痛みが改善する**

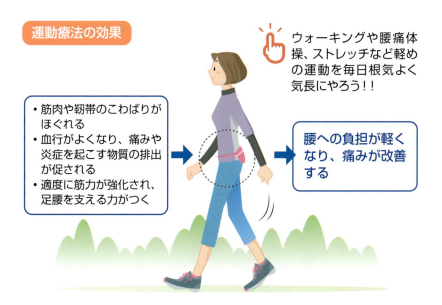

運動療法の注意点

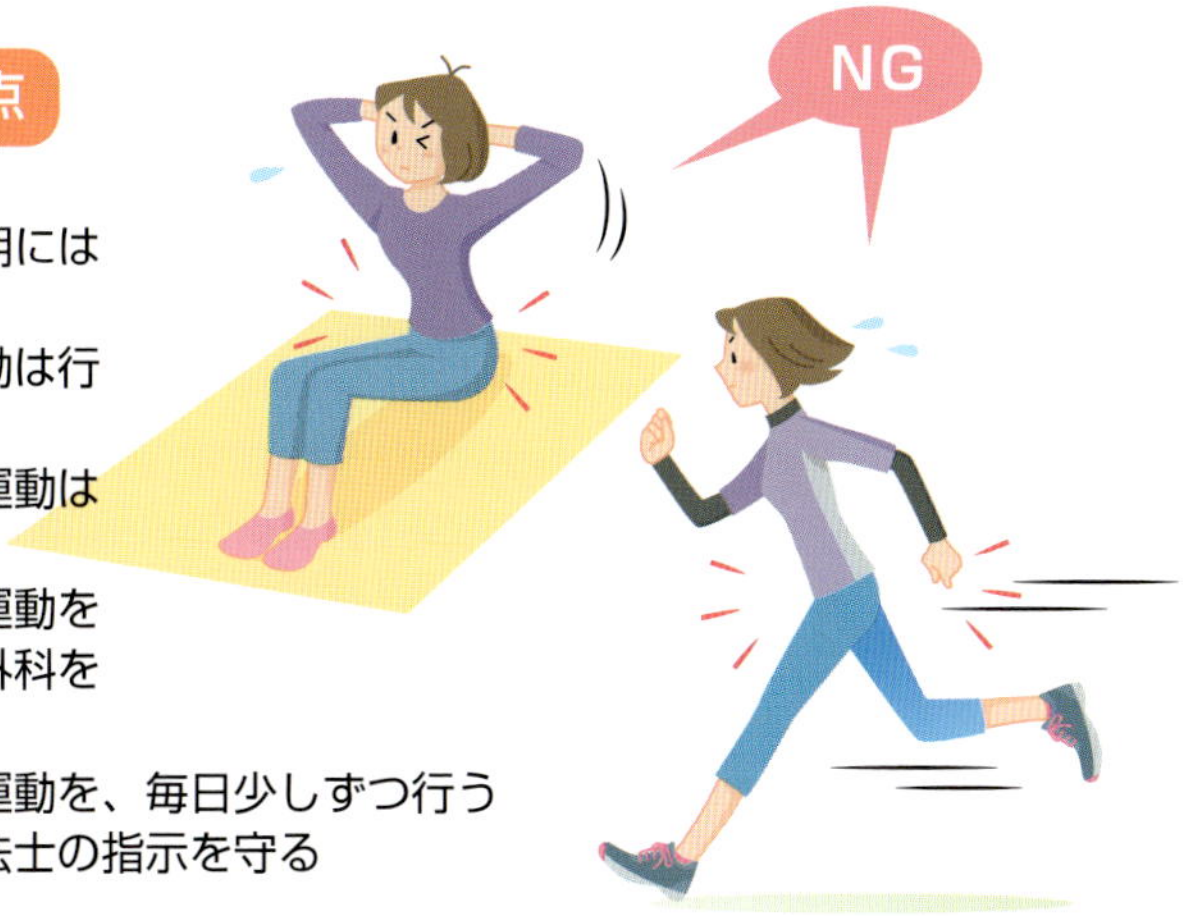

- 痛みの強い時期には行わない
- 痛みの出る運動は行わない
- 腹筋や激しい運動は行わない
- 痛みが出たら運動を中止し、整形外科を受診する
- 自分に合った運動を、毎日少しずつ行う
- 医師や理学療法士の指示を守る

薬で痛みを和らげる「薬物療法」

　坐骨神経痛の「薬物療法」の目的は、痛みをとり除くことにあります。そのため、最もよく処方されるのが「鎮痛薬」でしょう。なかでも代表的なのが「非ステロイド系消炎鎮痛薬*」です。痛みとともに炎症を抑える作用があり、比較的副作用も少ないとされています。坐骨神経痛では内服薬や坐薬のほか、貼付《ちょうふ》薬や塗り薬を併用することもあります。

　腰部脊柱管狭窄症の強い痛みには、血管拡張薬である「プロスタグランジンE_1製剤」の内服、あるいは点滴や注射がよく効きます。非ステロイド系消炎鎮痛薬を1週間服用しても症状が改善されない場合は、試してみるとよいでしょう。

　坐骨神経痛は、坐骨神経に沿って痛みが起こる神経痛の1つです。「神経障害性疼痛治療薬」である「プレガバリン（商品名：リリカ）」は神経性の痛みによく効くとされ、坐骨神経痛によく処方されています。

　痛みのためにこわばった筋肉を和らげる「筋弛緩《しかん》薬」も、坐骨神経痛によく用いられます。筋弛緩薬は、非ステロイド系消炎鎮痛薬と併用するとより効果的です。

　症状によっては「ビタミンB_{12}製剤」や、「抗うつ薬」に分類される薬が処方されることもあります。ビタミンB_{12}製剤には、傷ついた神経を修復し、安定させる作用があります。「デュロキセチン（商品名：サインバルタ）」は「ＳＮＲＩ」と呼ばれる抗うつ薬の1つで、精神症状の改善のほかに、慢性的な痛みの緩和にも効果があることがわかっています。

　以上の薬を組み合わせて使用しても、激しい痛みが3カ月以上続くような場合は、医療用麻薬成分が配合された「オピオイド系鎮痛薬*」を用いることもあります。坐骨神経痛に処方されるのは弱オピオイドである「トラマドール（商品名：トラマール、トラムセット配合錠）」で、麻薬とは異なります。

用語解説　非ステロイド系消炎鎮痛薬　副腎皮質ホルモン（ステロイド）に由来せず、抗炎症作用、鎮痛作用、解熱作用を持つ薬の総称。　オピオイド系鎮痛薬　脳や脊髄のオピオイド受容体に作用して痛みを抑える薬の総称。通常の鎮痛薬が効かない場合に処方される。

坐骨神経痛の薬物療法に用いられる薬

薬の種類	効果と特徴	主な副作用	商品名（一例）
非ステロイド系消炎鎮痛薬	痛みと炎症を抑える。種類が豊富なので、自分に合ったものを選ぶのがポイント	胃痛、吐き気、食欲不振、胃炎、胃潰瘍、下痢、肝障害、腎障害　など	ロキソニン、モービック、ボルタレン、セレコックス　など
筋弛緩薬	筋肉の緊張を和らげる。非ステロイド系消炎鎮痛薬と併用するとより効果的	発疹、眠気、ふらつき、吐き気、嘔吐、口の渇き　など 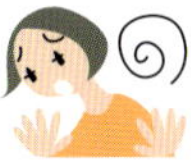	ミオナール、アロフト、テルネリン　など
神経障害性疼痛治療薬	神経性の強い痛みによく効く。痛みを起こす物質の放出を抑えることで鎮痛効果を発揮する	めまい、眠気、むくみ、体重増加　など	リリカ
プロスタグランジンE_1製剤	血管を広げて、神経の血流をよくする。腰部脊柱管狭窄症の約80%に処方されている	吐き気、下痢、ほてり、発疹、かゆみ、頭痛　など 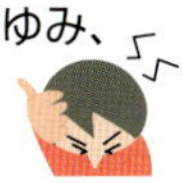	オパルモン、プロレナール　など
ビタミンB_{12}製剤	血液中の赤血球を増やすことで傷ついた神経を修復し、神経を安定させる	発疹、食欲不振、吐き気、下痢　など	メチコバール、メコバラミン　など
SNRI（抗うつ薬）	脳内物質のセロトニンとノルアドレナリンを増やす。うつ病以外にも、線維筋痛症や坐骨神経痛などにも用いられる	眠気、むかつき　など 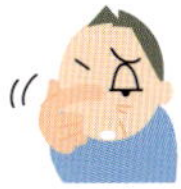	サインバルタ
弱オピオイド鎮痛薬	非常に強い鎮痛作用がある。通常の鎮痛薬が効かない場合に用いられる	吐き気、嘔吐、便秘、眠気、めまい　など	トラマール、トラムセット配合錠　など

神経に麻酔をかける「ブロック療法」

「ブロック療法」は、手術のときに行われる局所麻酔を応用した療法です。神経の周囲や神経そのものに局所麻酔薬を注入し、神経を麻痺させて痛みを取り除きます。症状によっては、炎症を抑えるステロイド薬を一緒に注入する場合もあります。ブロック療法は、整形外科やペインクリニック*の外来で行うことができます。

ブロック療法には、痛む部位（局所麻酔を注入する部位）によっていくつかの種類がありますが、腰椎椎間板ヘルニアや腰部脊柱管狭窄症の治療で行われるのは、「硬膜外ブロック」と「神経根ブロック」です。

硬膜外ブロックの対象となるのは、馬尾《ばび》や神経根の圧迫によって、下肢の痛みやしびれ、間欠跛行《かんけつはこう》などがある人です。硬膜外ブロックは、脊柱管のなかで馬尾を包んでいる硬膜の外側（硬膜外腔という）に、局所麻酔薬やステロイド薬を注入します。これによって、痛みを感じる感覚神経が遮断され、痛みが和らぎます。同時に交感神経や運動神経の緊張も緩和されるので、血行がよくなり、筋肉のこわばりも和らぎます。

一方、神経根ブロックは、痛みを起こしている神経根に直接、局所麻酔薬を注入します。神経に直接、針が触れるので、ビリッと電気が走るような痛みを感じますが、鎮痛効果は硬膜外ブロックよりも高く、硬膜外ブロックが効かなかった人にも有効です。神経根ブロックは、どの神経根が障害されているのかをしっかり確認する必要があるので、X線で患部を撮影しながら慎重に行われます。

ブロック療法は即効性があり、効果が長く持続する人もいます。また、くり返し行うことで、徐々に痛みが軽くなってくる人もいますが、痛みの原因を根本的に治す治療ではありません。あくまでも対症療法の1つであることを理解しておきましょう。

用語解説　ペインクリニック　痛み（ペイン）を取り除くことを専門とする診療所（クリニック）。さまざまな方法を組み合せて痛みの治療にあたる。

坐骨神経痛のブロック療法

局所麻酔で痛みをブロック。坐骨神経痛で使われるブロック療法には、おもに以下の2つの方法がある

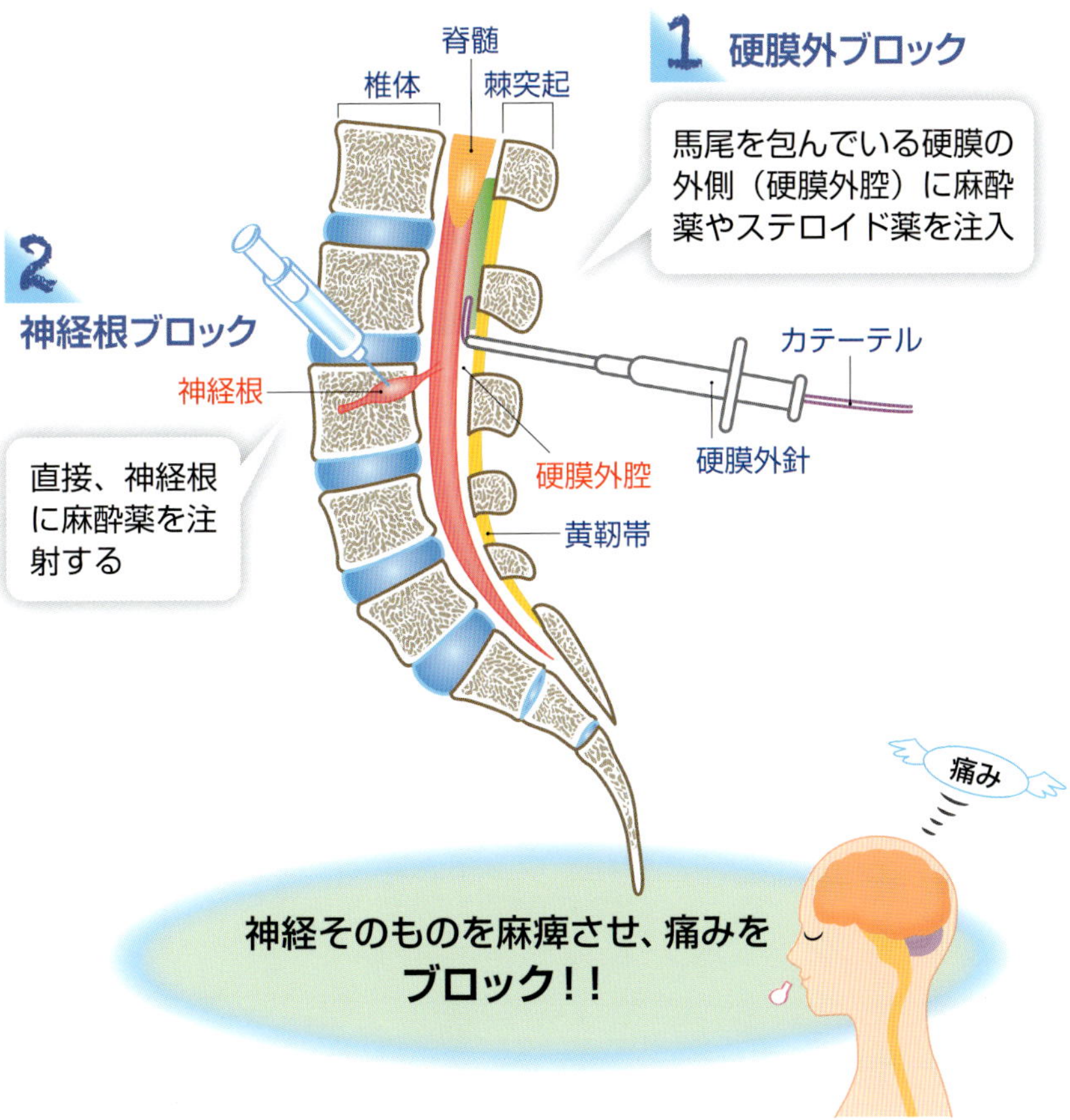

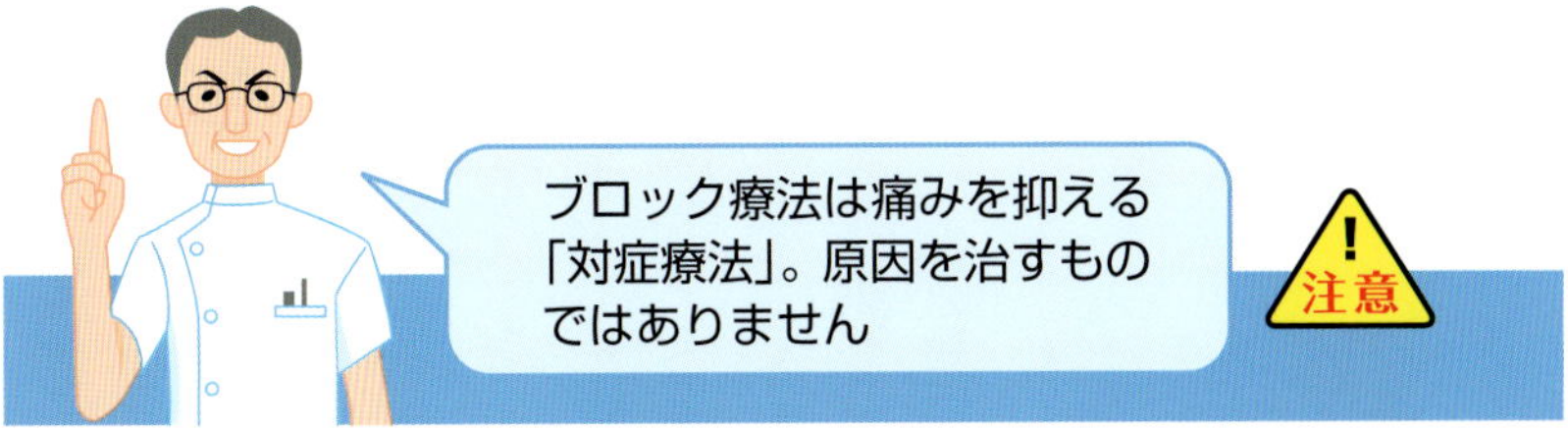

坐骨神経痛の「手術」

生活に支障が出たり症状が重い場合は、手術も選択肢に

ここからは、坐骨神経痛治療のもう1つの選択肢、「手術療法」について解説していきます。

坐骨神経痛の手術の目的は、神経の圧迫を解放し、痛みやしびれなどの症状を改善することにあります。坐骨神経痛で手術が検討されるのは、次のようなときです。

- 強い麻痺があるとき
- 排尿・排便障害があるとき
- 日常生活に不自由を感じるほどの歩行障害（間欠跛行）があるとき
- 強い筋力低下があるとき
- 3カ月ほど保存療法を行っても改善されない下肢痛があるとき
- 患者さん自身が手術を希望するとき

以上のような重い症状があり、画像所見で腰椎椎間板ヘルニアや腰部脊柱管狭窄症が明らかであれば、手術が検討されます。そして、患者さん自身の希望を聞きながら、医師は最終判断を下します。

ただ、強い麻痺や排尿・排便障害などの重い症状が現れてからでは、手術を受けても完全によくならないケースが多いものです。手術は神経が変性してしまう前に受けた方がよいという考えから、麻痺などが出る前の段階、たとえば歩行障害だけの時期に手術を受けた方が、よりよい結果が期待できるといえます。とくに神経根絞扼《こうやく》型ヘルニアなどの場合、保存療法を行っても症状が重くなることが多いので、早期に手術をすすめられることがあります。

それでは、実際はどんな手術が行われるのか、まずは腰椎椎間板ヘルニアの手術法からみていきましょう。

手術が検討される症状は？

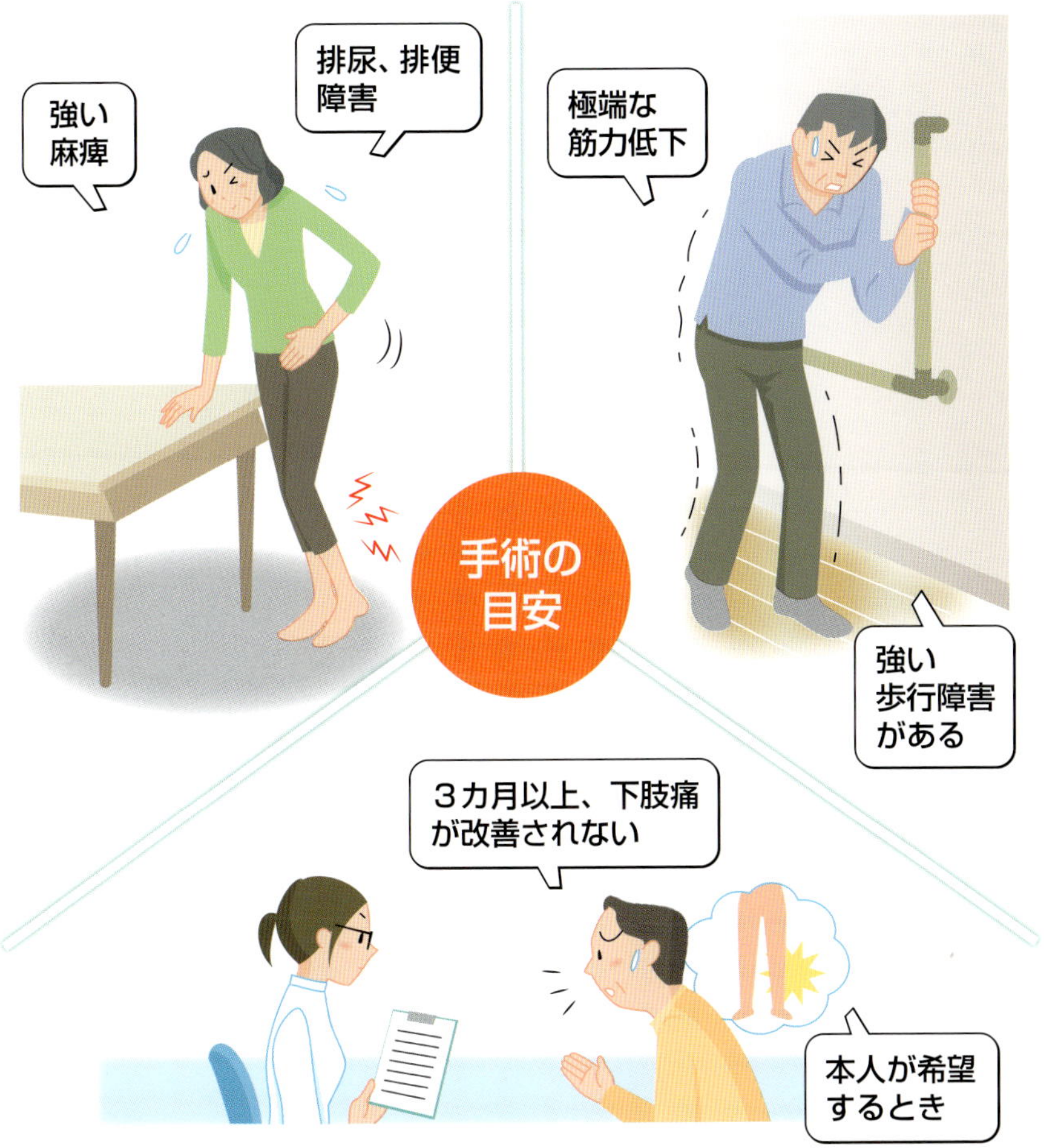

手術によって改善されやすい症状と、手術をしても改善されにくい症状がある。一般的に、歩行や姿勢によって強くなる痛みは改善されるが、安静時のしびれ感や高度な運動機能低下は治りにくいといわれている

腰椎椎間板ヘルニアの手術

最も標準的な椎間板切除術「ラブ法」

腰椎椎間板ヘルニアでは、おもに「椎間板切除術」といって、神経を圧迫しているヘルニア（飛び出した髄核）をとり除く手術が行われます。

腰椎が不安定になっている場合は、脊椎を安定させるための「脊椎固定術」（96頁）を同時に行うこともあります。

椎間板切除術にはいくつかの方法がありますが、なかでも最も基本的な術式として広く普及しているのが「ラブ（Love）法」です。「LOVE」とは、術式を開発した医師の名前です。

ラブ法は全身麻酔下で、患者さんはうつぶせの状態で行われます。まずは、ヘルニアが起こっている部分の皮膚を5～6cmほど切開し、椎弓の一部を切除して、鉗子《かんし》とよばれる手術用器具を入れる通り道をつくります。

患部を直接、目で確認しながら、神経根を避けて鉗子を奥へと進め、神経を圧迫しているヘルニア（髄核や線維輪）を切除します。

高度な椎間板変性やすべり症を合併している場合には、脊椎固定術が併用されることがあります。

最後に筋肉や皮膚を縫合して手術は終了となります。

ラブ法は、直接目で見て確認しながら手術を進められる安全・確実な方法です。また、特別な手術機器を必要としないため、どこの医療機関でもほぼ同水準の治療を受けることができます。

一方で、切開範囲や侵襲《しんしゅう》される組織の範囲がやや広く、術直後の創痛（切開部分の痛み）は、後述する内視鏡を用いる方法より強い傾向があります。

最も広く普及している「ラブ法」

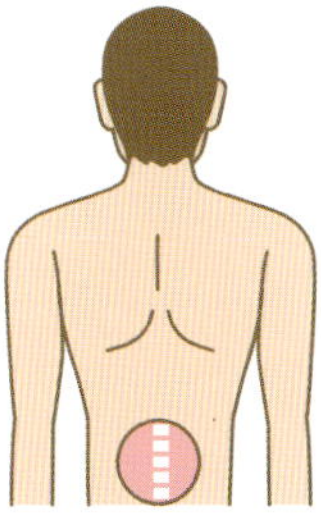

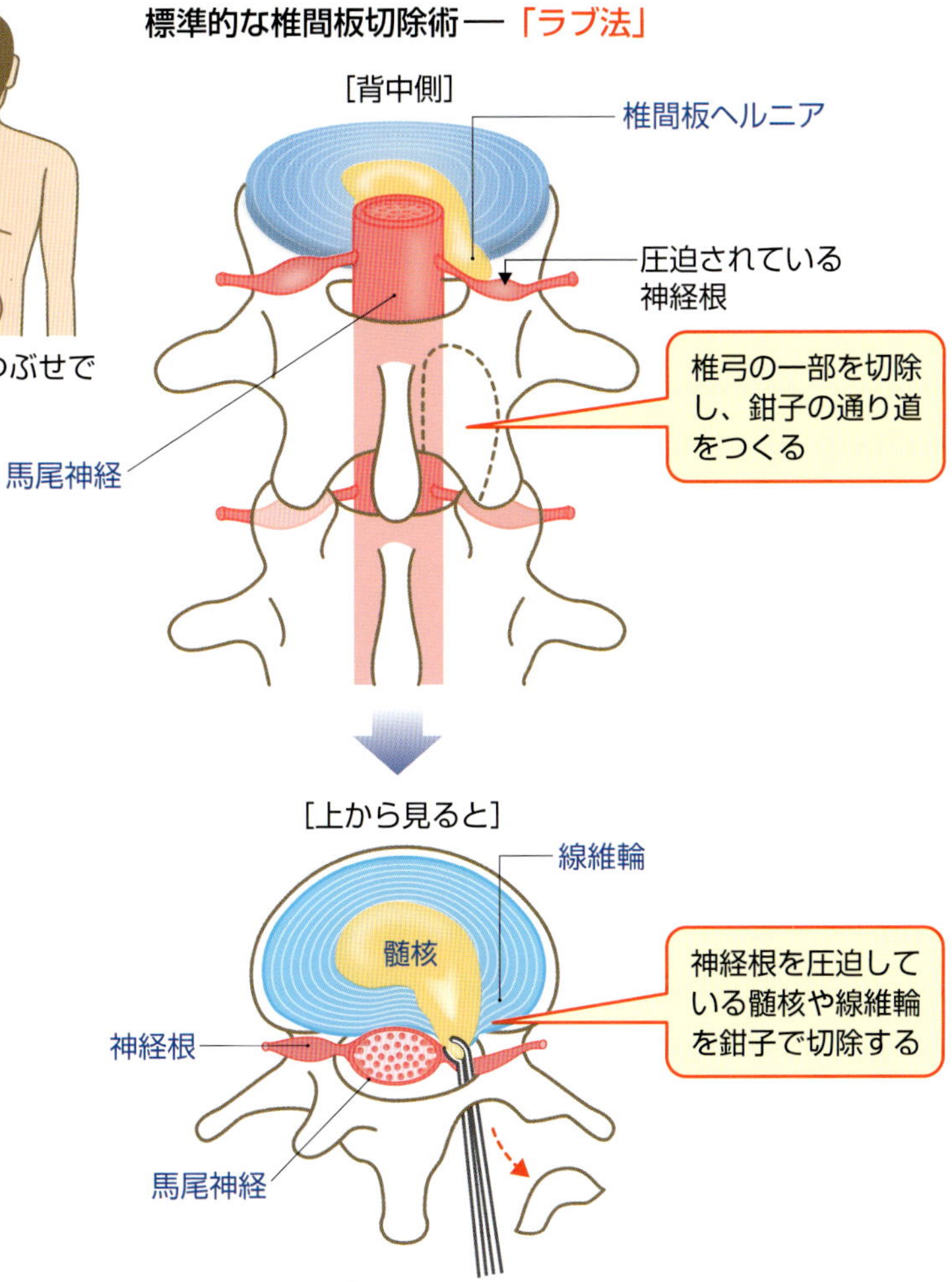

ラブ法のメリットとデメリット

メリット	・目視で確認できるため、安全で確実 ・どの医療機関でもほぼ同水準の手術が期待できる
デメリット	・手術創は5㎝程度と内視鏡法より大きい ・術後1週間までの創痛は、内視鏡法よりやや強い

顕微鏡や内視鏡を用いた椎間板ヘルニア切除術

椎間板切除術には、顕微鏡や内視鏡を用いる方法もあります。ラブ法にくらべて切開範囲が小さくてすむため、体への負担も少なくなります。

顕微鏡を用いる「顕微鏡下椎間板ヘルニア切除術（MD）」は、ラブ法とほぼ同じ手順で、患部を顕微鏡で拡大しながら行われます。まずは全身麻酔をして、腰部の皮膚を切開しますが、このときの傷はラブ法よりも少し小さく、3～4㎝くらいになります。顕微鏡下手術のメリットは、視野が数倍～20倍程度に拡大することにあります。明るく鮮明な視野のもと、より正確な手術ができます。傷口が小さい分、術後の痛みが少なくなることも期待できます。

一方、内視鏡を用いる「内視鏡下椎間板ヘルニア切除術（MED）」は、さらに体への負担の少ない手術法です。全身麻酔下で行われますが、切開する範囲は1～2㎝ほどですみます。まずはX線撮影をしながら、ここから直径16㎜ほどの金属の円筒（ダイレーター）を挿入・設置します。その円筒をガイドに内視鏡や鉗子を挿入し、モニターを見ながらヘルニアの切除を行います。内視鏡下手術のメリットは、顕微鏡下手術と同様に視野が拡大されることと、顕微鏡下手術よりもさらに傷口が小さくてすむことです。術後の痛みも少なく、最も体への負担の少ない手術といえます。

顕微鏡下手術や内視鏡下手術は、視野は拡大されますが、目で確認できる範囲が狭くなるため、執刀する医師には高度な技量が求められます。また、特別な設備も必要になるため、手術を受けられる病院が限られるというのもデメリットの1つです。

ここまで紹介してきたラブ法、顕微鏡下手術、内視鏡下手術は、手術自体の効果はほぼ同じとされています。どの術式で手術を行うかは、各術式の適応にもよりますが、執刀する医師が最も得意とする方法で行ってもらうことが大切といえます。

傷口が小さくてすむヘルニア切除術

顕微鏡下椎間板ヘルニア切除術

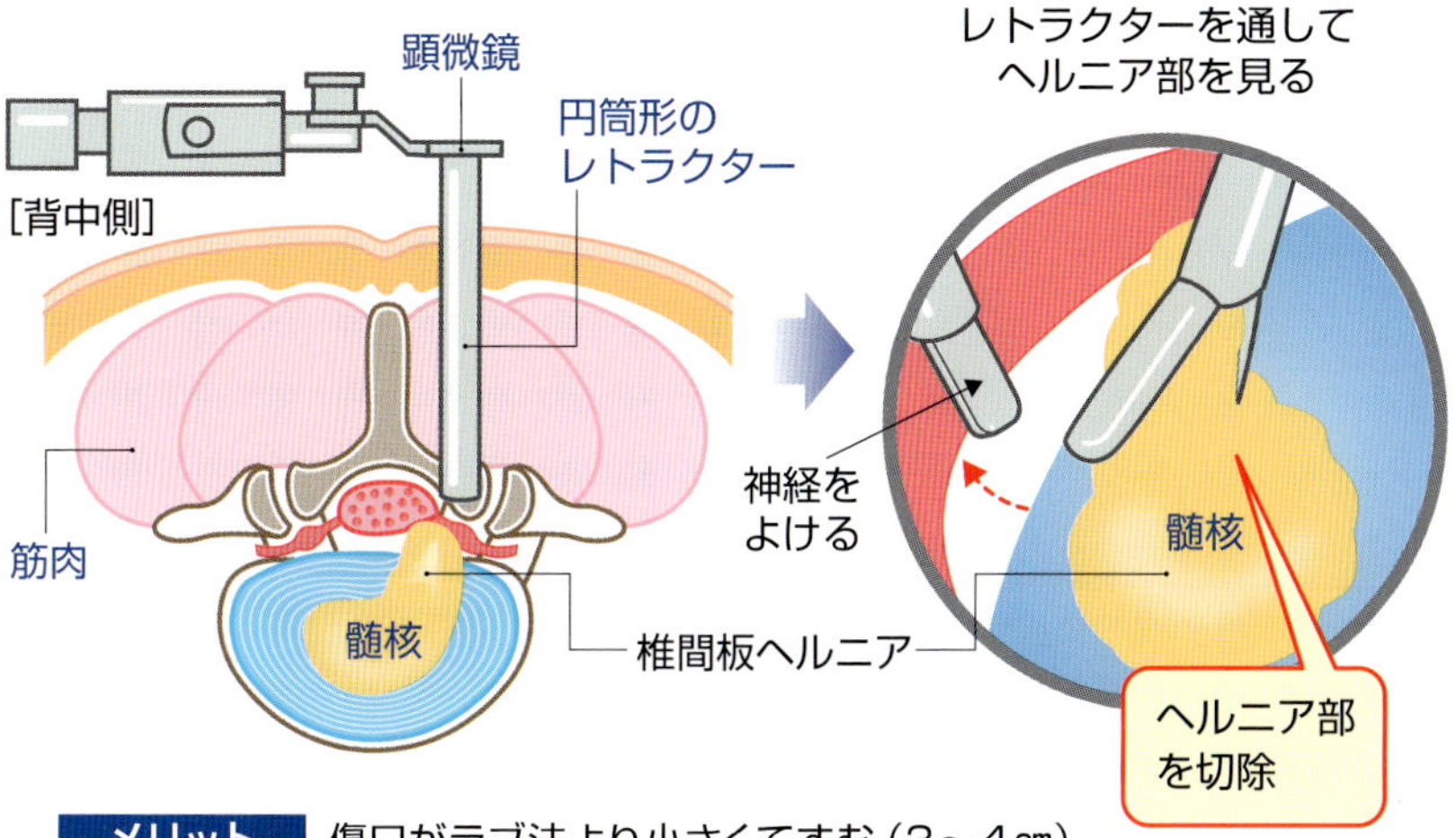
顕微鏡
円筒形の
レトラクター
[背中側]
筋肉
髄核
椎間板ヘルニア
レトラクターを通して
ヘルニア部を見る
神経を
よける
髄核
ヘルニア部
を切除

メリット 傷口がラブ法より小さくてすむ（3～4㎝）

デメリット 手術を受けられる病院が限られる

内視鏡下椎間板ヘルニア切除術

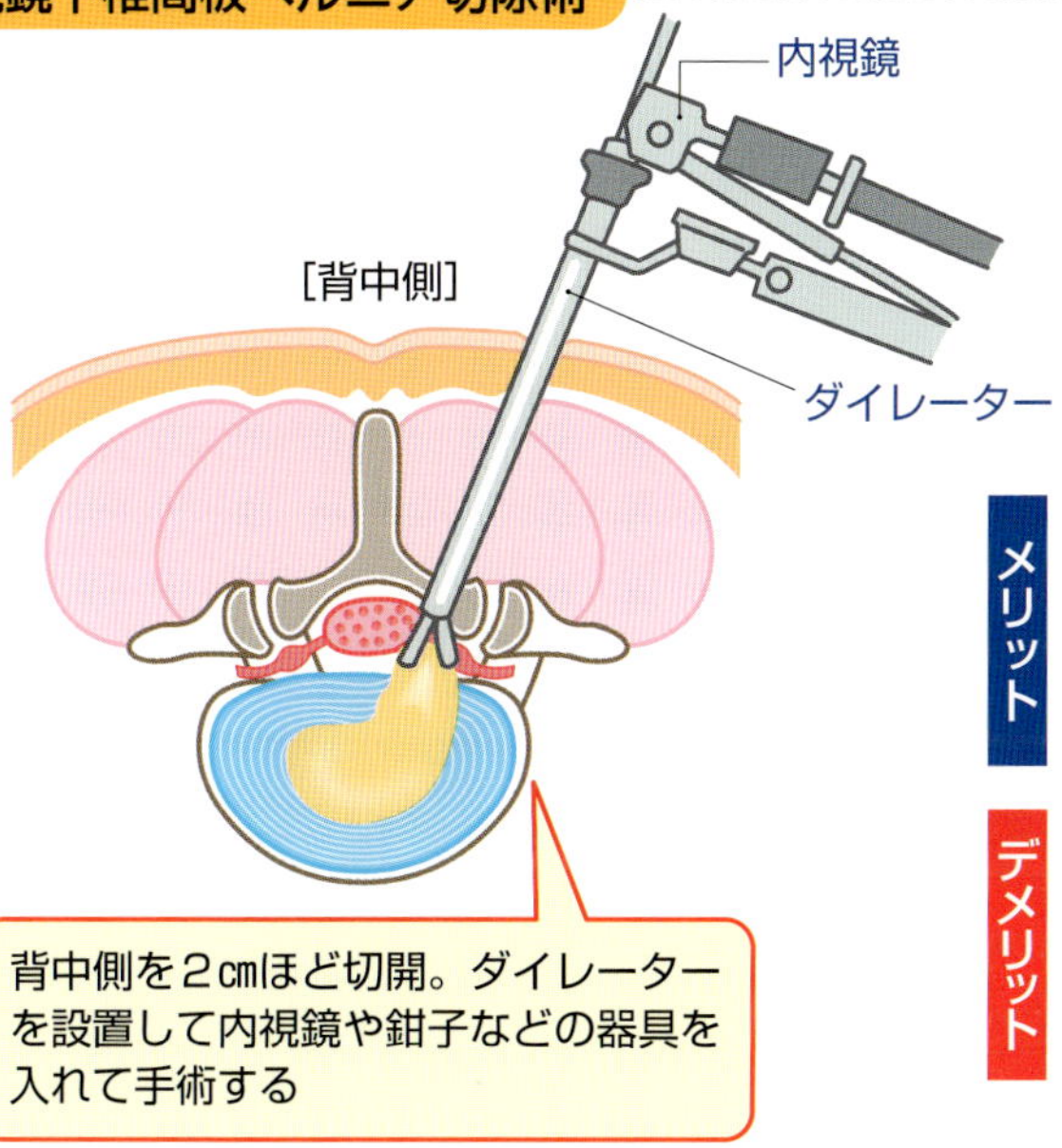
内視鏡
[背中側]
ダイレーター
背中側を2㎝ほど切開。ダイレーターを設置して内視鏡や鉗子などの器具を入れて手術する

メリット 傷口は2㎝と、小さくてすむ。痛みが少なく、体への負担が最も少ない

デメリット 手術を受けられる病院が限られる

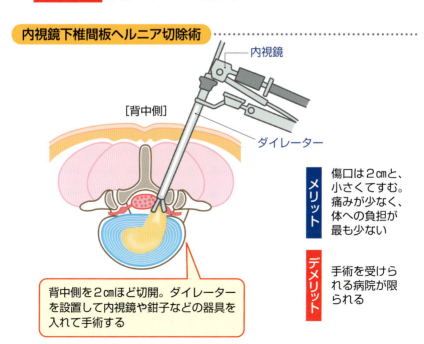

「経皮的髄核摘出術」と「経皮的レーザー椎間板減圧術」

腰椎椎間板ヘルニアの手術療法には、これまでに紹介した椎間板切除術以外にも、「経皮的髄核摘出術（PN）」や「経皮的レーザー椎間板減圧術（PLDD）」などがあります。ちなみに「経皮的」とは、「皮膚を大きく切開しない」という意味です。これらの手術では、ヘルニアそのものをとり除くのではなく、椎間板の内圧を下げるという間接的な方法で神経への圧迫を減らし、症状を改善させます。

経皮的髄核摘出術（PN）は、局所麻酔で行われます。X線撮影をしながら腰部に4㎜程度の管を刺し、この管をガイドに鉗子を挿入して、髄核の一部を吸引します。こうすることで椎間板の内圧が下がり、症状が軽くなります。

また最近は、PN法に内視鏡を加えた「経皮的内視鏡下椎間板摘出術（PELD）」という新しい手術も行われています。PN法ではX線透視だけで病巣部にアプローチしますが、PELDでは内視鏡下でヘルニアを直接観察しながら手術を行います。

これらの手術は、全身麻酔をかけないので、術後の合併症が少なく、また傷口が非常に小さいため、入院日数も短くてすみます。ただ、椎間板の内圧が低下するので、他の椎間板に力がかかり、ぎっくり腰になりやすいことがありますが、術後の一定期間、コルセットを装着することで予防できます。

経皮的レーザー椎間板減圧術は、考え方は経皮的髄核摘出術と同じですが、この方法では鉗子の代わりにレーザー光線を発するレーザーファイバーを挿入し、髄核にレーザー光線を照射します。これによって、髄核の水分が蒸発して小さくなるため、椎間板の内圧が減り、症状が改善されます。ただし、効果が不確実であること、高度の椎間板変性を来すことがあるなどのデメリットもあります。また、この手術には保険が適用されないので、手術は実費（30万円程度）となります。

椎間板の内圧を下げて、症状を改善する手術

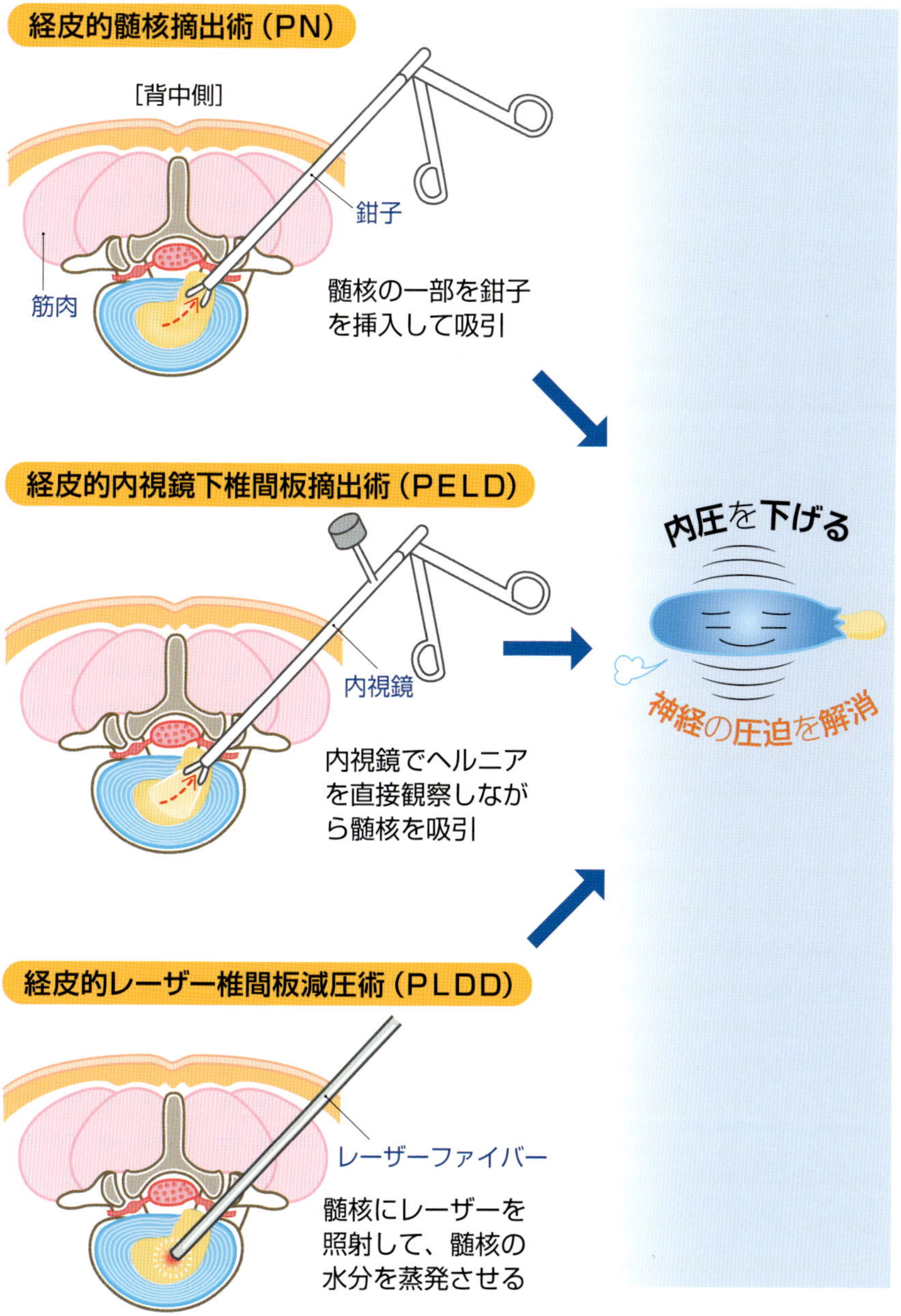

腰部脊柱管狭窄症の手術

神経除圧術

腰部脊柱管狭窄症で行われる手術は、おもに「神経除圧術」です。椎弓の一部を切除するため、「椎弓切除術」とよばれています。切除する範囲をより小さく抑える手術は、「部分椎弓切除術」といいます。いずれも神経を圧迫している椎弓の一部を切除することで圧迫が解放され、痛みやしびれ、間欠跛行、排尿障害などといった症状が改善されます。

椎弓切除術は、狭窄が高度であったり、複数の部位に起こっている場合に行われる手術法です。全身麻酔をしたうえで、患部の皮膚を6～10㎝ほど切開し、馬尾や神経根を圧迫している椎弓や椎間関節、靭帯を、それぞれ狭窄を起こしている椎骨ごとに切除します。椎弓は椎骨の後ろ側の部分ですから、脊柱管の後方（背中側）の壁をとり払って、圧迫された神経を解放するとイメージしていただければよいでしょう。

椎弓切除術を行ったあと、腰椎椎間板ヘルニアを合併している場合は、飛び出したヘルニアもここで切除します。

狭窄の範囲が限局されている場合は、「部分椎弓切除術」といって、椎弓の一部を切除して、ここから神経を圧迫している骨や靭帯を最小限の範囲で切除します。椎弓に窓のような小さな孔を開けることから、「開窓術《かいそうじゅつ》」ともよばれています。

開窓術には、顕微鏡を用いる「顕微鏡下椎弓切除術」や、内視鏡を用いる「内視鏡下椎弓切除術」もあり、いずれも傷が小さくてすむため体への負担が軽くなります。ただし、圧迫されている部分を十分に切除しないと除圧不足となり症状が残ることがあるため、執刀医には熟練した技術が求められます。

椎弓を切除して圧迫をとる神経除圧術

椎弓切除術

脊柱管の狭窄が高度であったり複数の部位に起こっている場合に行われる

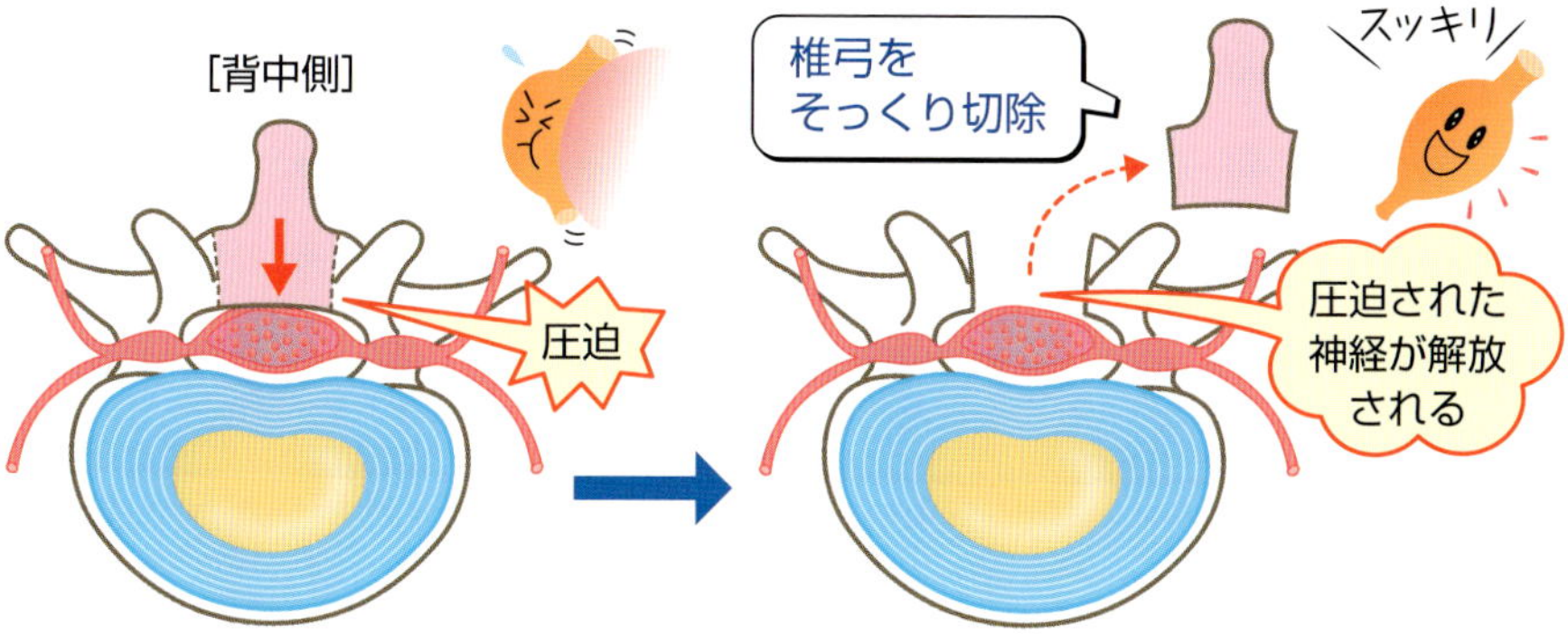
[背中側]
圧迫
椎弓を
そっくり切除
スッキリ
圧迫された
神経が解放
される

部分椎弓切除術（開窓術）

神経を圧迫している椎弓の一部分だけを切除

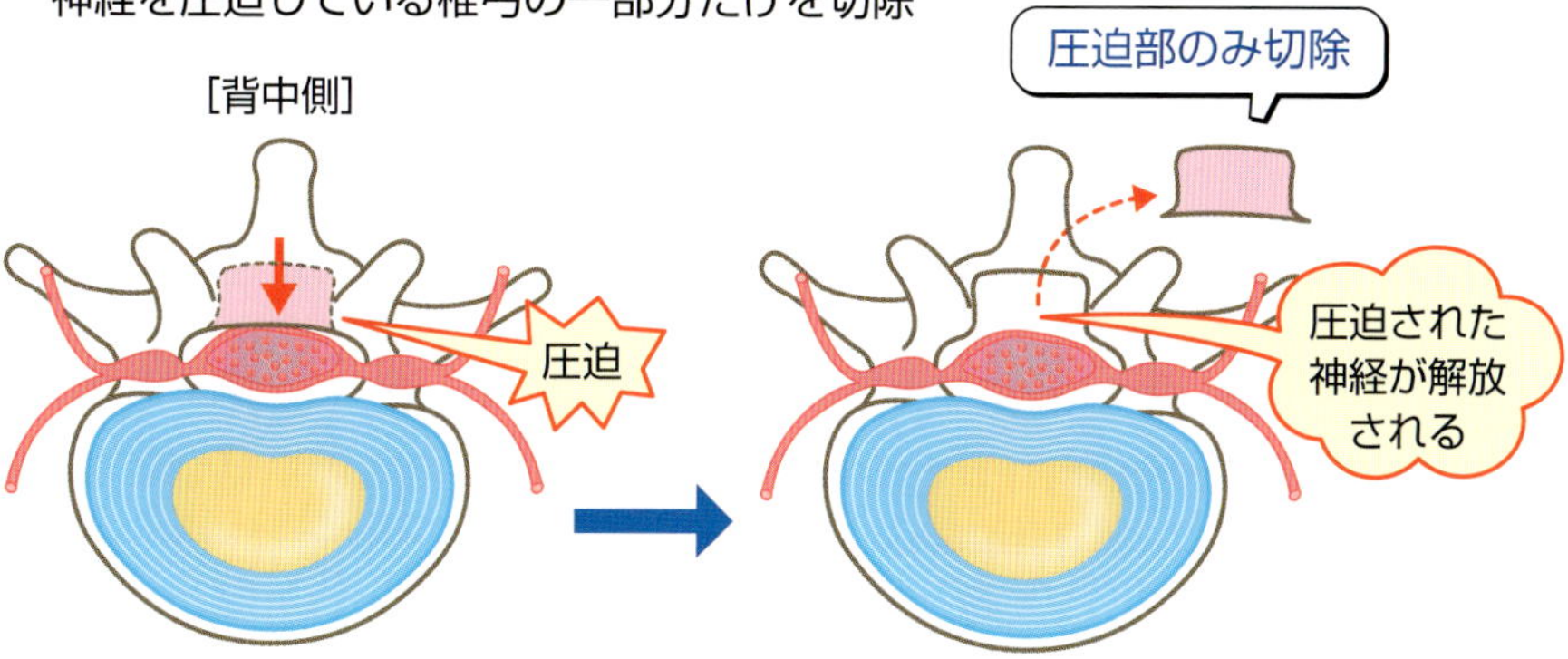
圧迫部のみ切除
[背中側]
圧迫
圧迫された
神経が解放
される

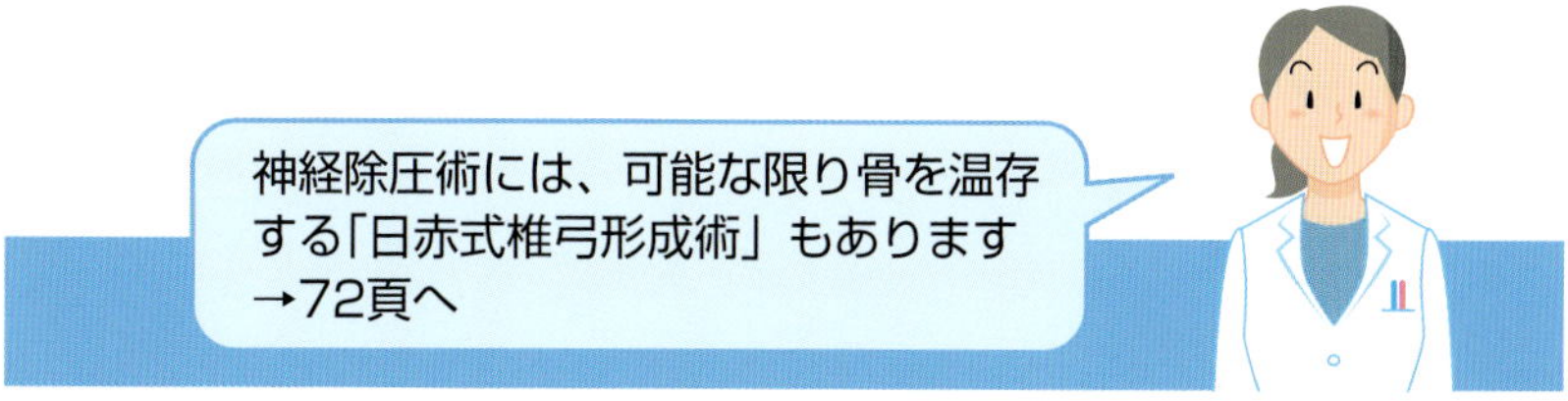
神経除圧術には、可能な限り骨を温存
する「日赤式椎弓形成術」もあります
→72頁へ

脊椎固定術

腰部脊柱管狭窄症の人のなかには、腰椎すべり症を併発している人もいます。腰椎すべり症とは、椎骨が前方や後方、側方にすべり出した状態をいい、加齢による腰椎変性すべり症と、激しい運動などが原因で起こる腰椎分離すべり症があります。いずれも腰椎が不安定になり、ずれた椎骨によって神経根が圧迫されるため、神経除圧術を行っただけでは十分に圧迫をとり除くことができません。

そこで、椎弓切除術または部分椎弓切除術と同時に行われる手術が、不安定な腰椎を固定する「脊椎固定術」です。椎弓を切除したあと、不安定になっている部分に切除した骨や人工の骨を移植し、チタン製のロッドとスクリューを使って腰椎を正しい位置に固定するのです。腰椎を固定しても、異常のない部分が動きを補うため、体の曲げ伸ばしは支障なく行うことができます。脊椎固定術は、腰部脊柱管狭窄症だけでなく、腰椎椎間板ヘルニアで椎間板切除を行ったあとに腰椎が不安定になったときや、腰椎椎間板ヘルニアに腰椎すべり症を併発している場合のほか、背骨が変形している場合にも行われます。

脊椎固定術には、背中を切開して、背骨の後ろ側から患部にアプローチする「脊椎後方固定術」と、わき腹を切開して、背骨の側方から患部にアプローチする「脊椎側方固定術」（98頁）があります。このうち、脊椎後方固定術は従来からある手術法で、「後側方固定術（PLF）」と「後方進入腰椎椎間板固定術（PLIF）」の2つがあります。

PLFでは、切除した骨を椎骨の後ろ側に移植し、上下の椎骨どうしをしっかりくっつけて、ロッドやスクリューで固定します。一方、PLIFでは、つぶれた椎間板をとり除き、代わりに椎体と椎体の間に移植用の骨とスペーサーという人工材料を入れます。そしてPLFと同様にロッドやスクリューで固定します。

不安定になった腰椎を「固定」する脊椎固定術

腰部脊柱管狭窄症にすべり症を併発した腰椎を安定させるために行われる手術。その他、椎間板切除術で不安定になっている場合や、椎間板ヘルニアにすべり症が併発している場合にもこの手術が行われる

後側方固定術（PLF）の例

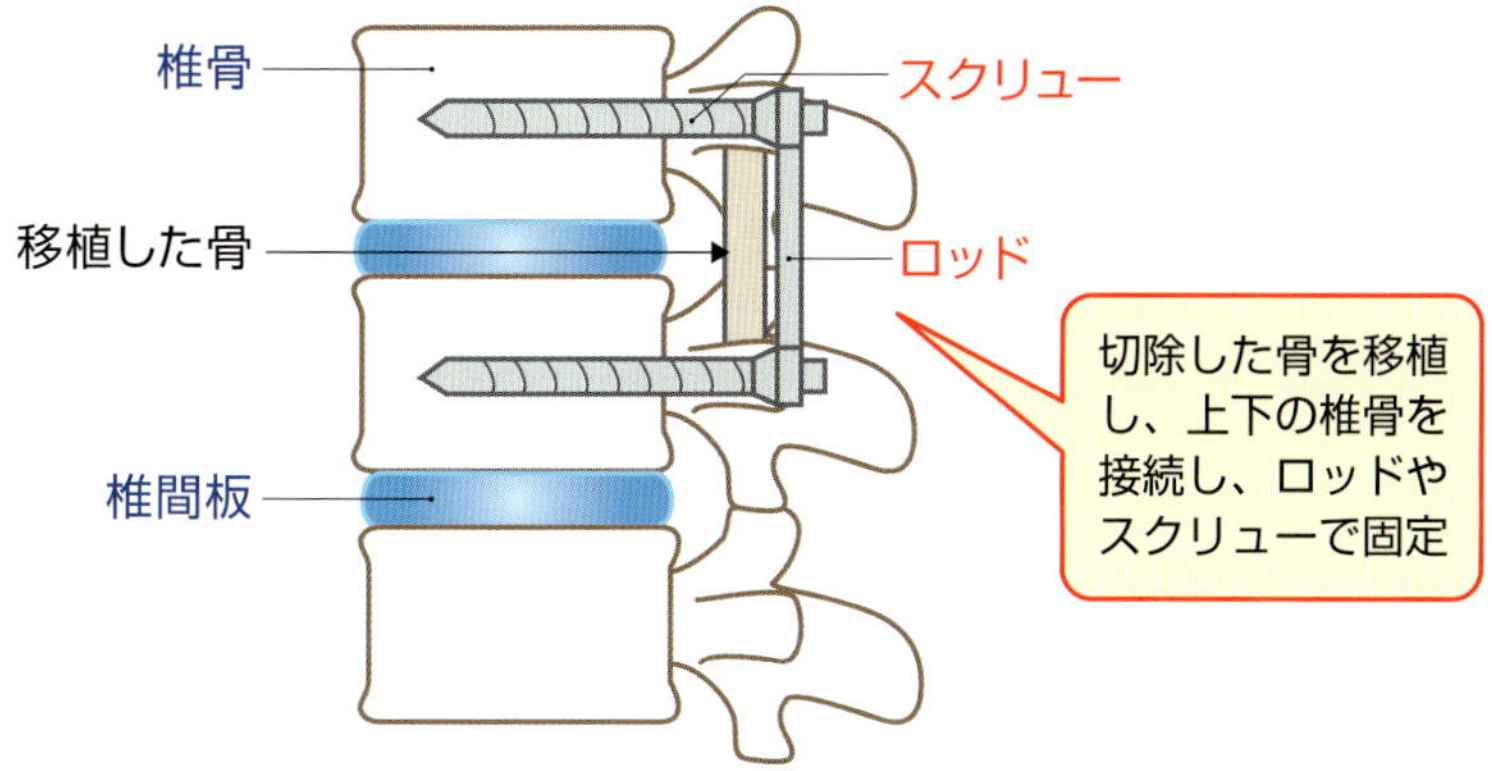

後方進入腰椎椎間板固定術（PLIF）の例

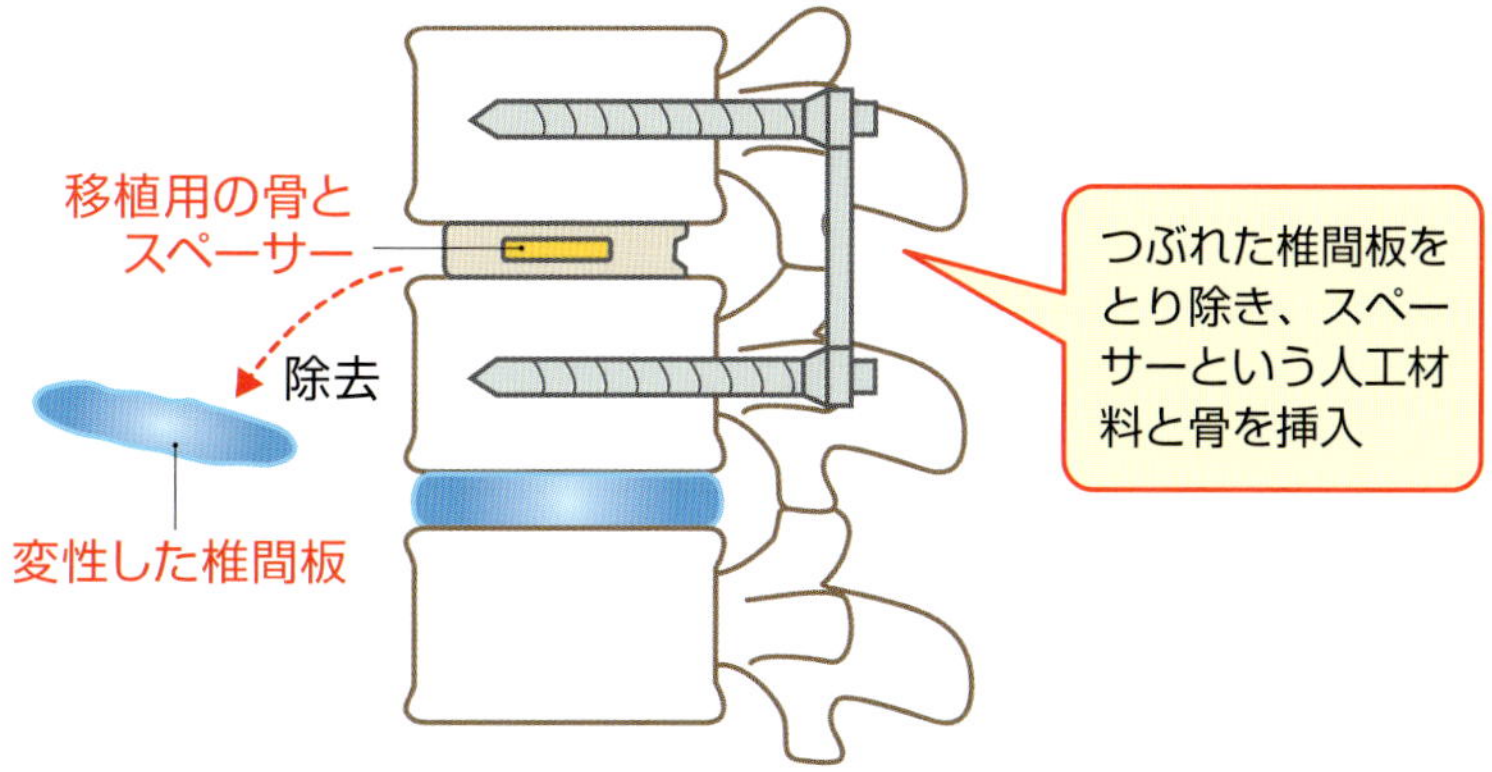

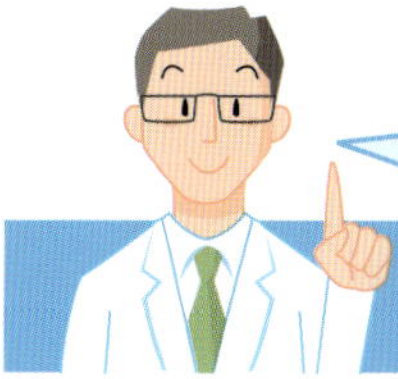

脊椎を安定させる手術法には、チタン製のロッドとポリエチレン樹脂のヒモを使って脊椎の動きを制御する「日赤式脊椎制動術」もあります。→144頁へ

最新の脊椎固定術「XLIF」

腹部の前方からアプローチする「脊椎前方固定術」も、古くから行われていますが、わき腹を切開して、背骨の側方から患部にアプローチする「脊椎側方固定術」は新しい手術法です。なかでも「XLIF（エックスリフ）」は、体への負担をより少なくした最新の手術法です。

XLIFでは、わき腹を小さく切開して、腸、腎臓、大腰筋などを避けながら手術用器具を腰椎に到達させます。つぶれた椎間板をとり除き、代わりに人工骨を設置することで椎骨を矯正し、神経の圧迫をゆるめます。

この手術は、わき腹からアプローチすることで、脊椎の一部や靭帯を削らずに手術を行えるので、背骨の強度を低下させたり、脊柱管を通る神経を傷つけたりする心配がありません。

また、椎間板を安全かつ広範囲に除去できるため、従来よりも大きなサイズの人工骨を入れることができます。これによって、上下の椎骨の椎間が十分に広がり、背骨がずれたり、傾いたりすることなく、十分な矯正・除圧効果が得られるのです。

XLIFのデメリットは、大腰筋の中にある運動神経や感覚神経を傷つけるおそれがあることです。手術中は専用のモニタリング装置でチェックしているので、運動神経の損傷は最小限に抑えられますが、感覚神経を損傷した場合は、太ももの感覚異常が回復するのに数カ月かかることもあります。

また、大血管損傷や腸管損傷といった重篤な合併症のリスクもあります。

なお、XLIFは所定の研修を受けた医師でないと行うことができません。そのため、現在は限られた医療機関でのみ実施されていますが、今後はさらに普及していくでしょう。

次項からは、術後のリハビリテーションや生活のしかたを見ていきましょう。

進化する手術法 ―「ＸＬＩＦ」

脊椎側方固定術「ＸＬＩＦ」

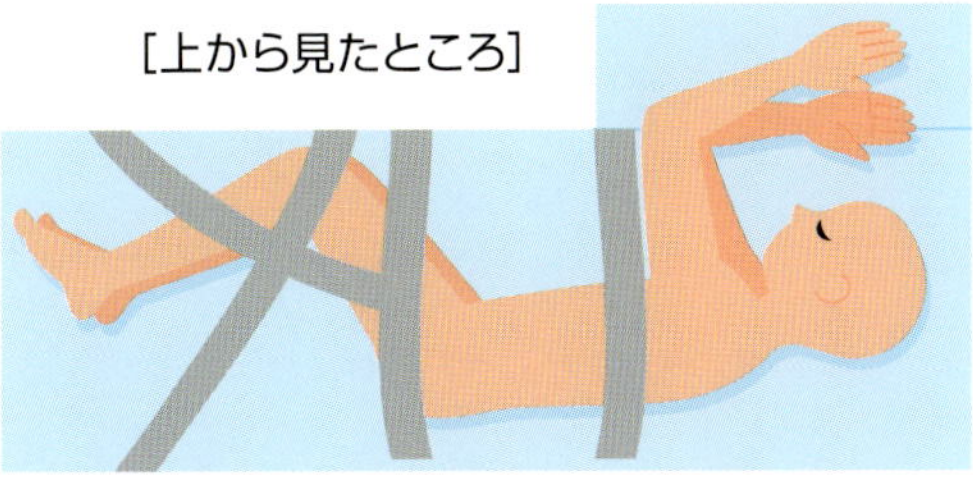
[上から見たところ]

全身麻酔をしてわき腹を３～４㎝切開する。
筒状の器具を入れて手術を行う

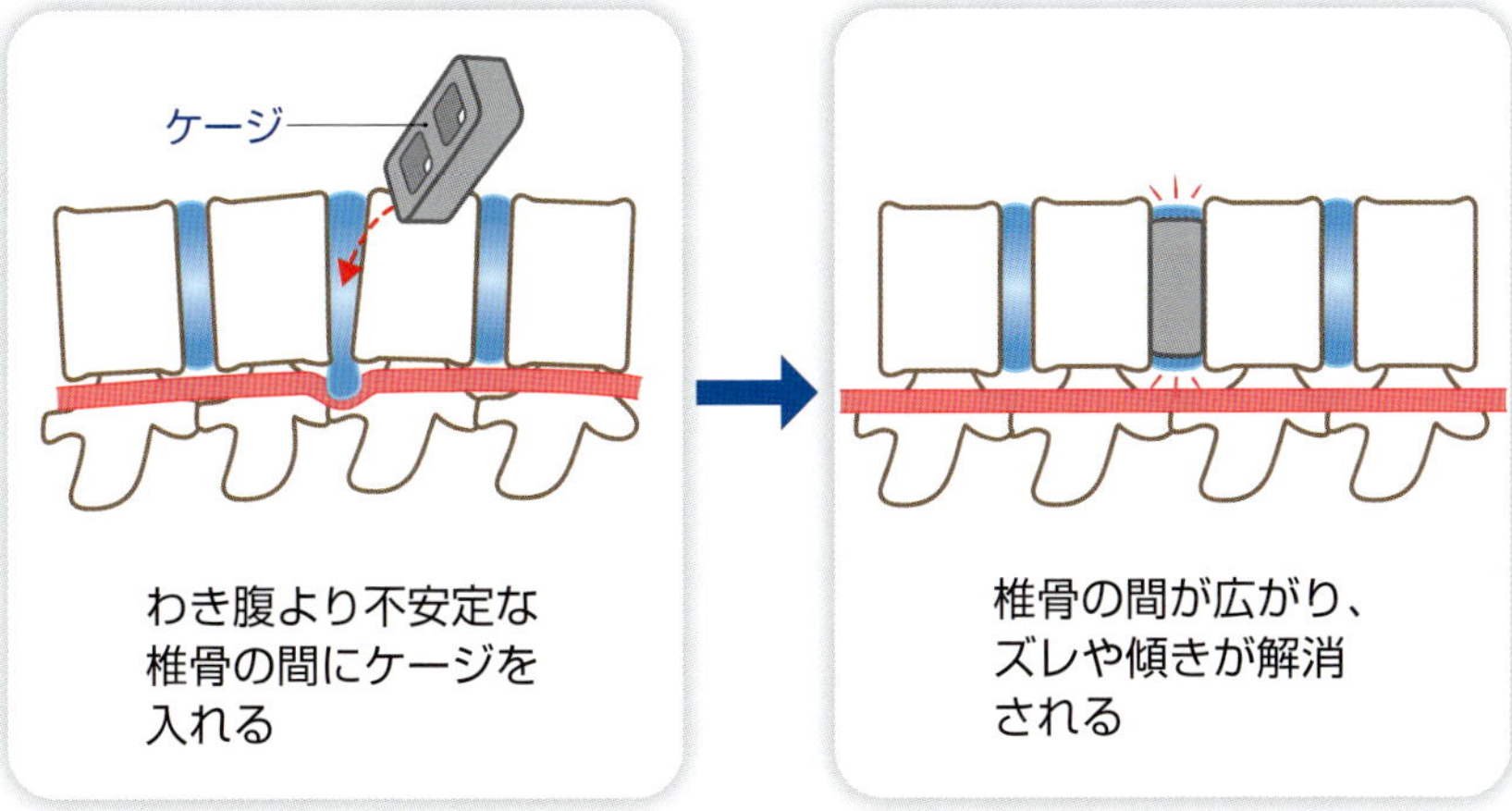
ケージ
わき腹より不安定な
椎骨の間にケージを
入れる
椎骨の間が広がり、
ズレや傾きが解消
される

わき腹から手術が行われるため、椎骨の一部や靭帯を
除去しなくて手術を行うことが可能となる

「ＸＬＩＦ」は、健康保険が
適用されます

入院中のリハビリテーション

リハビリは手術の翌日からスタート

近年、術後のベッド上での安静期間はどんどん短くなる傾向にあります。回復を促すためには、なるべく早く体を動かした方がよいということです。

そこで、腰椎椎間板ヘルニアや腰部脊柱管狭窄症の手術を行ったあとは、患部の動きや低下した筋力を回復させるための「リハビリテーション」（以下、リハビリ）を積極的に行います。リハビリとは、症状の改善や機能回復のために行う運動療法や物理療法、作業療法などのことをいい、多くは手術の翌日からスタートします。

手術の翌日は、ベッドの上でできるリハビリから始めます。肺の機能を回復させるために深呼吸をしたり、寝返りをうったり、足首の曲げ伸ばしや足の上げ下げをしたりして、軽く体を動かします。これらベッド上でのリハビリのおもな目的は、肺炎などの感染症や深部静脈血栓症*、筋力低下など、安静によって生じる問題を防ぐことにあります。

一般的に、内視鏡下椎間板ヘルニア切除術、椎弓切除術、部分椎弓切除術で術後1日から2日後、脊椎固定術でも術後2日後にはベッドを離れ、歩行器を使ってトイレに行けるようになります。術後の痛みは2～3日続くこともありますが、痛いからといって安静にして過ごすよりも、鎮痛薬で痛みをコントロールしながら積極的に動いた方が、全身状態の回復が促されます。

その後は、病院のリハビリルームや院内の廊下など安全な場所で歩く練習をして、術後3～10日程度で歩行器を使わずに歩けるようになります。

そして、日常生活に困らない程度に動けるようになったら、主治医と相談して退院日時を決めます。

用語解説
深部静脈血栓症　体の深部の静脈、多くは大腿部の静脈に血栓ができる病気。血栓が肺へ流れ込んで肺塞栓症を起こすと、命にかかわることもある。

積極的に動くことが回復につながる

術後のリハビリはベッドの上からスタート

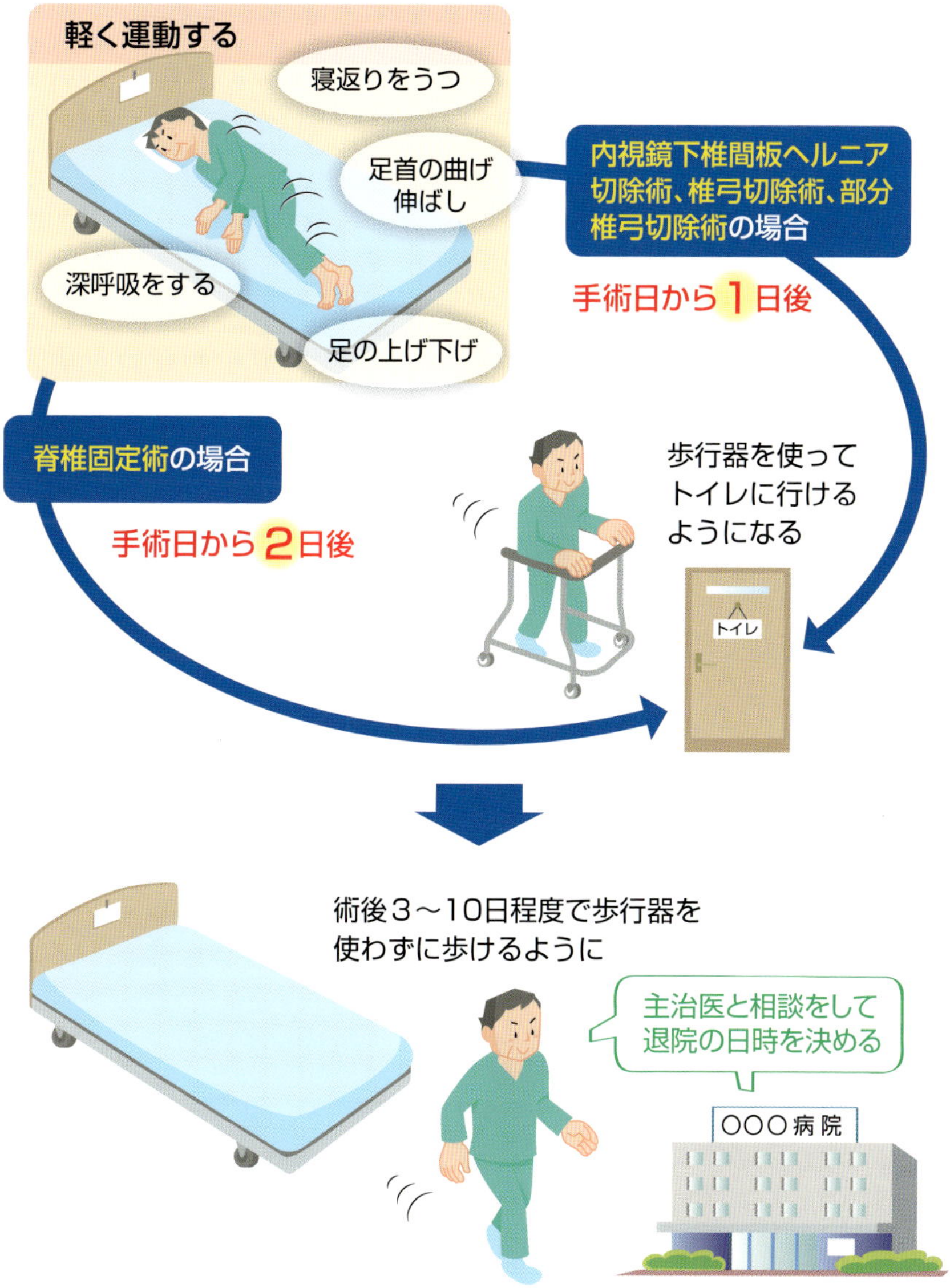

退院後の生活の心得

生活上の注意点

退院後は、すぐに日常生活に戻ることができます。「入院して手術をしたのだから…」と、いつまでも自宅で安静にしていたのでは、筋力はどんどん低下してしまいます。これは、患者さん自身が気をつけなければならないと同時に、同居の家族の方にも注意していただく必要があります。

とくに患者さんが高齢の場合、家族は心配して過剰に気を遣いがちです。「あれもしちゃだめ、これもしちゃだめ」「できるだけゆっくりしてください」などと、いつまでも病人扱いをしていると、患者さんの体力や筋力だけでなく、気力も奪いかねません。

若者、高齢者に関わらず、退院後はできるだけ自力で物事をこなし、なるべく歩くことに努め、できるだけ早く通常の日常生活に戻ることをめざしましょう。

ただし、重い物を持ち上げる、重い物を持ったまま腰をひねるなど、腰に負担のかかる動作は避けるようにしてください。とくに脊椎固定術を行った場合は、腰を過度に前後左右に曲げたり、ねじったり、反ったりしないようにしましょう。

長時間同じ姿勢でいることも、腰に負担をかけます。立ちっぱなし、あるいは座りっぱなしにならないよう、長時間のデスクワークや車の運転、立ち仕事などをするときは、こまめに休憩をはさむようにします。休憩時には、立つ、座る、横になる、腰を伸ばすなどして姿勢をかえて、腰への負担を和らげましょう。

腰をいたわる生活の工夫や生活上の注意点については、次章でくわしく解説しています。退院後の生活にも活用してみてください。

退院後に注意すること

心得 1

いつまでも自宅で安静を続けない

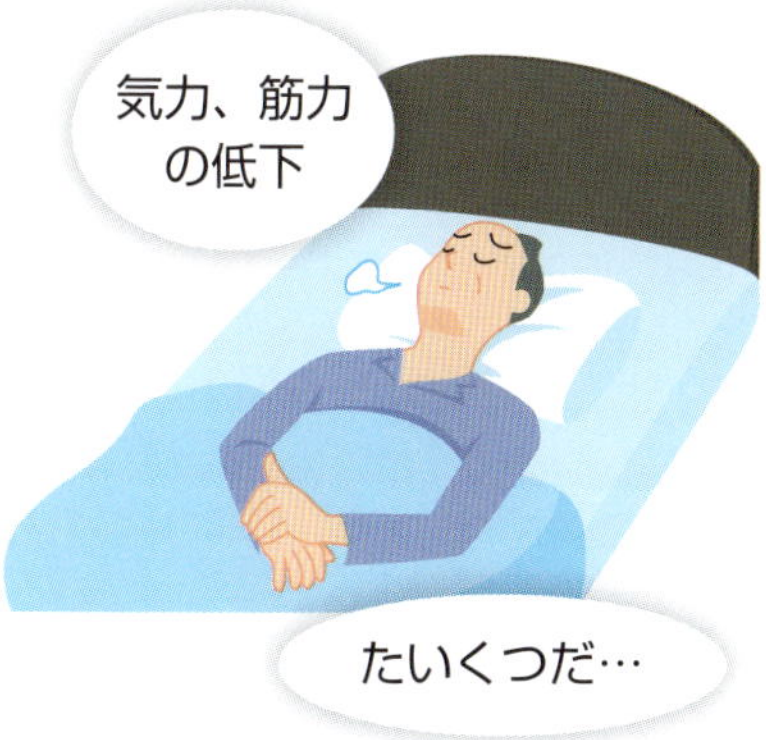
気力、筋力の低下
たいくつだ…

心得 2

腰に負担のかかる動作を避ける

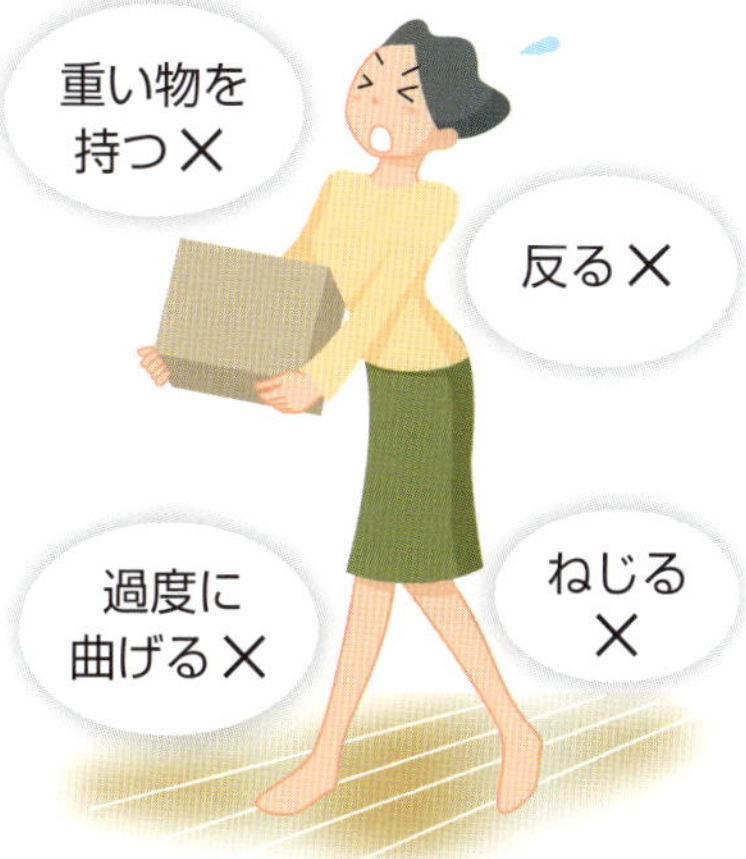
重い物を持つ×
反る×
過度に曲げる×
ねじる×

心得 3

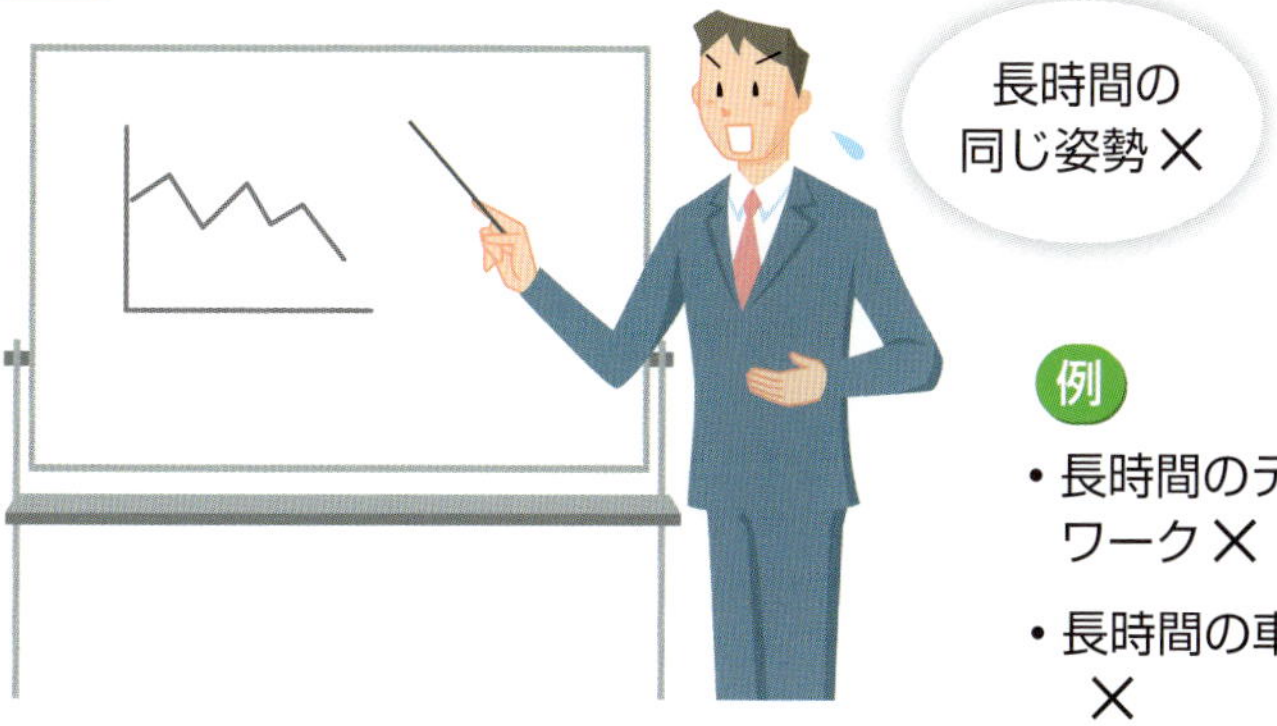
長時間の同じ姿勢×

例

- 長時間のデスクワーク×
- 長時間の車の運転×

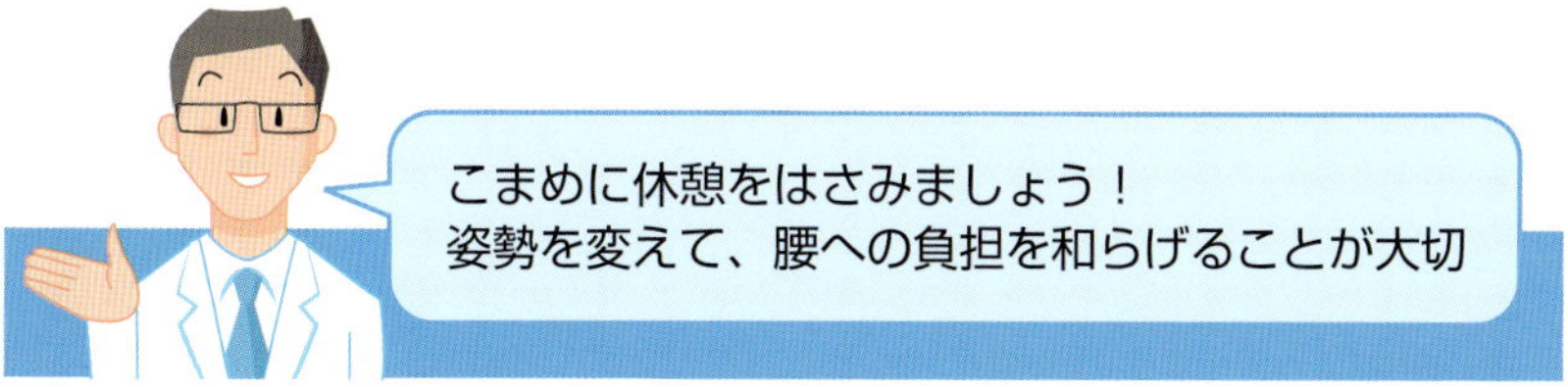

手術後の後遺症にも注意を

腰椎椎間板ヘルニアや腰部脊柱管狭窄症の手術を受けたあとは、後遺症が残らないか心配される人も多いかと思います。しかし、現在は手術法が進歩し、大部分の手術は手術用顕微鏡などを用いて行われます。明るい視野のもと、神経や血管などを拡大しつつ慎重に行うため、手術そのものによる後遺症は少なくなりました。

ただ、脊椎の手術を行ったあとに、1・7％の人に新たな神経障害が起こったという報告がありますす。100人のうち、約2名に後遺症がみられたということです。決して大きな数字ではありませんが、どんな手術でも100％安全ではないということを理解しておくことも大切です。

一方で、「手術をして治ったはずなのに、下肢のしびれが改善されない」などといった声も多く聞かれます。

坐骨神経痛で手術に踏み切るときというのは、一定期間、神経根の圧迫が続いている場合がほとんどです。長期間、圧迫を受けていた神経には変性が生じている可能性があります。手術では圧迫をとり除くことはできても、神経を変性する前の状態に戻すことはできません。圧迫が解除された神経に自己修復する能力が残されていれば、症状はある程度軽減しますが、障害された神経の回復できない部分があると、後遺症として残ってしまうということです。

一般的には、間欠跛行のような歩行時に強くなる痛みは手術でほとんど消失しますが、約8割の人に安静時の下肢のしびれが残るとされています。

手術後のしびれが心配なときは、症状を主治医に報告してください。検査の結果、新たな圧迫が生じていなければ、前述のような原因でのしびれと考えられます。その場合は、ある程度「しびれの残存を許容する」こと、すなわち「しびれに慣れる」ことも必要になります。

手術の後遺症があるときは主治医に相談を

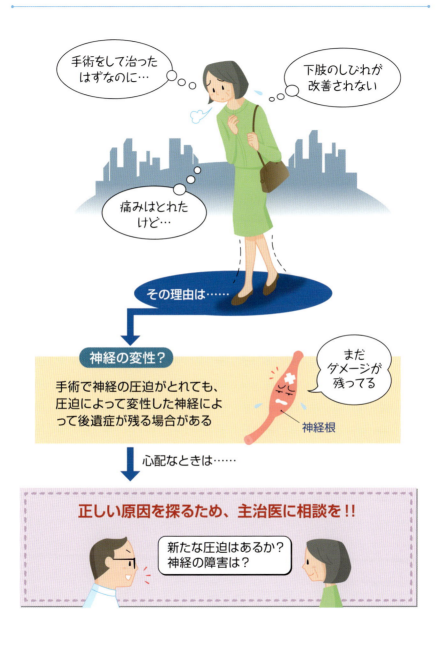

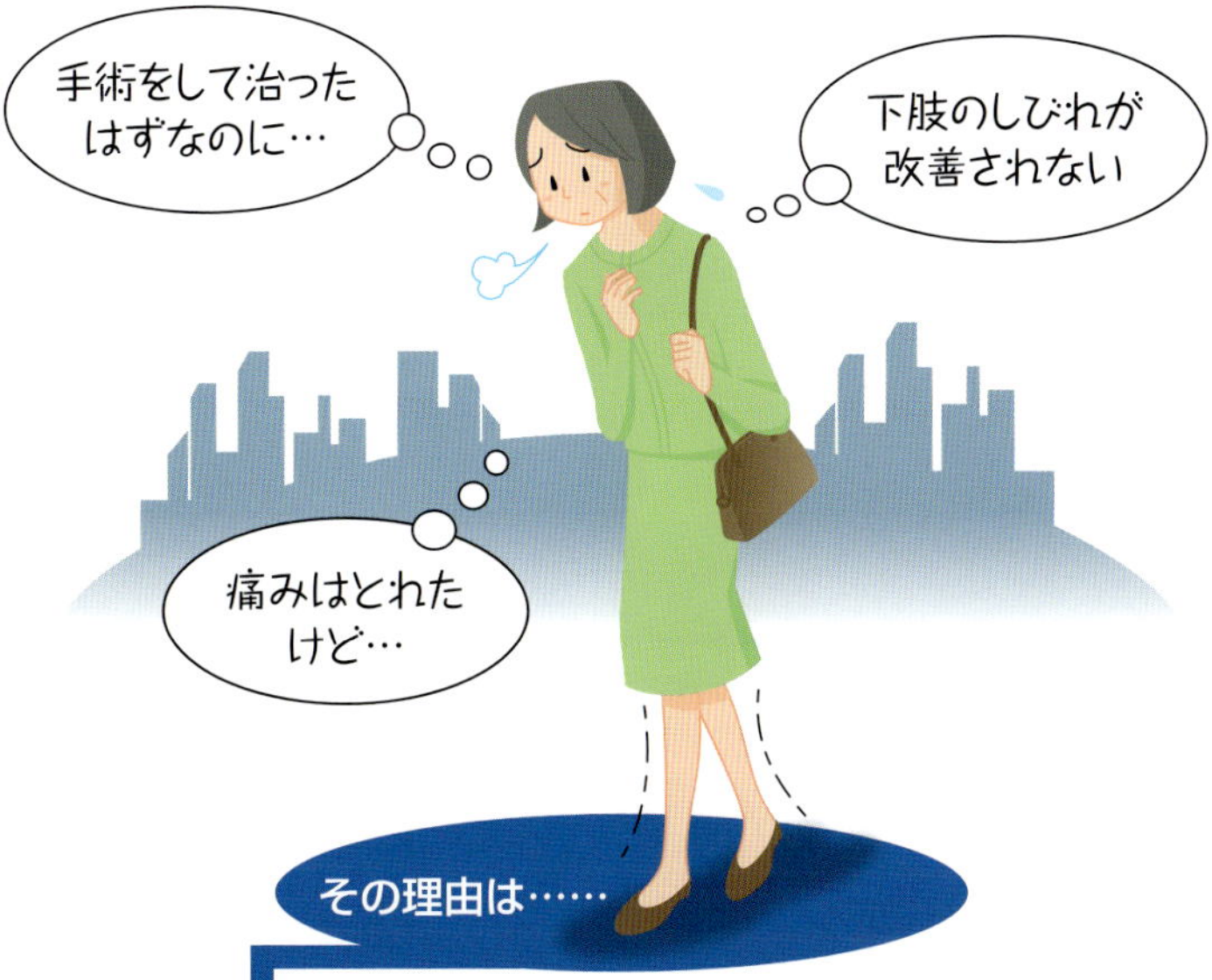

神経の変性？

手術で神経の圧迫がとれても、圧迫によって変性した神経によって後遺症が残る場合がある

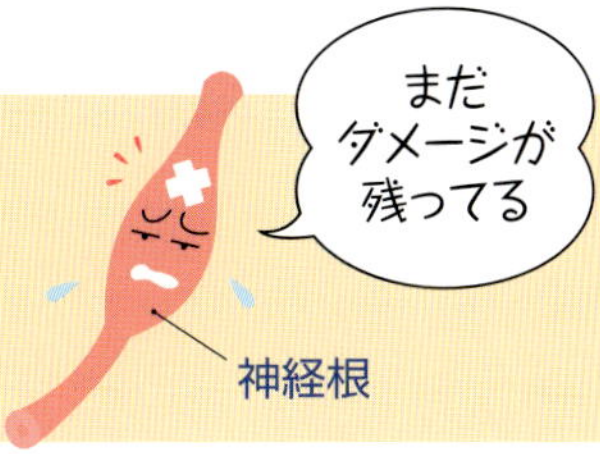

心配なときは……

正しい原因を探るため、主治医に相談を!!

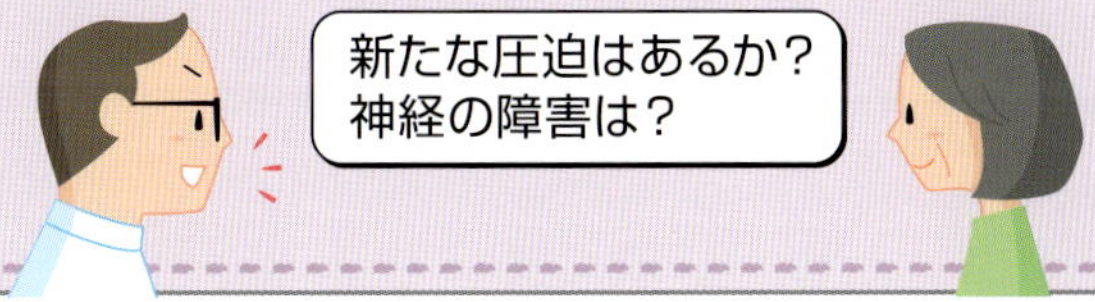

退院後も症状に応じたリハビリを続ける

入院中のリハビリは、歩行や排泄、入浴などの日常動作を自力でこなし、自宅での日常生活に戻ることを目的に行われます。そして、日常生活に困らない程度に動けるようになれば、退院となります。

退院後のリハビリは、もう一歩進んで、「その人が望む生活を取り戻すこと」が目的となります。「近所のスーパーまで歩いて買い物に行けるようになりたい」「趣味だったトレッキングに再挑戦したい」「1日も早く職場に復帰したい」など、めざすところは人それぞれです。目標を達成するためには、医師や理学療法士などと相談しながら、目標に沿った内容でリハビリを進めていくことが大切です。通院してのリハビリは必ずしも必要ではありませんが、自宅でのリハビリを継続して行うことで、体の機能は着実に回復していきます。

退院後の自宅でのリハビリは、基本的には歩くことと、腰に負担のかからない程度の腹筋運動から始めます。手術部位の痛みが治まってきたら、背筋運動を加えます。また、ハムストリングス（太ももの裏側の筋肉）や股関節が硬くならないよう、あわせてストレッチも行うとよいでしょう（次頁参照）。

手術後2～3カ月からは、腰部や腹部、背部のストレッチも加え、筋肉や関節の柔軟性を保つようにします。

これらの運動療法に加えて、コルセットを着用する装具療法（76頁）、温熱や電気、光線などを利用する物理療法（78頁）など、痛みを抑える保存療法を上手に併用し、動きを楽にして、症状の回復を図ります。

とくに高齢の患者さんは、動かない状態が長くなると、どんどん筋力が衰えてしまいます。退院後は自ら積極的にリハビリを行い、日常生活においてもできるだけ歩くことを心がけ、筋力の維持に努めることが大切です。

自宅でできるリハビリテーション

A. 腹筋を鍛える体操

退院後、早期に始める

❶

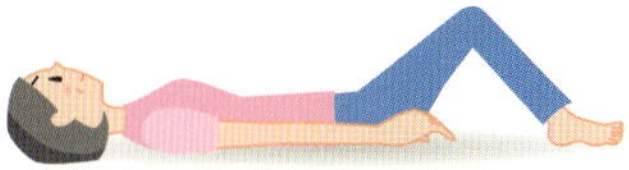

仰向けに寝て、両ひざをそろえて立てる

❷

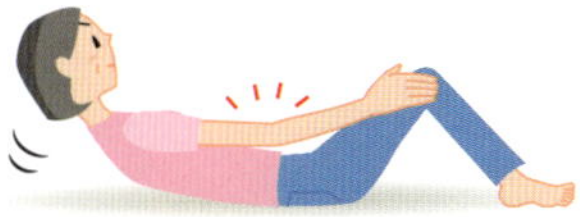

腕を伸ばして、あごを引き、へそを見ながら手がひざに触れるまで、ゆっくり上体を起こし、5秒間静止。ゆっくりもとに戻す（1セット10回を1日2回）

B. 背筋を鍛える体操

手術部位の痛みが治まってきたら始める

❶

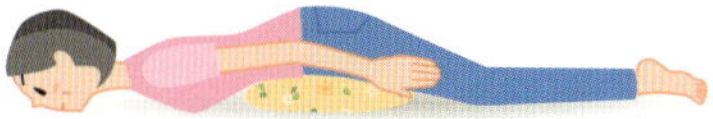

うつぶせに寝て、へそより下に枕をはさむ

❷

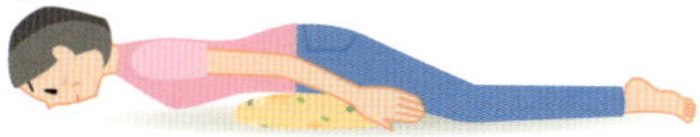

あごを引いて、ゆっくり上体を起こし、10㎝ほど上げたところで5秒間静止。ゆっくりもとに戻す（1セット10回を1日2回）

C. ハムストリングスのストレッチ

手術部位の痛みが治まってきたら始める

❶

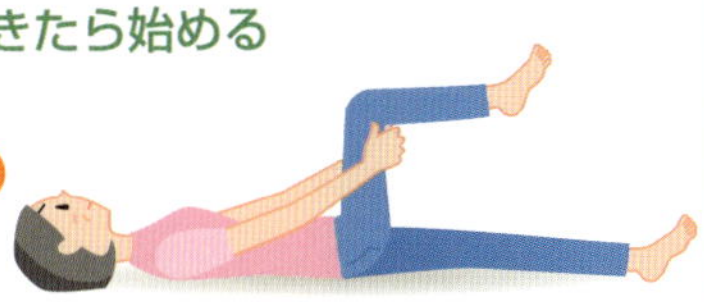

仰向けに寝て、片方の股関節を90°に曲げ、ひざの裏を両手で支える

❷

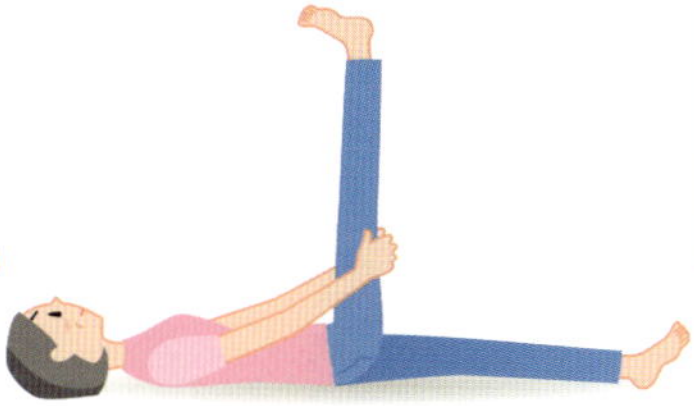

ひざをゆっくり天井に向かってまっすぐ伸ばし、10秒間静止。もう片方の脚も同様に行う

※筋肉が気持ちよく伸びる程度に、無理のない回数で行う

D. 股関節のストレッチ

手術部位の痛みが治まってきたら始める

❶

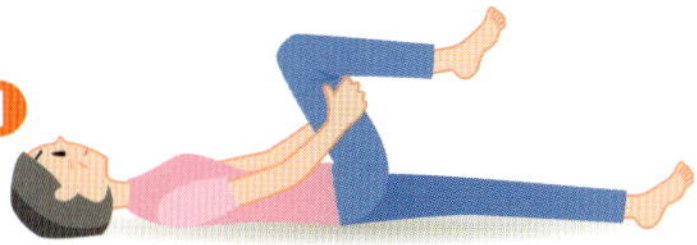

仰向けに寝て、片ひざを両手で抱えて胸に引き寄せ、10秒間静止。もう片方の脚も同様に行う

※筋肉が気持ちよく伸びる程度に、無理のない回数で行う

A、Cについては、椎間板ヘルニアの術後の場合には避けてください

坐骨神経痛の再発に要注意

再発するきっかけは

坐骨神経痛の原因である腰椎椎間板ヘルニアや腰部脊柱管狭窄症は、いずれも再発しやすい病気です。

保存療法で痛みやしびれを改善することはできますが、一度変形・変性した骨や靭帯、椎間板をもとに戻すことはできません。そのため、しばらくして同じ部位に再発したり、別の部位に新たに発症することもあります。

手術を行った場合でも、同じように再発の可能性があります。腰部脊柱管狭窄症は老化によるものなので、手術によって神経の圧迫をとり除いても、別の部位で老化が進み、そこで新たに神経の圧迫が起こることがあります。また、手術をした部位でさらなる老化が進み、再び神経が圧迫されることもあります。

また、腰椎椎間板ヘルニアは、姿勢の悪さや腰に負担のかかる日常動作が原因になっていることが多いものです。そのため、同じような姿勢や動作をくり返していると、新たな部位にヘルニアを発症することがあるのです。

では、坐骨神経痛はどんなときに再発しやすいのかといえば、多くは腰に大きな負担がかかったときです。重い荷物を勢いよく持ち上げたとき、物を取ろうと無理に腰をひねったときなどは要注意です。また、不意なくしゃみで腰椎椎間板ヘルニアを発症することもあります。長時間の車の運転も、再発のきっかけとしてよくみられます。

症状がよくなっていたのに、急に痛みやしびれが強くなったときは、腰椎椎間板ヘルニアあるいは腰部脊柱管狭窄症の再発が疑われます。早めに医師の診断を受けるようにしましょう。

再発につながる姿勢や動作に要注意

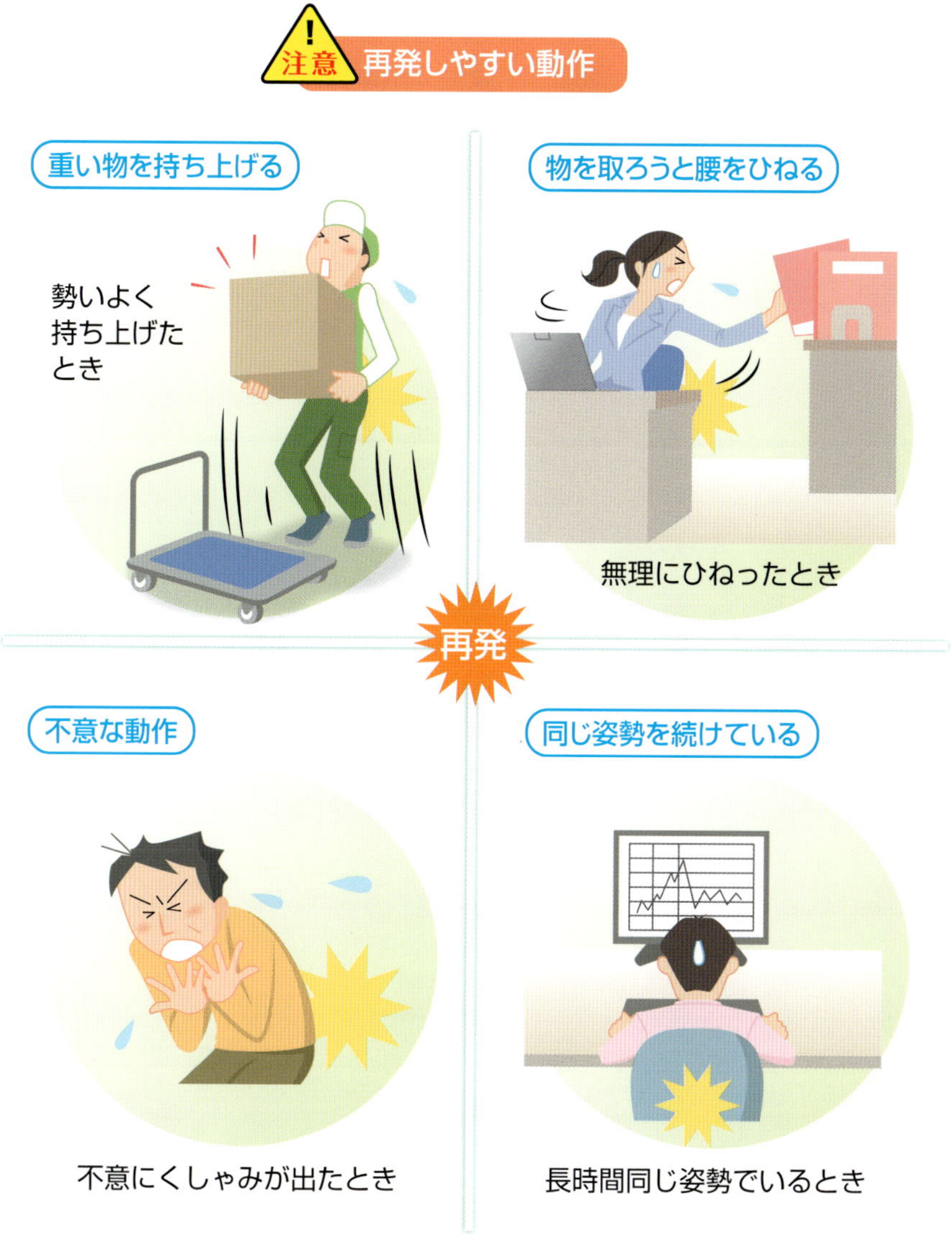
注意
再発しやすい動作
重い物を持ち上げる
勢いよく
持ち上げた
とき
物を取ろうと腰をひねる
無理にひねったとき
再発
不意な動作
不意にくしゃみが出たとき
同じ姿勢を続けている
長時間同じ姿勢でいるとき

再発を予防する生活とは

腰椎椎間板ヘルニアも腰部脊柱管狭窄症も、再発を100％防ぐ方法はありません。しかし、再発のきっかけの多くは、日常生活における姿勢や動作にあります。日ごろから姿勢や動作に注意するとともに、腰にかかる負担をカバーできるような体づくりを心がけることで、再発はある程度防ぐことができるということです。

姿勢を改善することは、再発予防において最も重要なテーマです。まずは、姿勢を正しくして、脊椎の自然なS字カーブを取り戻しましょう。S字カーブが保たれるようになると、体重や運動の衝撃を脊椎がうまく吸収し、腰椎への負担が軽減されるようになります。しかし、気をゆるめるとすぐに姿勢は悪くなります。ずっと正しい姿勢でいようとすると、逆に肩や背中がこわばってしまうことがあるので、気がついたときに姿勢を正す、といったゆとりのある気持ちで、姿勢の改善に努めましょう。

ただし、腰部脊柱管狭窄症による坐骨神経痛は、正しい姿勢にしようと腰を反らせると、症状が悪化することがあります。この場合は、正しい姿勢を保つことよりも、痛みを軽減させることを優先させてください。

再発予防には、ストレッチや体操、ウォーキングなど、適度な運動を習慣として行うことも重要です。運動は脊椎を支えている靭帯や筋肉の緊張を和らげ、痛みやしびれを緩和するとともに、腹筋や背筋を強化し、腰への負担を軽くする体づくりに役立ちます。痛みに対する不安や恐怖があると、どうしても活動量が少なくなりがちですが、痛いからといって動かないでいると、体はどんどん衰えてしまいます。できるだけ体を動かすよう心がけましょう。

次章では、再発予防に役立つ生活の工夫について、くわしく紹介しています。ぜひ参考にしてみてください。

再発を予防するのは、正しい姿勢と適度な運動

予防その❶ 正しい姿勢を維持 基本はS字カーブを保つことを意識する

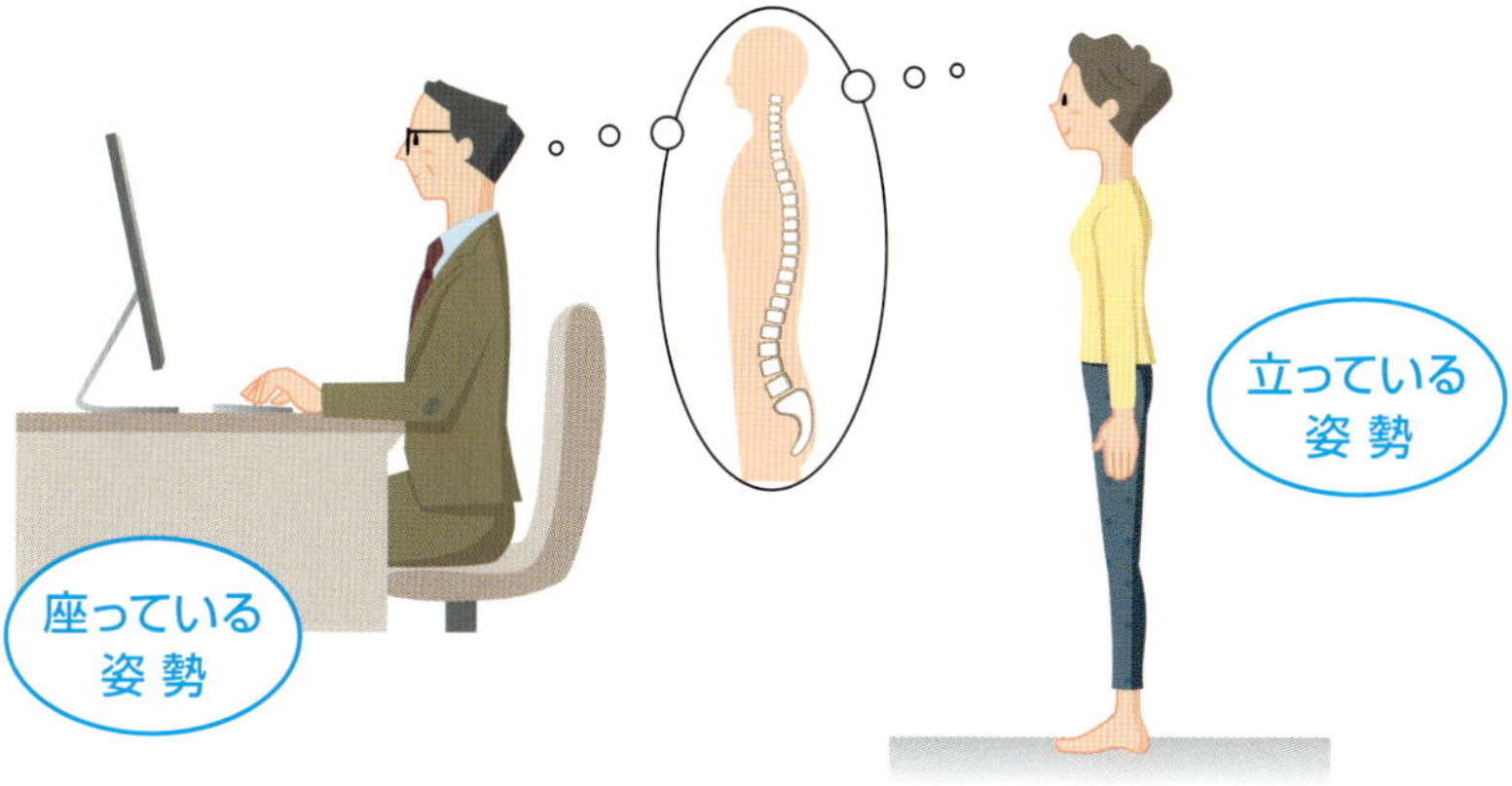

予防その❷ 適度な運動 運動を習慣として行う

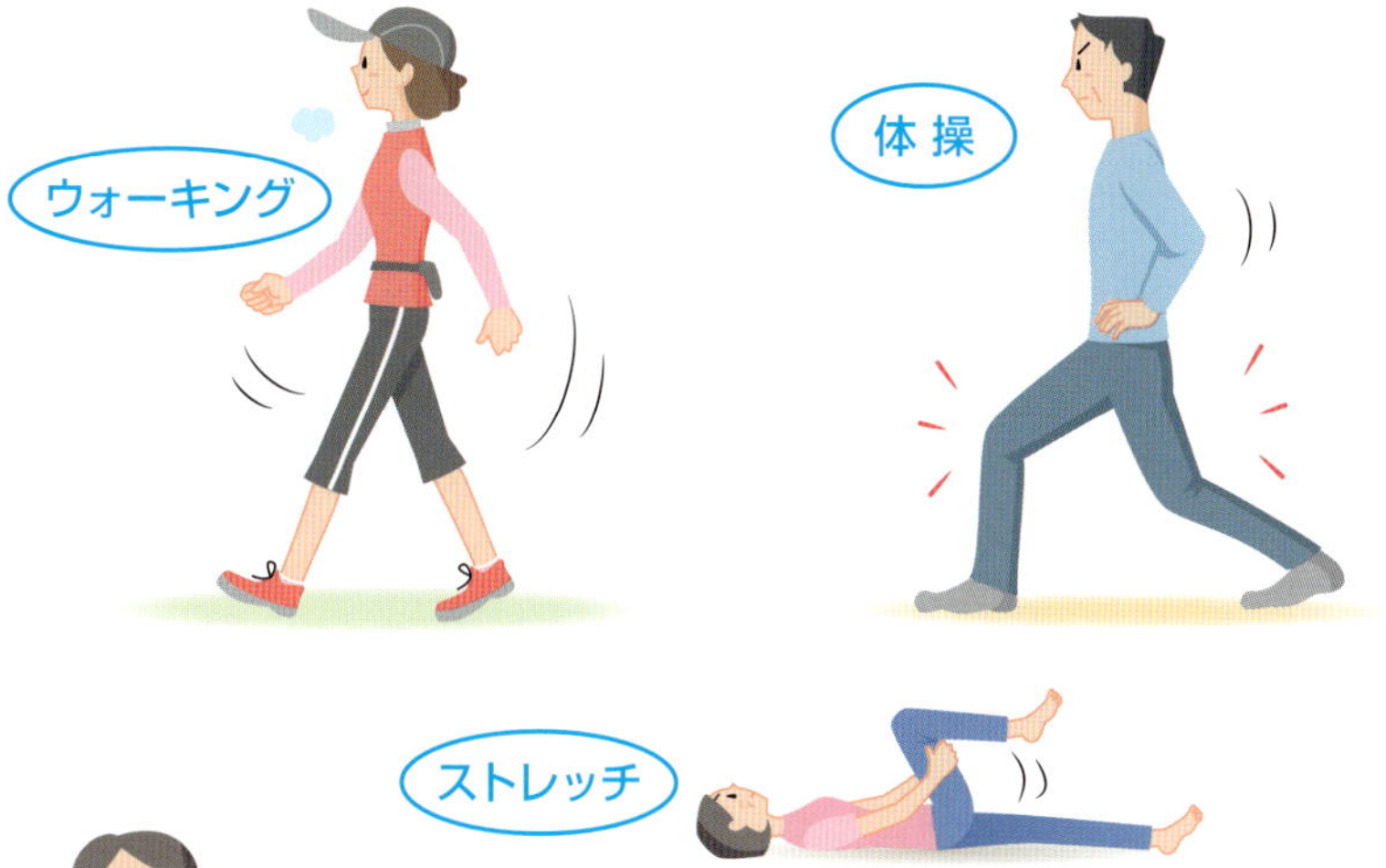

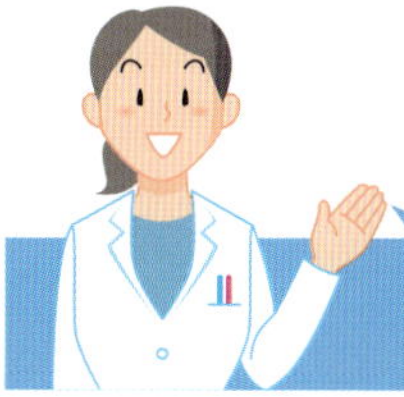

適度な運動は脊椎を支えている靭帯や筋肉の緊張を和らげ、腰への負担を軽くするのに役立ちます

column

Dr.久野木の日赤式治療術②　～LLST療法

「LLST療法（腰椎前弯維持療法）」は、腰椎の自然な前弯を取り戻し、維持することを目的とした治療法で、坐骨神経痛や腰痛の再発予防に効果的な治療法として日本赤十字社医療センターで開発されました。LLST療法は、おもに腰椎椎間板ヘルニアなど、前屈すると痛みが強くなるタイプの腰痛（前屈障害型腰痛）に有効とされています。

LLST療法には、基本となる姿勢と日常生活のポイントが6つあります。

- 年齢に応じた適度な腰椎の前弯を維持できるよう、よい姿勢を保つ
- 中腰や腰椎の前屈をできるだけ減らすために、ひざ関節と股関節をうまく使う
- 物を持つときは、できるだけ物を体に近づけて、ひざを曲げ、股関節を利用して持ち上げる
- 常に腹筋と背筋の両方に適度な緊張を保ち、筋肉の力で背骨を支えるように意識する
- 腰をひねったまま、腰を強く前後に曲げない
- たとえよい姿勢でも、同じ姿勢を30分以上続けない

この6つのポイントを常に意識して、正しい姿勢を保つようにするのですが、LLST療法の特徴は、日常生活で腰に負担をかけるような姿勢や動作を行うときに、ちょっとした補助用具を用いることにあります。具体的には、ウエストポーチやタオル、座板や腰枕、バックレストなどを必要に応じて腰に当てるのです。コツがわかれば、自然なカーブを楽に維持できるようになります。

LLST療法を実践すると、腰椎椎間板ヘルニアによる坐骨神経痛や腰痛の多くは、2～3週間程度でよくなるとされています。

第4章

痛みを和らげる日常生活の工夫

症状の再発や悪化を予防し、坐骨神経痛を克服するためには、日常生活における自己管理が不可欠です。本章では、腰に負担をかけない姿勢や動作、腰にやさしい生活習慣について、くわしく解説します。

坐骨神経痛の悪化や再発を防ぐために

日常生活における自己管理が不可欠

腰椎椎間板ヘルニアや腰部脊柱管狭窄症は、再発しやすい病気です。手術や保存療法によって坐骨神経痛が改善されたからといって、油断してはいけません。坐骨神経痛の再発や悪化を防ぐためには、日常生活における自己管理が不可欠です。なぜなら、多くの坐骨神経痛には、加齢による腰椎の変形や変性、筋力低下に加えて、長年にわたる不適切な姿勢や生活動作、運動不足などが関わっているからです。

加齢を止めることはできませんが、いつまでも若く見える人もいれば、老けて見える人もいます。骨や筋肉も同じです。日々の生活習慣の積み重ねによって、老化にブレーキがかかることもあれば、拍車をかけることもあるのです。日ごろから腰に負担をかけない姿勢や動作を心がけ、筋力を保つ努力を怠らなければ、骨や筋肉の老化にブレーキをかけることができます。坐骨神経痛の再発や悪化を防ぐことも可能になるでしょう。逆に、腰に負担のかかる姿勢や動作を改善しなければ、骨や筋肉の老化は進み、坐骨神経痛もいずれ再発してしまうということです。

病院で治療を受けている人も、併せて日常生活の自己管理を行うことが大切です。どんなに最先端の素晴らしい治療を受けていても、腰に負担をかける姿勢や動作を改善しなければ効果は上がりません。急性期の激しい痛みが治まったら、柔軟性や筋力の低下を防ぐ運動を開始しましょう。

本章では、日ごろの姿勢や動作についてのアドバイスを中心に、日常生活で注意したいポイントについて解説していきます。運動については、おすすめのストレッチや体操を巻末付録にて紹介していきます。ぜひ最後まで読み進めてください。

坐骨神経痛の悪循環はこうして起こる！！

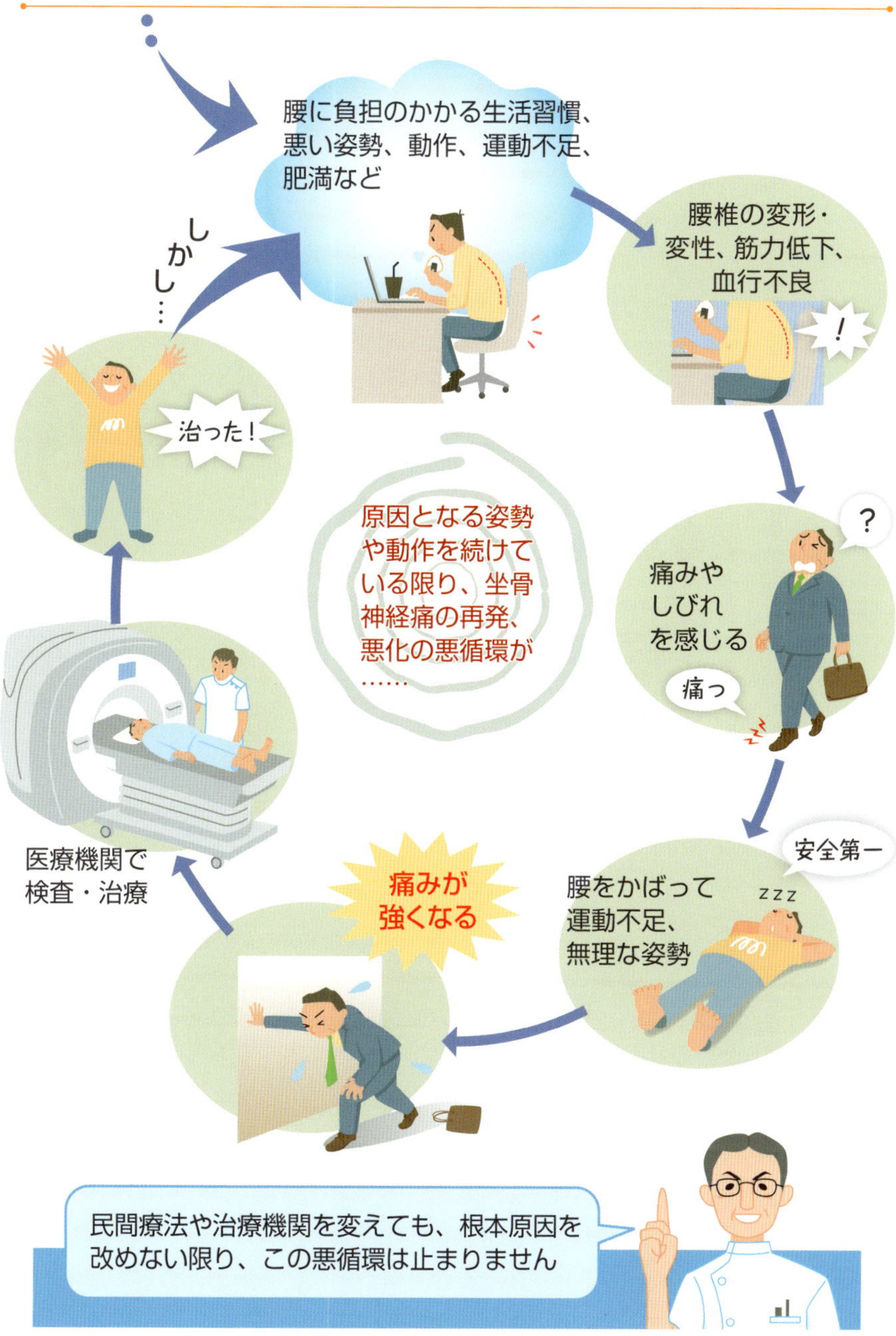

腰に負担をかけない姿勢をつくる

良い立ち姿勢を習慣づける

姿勢を正すことは、坐骨神経痛予防の基本中の基本。そして、正しい姿勢の基本となるのが、背骨の自然なS字カーブです。腰痛や坐骨神経痛では、背骨のなかでも、とくに腰椎の曲線が重要になります。

腰椎は胸椎と仙骨の間にある5つの椎骨からなり、この5つの椎骨は前弯《ぜんわん》しています。前弯とは、お腹側に張り出して曲がっているということです。腰椎の前弯はゆるやかですが、このゆるやかなカーブが重要なのです。

かつて、腰椎はまっすぐ直線的に伸びている方がよいと考えられていたことがありました。今もそうした考えに基づいて、腰の前屈運動を推奨する指導法があるようですが、現代の医学では、腰椎のゆるやかな前弯を適度に維持することが、腰痛や坐骨神経痛の防止になることが明らかになっており、むやみに前屈運動を行うことは推奨していません。

では、腰椎の前弯を維持する良い姿勢とは、どんな姿勢をいうのでしょうか？　腰椎の形を意識しながら挑戦してみましょう。

まず壁を背にして立ち、背筋とひざを伸ばします。このとき、腰の骨がすきっと伸びることを意識してください。そして、軽くあごを引き、視線はまっすぐ前方へ。お腹を引っ込め、胸を張って、左右の肩をやや後ろに引きます。これが正しい立ち姿勢であり、背骨のS字カーブを保った自然な立ち姿勢です。

実際にやってみるとよくわかると思いますが、正しい姿勢を保つのは楽ではありません。常に意識していないと、正しい姿勢を維持することはできないのです。普段から姿勢を意識すること。これこそが、坐骨神経痛予防の第一歩といえます。

正しい立ち姿勢

正しい立ち方

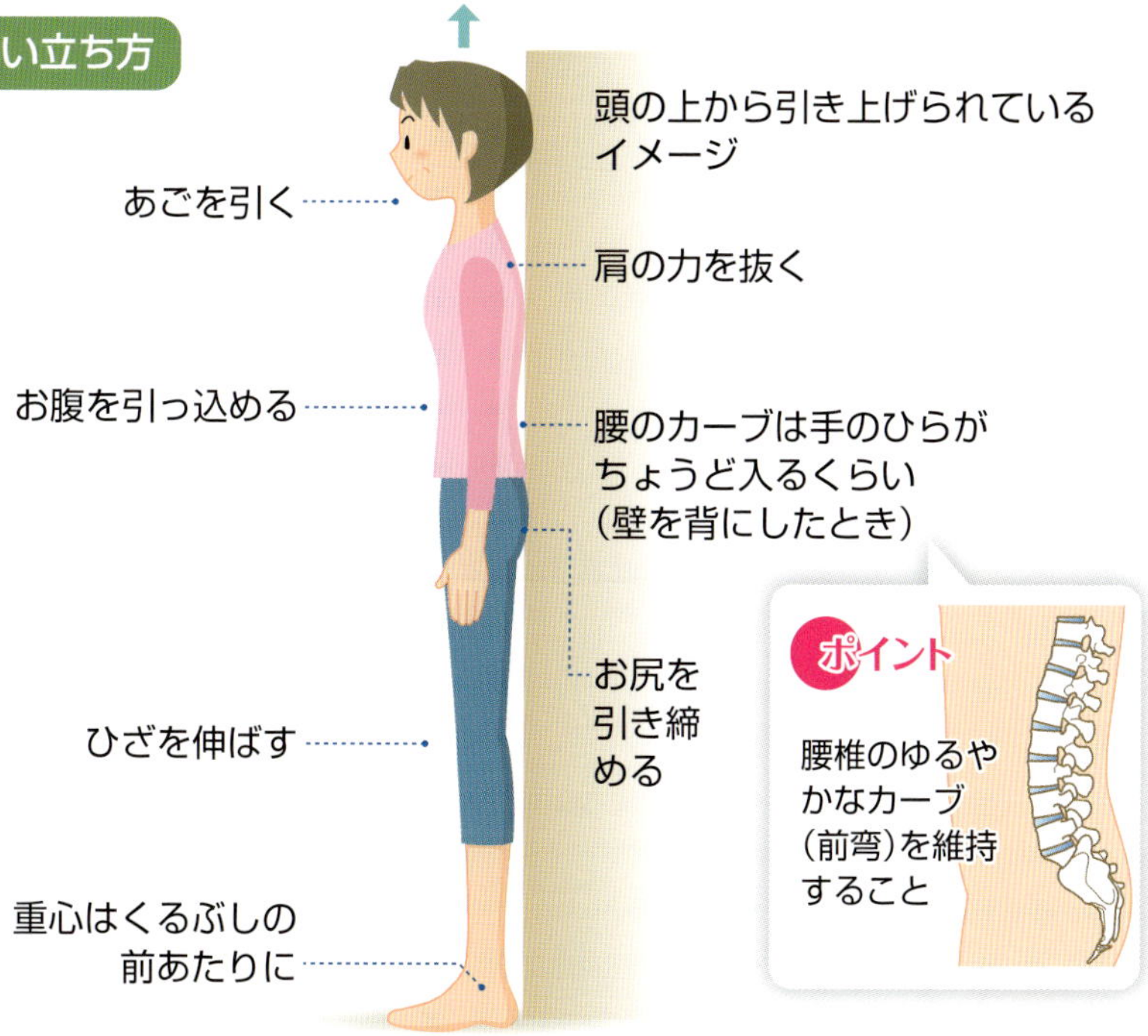

腰に負担をかける立ち方

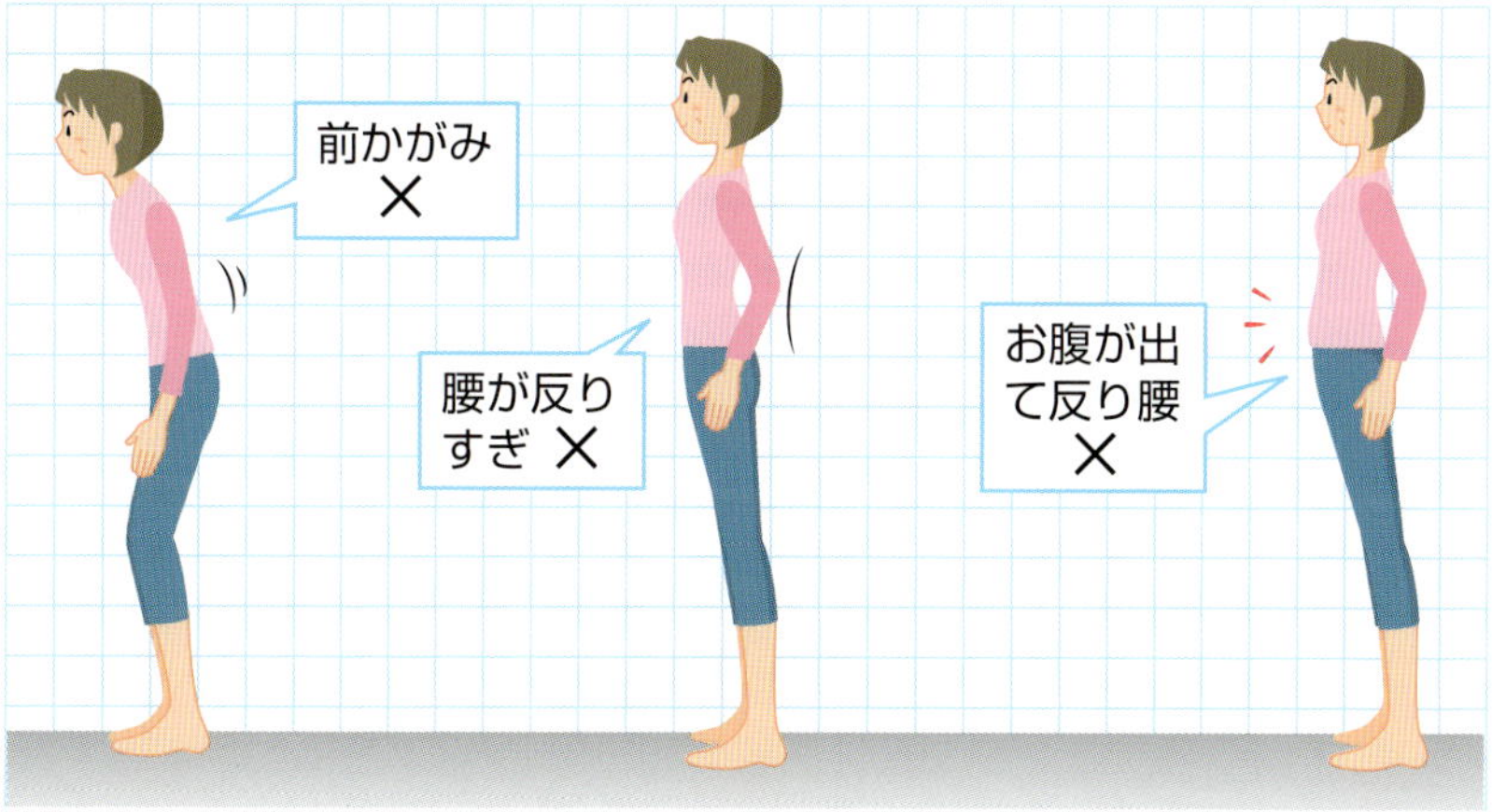

症状にあった無理のない歩き方を

坐骨神経痛予防には、よく歩くことが大切ですが、歩く姿勢が悪いと逆効果になることもあります。正しい姿勢ができたら、正しい歩き方をマスターしましょう。

まず前述した正しい姿勢で立ち、まっすぐ前を見ます。背筋とひざを伸ばしたまま、体の重心を前に移動させると、自然に足が踏み出せます。踏み出した足を地面につけるときは、かかとから着地し、後ろの足は、つま先で軽く地面をけり返すようにします。着地するときも、けり出すときも、勢いをつけてはいけません。肩の力を抜いて、手は自然におろします。そのまま手を振ってリズミカルに歩きましょう。手は意識して後ろに振ると、体が自然に前に進みます。

急いで歩こうとすると、あごが前に出て前のめりになったり、背中が丸くなったりと、重心が前に偏りがちになります。背筋とひざを伸ばし、お腹を引き締めて、まっすぐ前を見て歩くようにしましょう。

また、歳をとって足腰の筋力が落ちてくると、ひざが曲がりやすくなります。ひざが曲がると、腰が落ちて足が上がらず、つまずきやすくなります。つまずきは転倒・骨折など、思わぬケガの原因になるので、注意が必要です。

一方で、後ろにのけ反るようにして歩く人もいますが、これも腰椎の前弯が大きくなり過ぎて坐骨神経痛を引き起こします。とくに狭窄型坐骨神経痛や混合型坐骨神経痛の人は、腰を反らさないよう気をつけて歩きましょう。痛みがあるときは、重心を少し前寄りにして歩くと楽に歩けます。

もう1つ、正しく歩くためには靴も重要です。足に合わない靴をはいていると、重心移動がスムーズにできず、腰に負担をかけます。靴は自分の足にぴったり合ったものを選びましょう。

歩き方のポイント

正しい歩き方

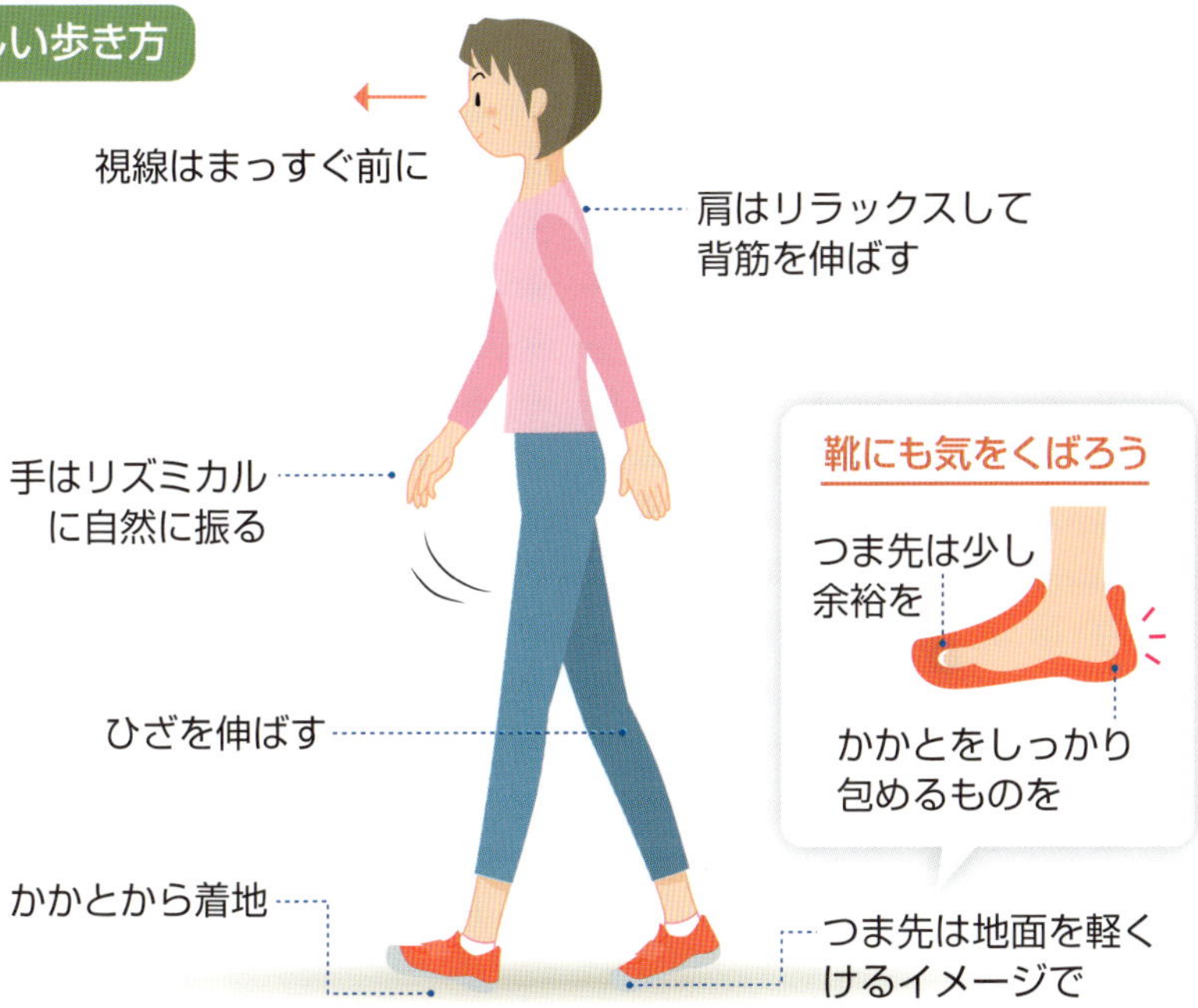
視線はまっすぐ前に
肩はリラックスして
背筋を伸ばす
手はリズミカル
に自然に振る
ひざを伸ばす
かかとから着地
つま先は地面を軽く
けるイメージで
靴にも気をくばろう
つま先は少し
余裕を
かかとをしっかり
包めるものを

腰に負担をかける歩き方

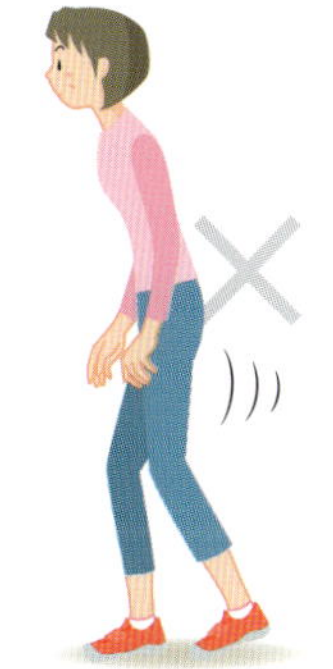

あごが前に出る。
背中が丸く、ひざ
が曲がっている

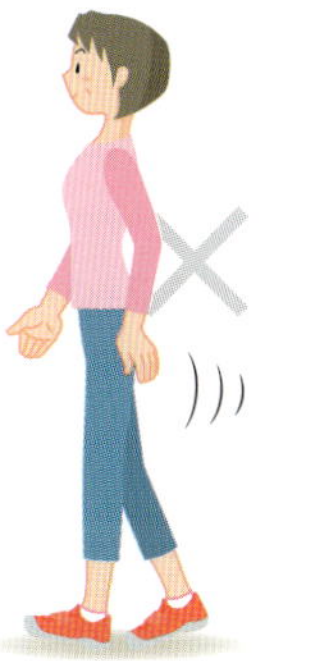

背中を反らして
いる。首にも負
担がかかる

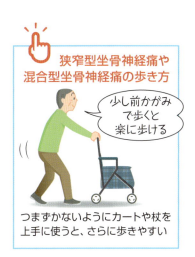

狭窄型坐骨神経痛や
混合型坐骨神経痛の歩き方

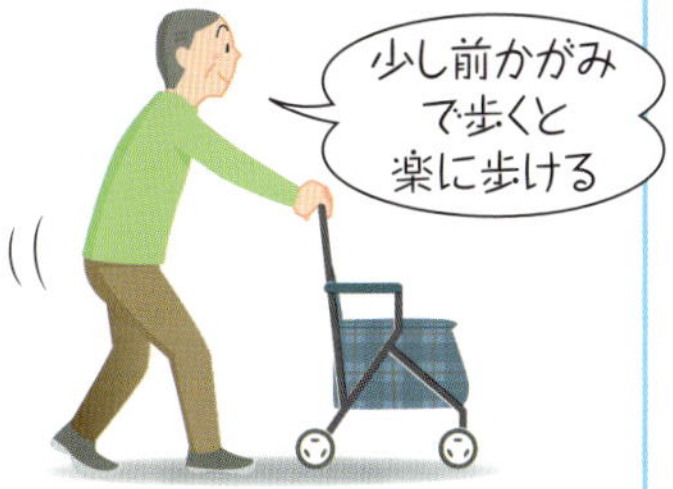
少し前かがみ
で歩くと
楽に歩ける

つまずかないようにカートや杖を
上手に使うと、さらに歩きやすい

腰にやさしい座り方

坐骨神経痛に悩む人は、座り方にも注意が必要です。立っているよりも、座っている方が楽に感じるかもしれませんが、実は、いすに座る姿勢は、立っているときよりも1・4倍も腰にかかる負担が大きくなります。そのため、長時間座っていたために坐骨神経痛を悪化させたり、再発させたりする人は多いものです。仕事などで長時間座ることが多い人は、とくに要注意。できるだけ腰への負担の少ない座り方を身につけましょう。

座るときのポイントは、立つときと同様、腰椎のゆるやかな前弯を維持することです。いすに座ったら背筋を伸ばし、お腹を軽く引き締めます。このとき、いすに浅く腰かけて背もたれにもたれると、骨盤が後ろに傾いて、腰椎の前弯が失われてしまいます。いすには深く腰かけ、腹筋と背筋を使って背筋をしっかり伸ばしましょう。また、座板や腰当てなどを利用すると、腰椎の前弯をキープしやすくなります。

床や畳に座るときは、正座がいちばん腰に負担のかからない座り方とされています。正座をするときは、お尻の下に座布団などをはさんで骨盤を前傾させると、腰椎への負担がより軽くなります。

逆に、腰痛や坐骨神経痛のある人がやってはいけない座り方が、あぐらや体育座りです。これらの座り方では、腰椎のカーブが逆になってしまいます。足を横に出して座る横座りも、できれば避けたい座り方ですが、高齢者などではひざ関節や股関節が悪く、正座ができないという人も少なくありません。その場合は横座りをすることになりますが、横座りをするときは、脊椎が曲がらないよう左右の座る方向をときどき変えるようにしましょう。

いすに座る場合も、床や畳に座る場合も、長時間座り続けるのはよくありません。30分に一度は立ち上がって、ストレッチを行いましょう。

座り方のポイントと注意点

正しい座り方

いす

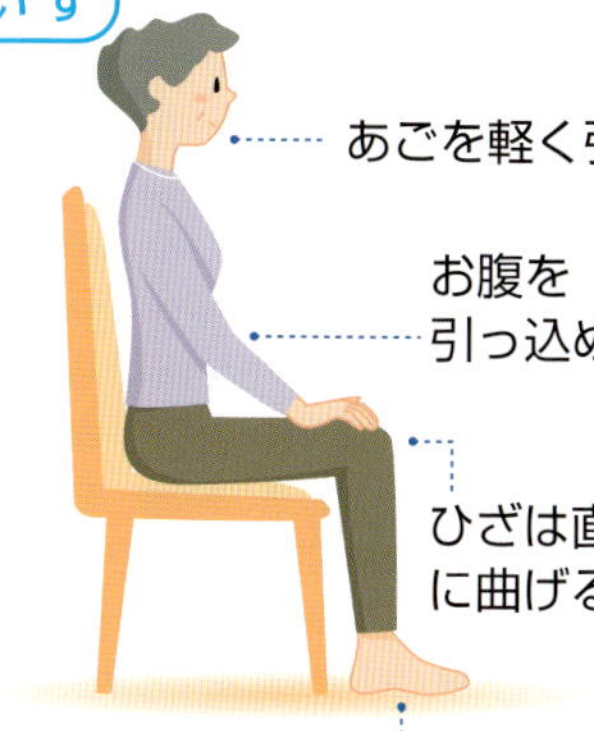
あごを軽く引く
お腹を
引っ込める
ひざは直角
に曲げる
足の裏が床にぴったりつく

正座

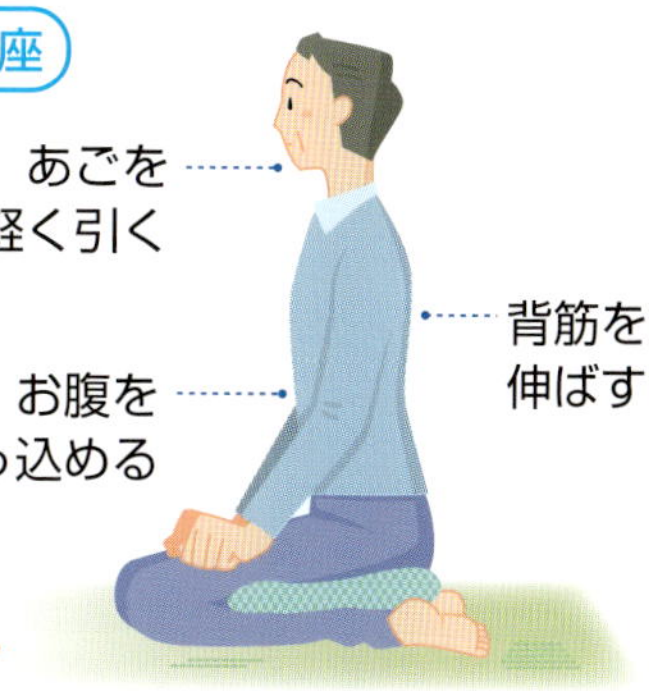
あごを
軽く引く
背筋を
伸ばす
お腹を
引っ込める

座布団をお尻の下に敷いて座る。骨盤をやや前傾させるとS字カーブを維持しやすくなる

やってはいけない座り方

NG
体育座り

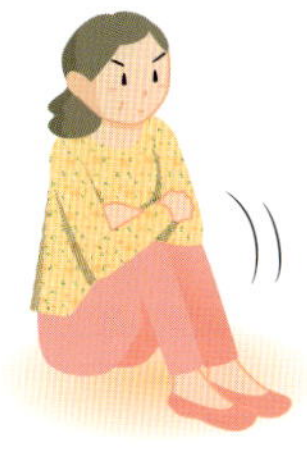

NG
あぐら

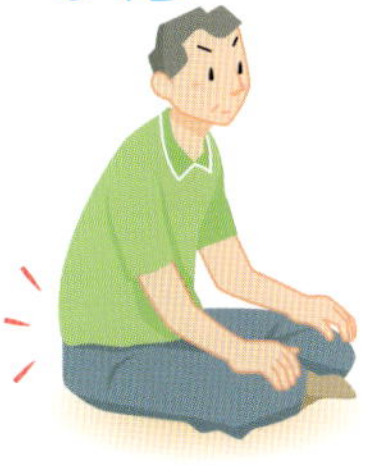

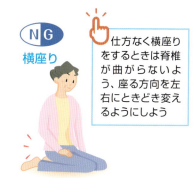

NG
横座り

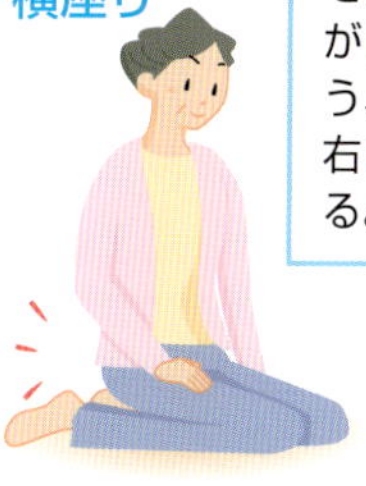

仕方なく横座りをするときは脊椎が曲がらないよう、座る方向を左右にときどき変えるようにしよう

その他、足を投げ出すなど

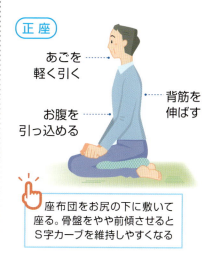

いすに座る場合も、床や畳に座る場合も、長時間座り続けるのはよくない。30分に一度は立ち上がり、ストレッチなどを行うようにするとよい

座る・立ち上がるときの動作の注意点

坐骨神経痛のある人は、座るときや立ち上がるときの動作も意識する必要があります。狭窄型坐骨神経痛や混合型坐骨神経痛の人は背中を軽く丸めながら、ヘルニア型坐骨神経痛の人は背中を丸めないで、お尻をきゅっと引き締めながら座る（立つ）のがポイントです。

いすに座るときは、軽くおじぎをするように上体を前に倒してから、お尻を後ろに引き、ゆっくり深く腰かけて、静かに上体を起こします。

いすから立ち上がるときは、上体を軽く前に倒し、頭をぐっと下げてお尻を持ち上げます。そして、上体をゆっくり起こしながら立ち上がります。くれぐれも急に立ち上がったり、勢いをつけたりしないよう注意してください。

また、座るときも、立ち上がるときも、股関節を上手に使いましょう。脚のつけ根に手を当てて、軽くおじぎをするように上体を前に倒す姿勢から座る、あるいは立ち上がるのがコツです。

足腰に痛みがあったり、筋力が低下したりしていると、座ったり、立ち上がったりする動作もひと苦労かもしれません。一度座ってしまうと、立ち上がりの動作が面倒になり、できるだけ座ったまま物事をこなしたくなるものです。そのため、座ったままの姿勢で少し離れた場所に手を伸ばして物をとろうとしたり、腰をかがめて床に落としたものを拾おうとしたりすることがあります。また、人に呼ばれたり、急に物音がしたりして、不意に腰をひねって振り返るなどといったこともあるかもしれません。

しかし、座ったままのこれらの動作は、ぎっくり腰や坐骨神経痛の再発・悪化の引き金になることがよくあり、大変危険です。

座っているときに後ろを向いたり、物をとったりするときは、面倒でもゆっくり立ち上がってから次の動作に移るようにしてください。

座るとき・立ち上がるとき

いすに座るとき

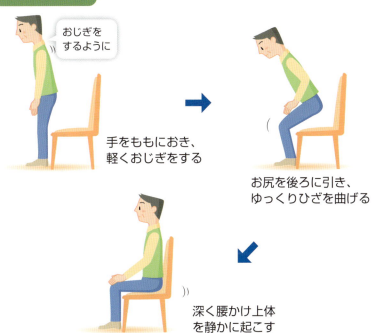

手をももにおき、
軽くおじぎをする

お尻を後ろに引き、
ゆっくりひざを曲げる

深く腰かけ上体
を静かに起こす

いすから立ち上がるとき

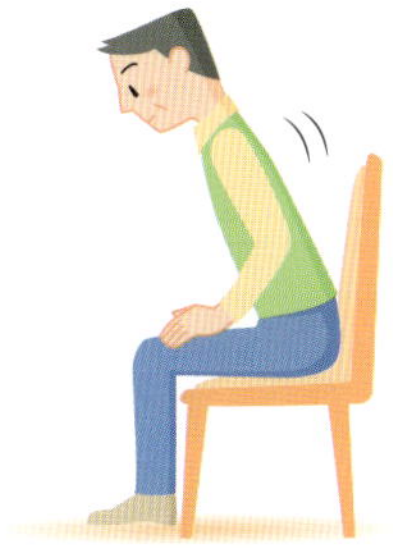

手をももにおき、
上体を軽く前に
倒す

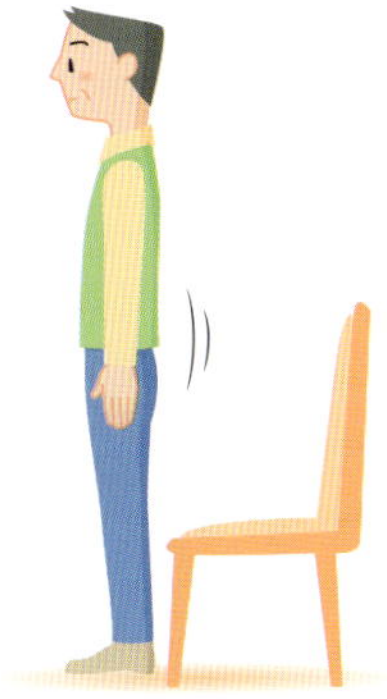

ゆっくりと上体
を起こしながら
立ち上がる

寝るときの楽な姿勢

寝ているときがいちばん楽で、腰にも負担がかからないと思われがちですが、そんなことはありません。休息の時間であるはずの睡眠中でも、姿勢によっては腰に大きな負担をかけてしまうことがあります。坐骨神経痛のある人は、寝る姿勢にも注意しましょう。

寝る姿勢でまず避けたいのは、うつぶせ寝です。うつぶせになると腰の反りが大きくなり、腰への負担も大きくなります。

腰への負担が少ないのは、横向きに寝る姿勢です。とくに狭窄型坐骨神経痛や混合型坐骨神経痛の人は、横向きで寝るのが楽だという人が多いようです。このとき腰の下、あるいは脚の間に座布団やクッション、折り畳んだタオルなどをおくと、腰への負担がさらに軽くなる場合があります。自分に合った恰好を探して、いちばん楽な姿勢で寝るようにするとよいでしょう。

一方で、ヘルニア型坐骨神経痛の人は、仰向けに寝るのがよい場合もあります。仰向けに寝るときも、腰の下やひざの下に座布団やクッション、タオルなどをおくと、背骨の自然なカーブが保たれて、より楽になります。

体を起こすときは、必ず横向きの姿勢から、ひざを曲げ、手でしっかり上体を支えながら起き上がるようにしましょう。仰向けのまま勢いをつけて起き上がろうとするのは、ぎっくり腰など激痛のもとになります。とくに朝は、まだ体も硬く、ぎっくり腰を起こしやすいものです。ゆっくり慎重に起き上がるようにしてください。

また、腰痛や坐骨神経痛がある人は、寝具にも注意が必要です。布団やマットレスは、やわらかすぎても、かたすぎても腰によくありません。寝具を選ぶときは、必ず試してみて、背骨の自然なS字カーブを保てる適度なかたさの寝具を選びましょう。

腰にやさしい寝方、起き方

寝方

ヘルニア型坐骨神経痛の人

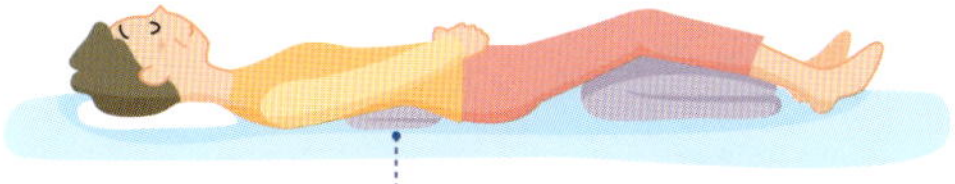

仰向けで寝るとよい場合は腰の下、ひざの下にタオルや座布団などをおくと、より楽になる

布団は背骨のS字カーブを保てる適度なかたさの寝具を選ぶ

狭窄型坐骨神経痛、混合型坐骨神経痛の人

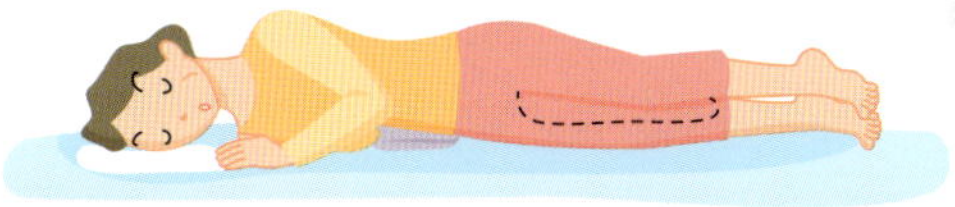

横向きに寝るとよい場合は腰の下、または脚の間にタオルや座布団などをおくと、より楽になる

起き方

ベッドの場合

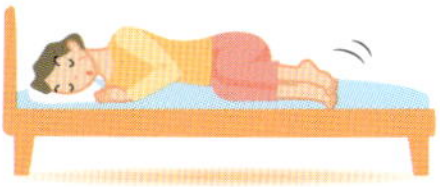

横向きでひざと腰を曲げて脚をベッドの端へ移動

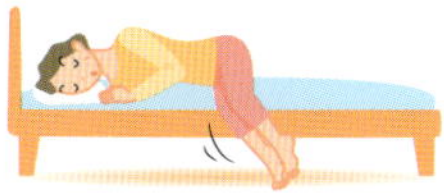

両脚をベッドから下ろす

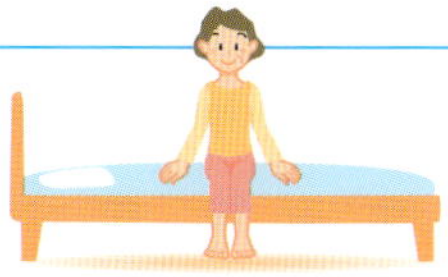

手をついてゆっくり上体を起こし、ゆっくり立ち上がる

布団の場合

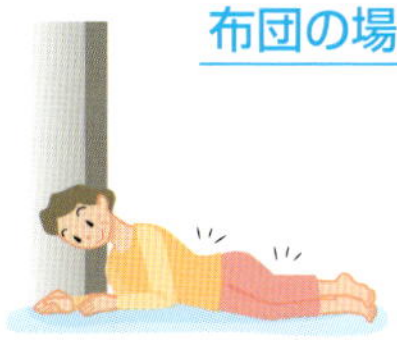

横向きになってひざと腰を曲げる。ひじをついて上体を起こす

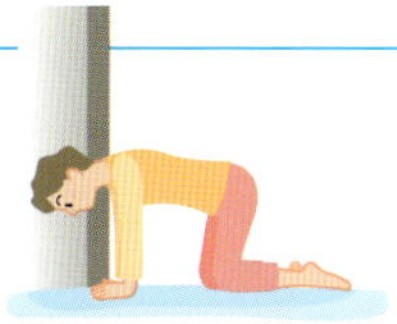

両手をついて上体を支えながら四つんばいになる

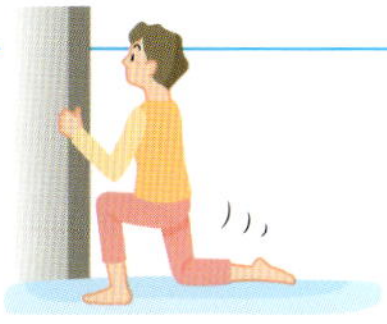

四つんばいから近くの壁や柱などにつかまり、ゆっくり立ち上がる

うつぶせ寝はNG！　うつぶせになると腰の反りが大きくなり、腰への負担も大きくなる。坐骨神経痛の人は避けた方がよい寝方

デスクワークや家事をするとき

近年は仕事で一日中、パソコンに向かっているという人も多いのではないでしょうか？　デスクワークはどうしても前かがみになりやすく、腰に負担がかかります。腰を守るためには、正しい姿勢で机に向かうことが基本です。

まずは机やいすの高さなど、作業環境を見直してみましょう。理想的ないすの高さは、座ったときに足の裏がぴったり床につき、ひざが90度に曲がるくらいといわれています。高さが合わない場合は、足元に台をおいて足をのせるとよいでしょう。机は低すぎると、背中が丸くなります。いすに座って背筋を伸ばした状態で、ひじを曲げたところにキーボードがくる高さがよいとされています。

机やいすの高さを調節したら、いすに深く腰かけ、背筋をしっかり伸ばしましょう。このとき、背もたれと腰の間に腰当てをおいたり、いすに座板をおいて座面に傾斜をつけると、正しい姿勢を維持しやすく、腰への負担も軽くなります。

一方、炊事や洗濯、掃除など、家事での姿勢も前かがみになりがちです。なるべく背骨のS字カーブを保つよう意識するとともに、負担が一点に集中しないよう注意しましょう。

キッチンで長時間立ち続けるときは、足元に15～20㎝ほどの台をおいて、片足を半歩前に出して交互に台にのせるようにすると、腰にかかる負担を分散させることができます。洗濯機から洗濯物を取り出すような作業をするときも、足元に台をおいて片足をのせると、前かがみになるのを防ぐことができます。

掃除をするときは、腰に負担のかかる雑巾がけは避けて、モップを使うようにします。また、掃除機はグリップの位置を前かがみにならない高さに調節し、できるだけ背筋を伸ばして掃除するようにしましょう。

仕事や家事の姿勢にも工夫を

ポイントは「背筋を伸ばして作業」をすること

デスクワークで腰へ負担のかからない工夫

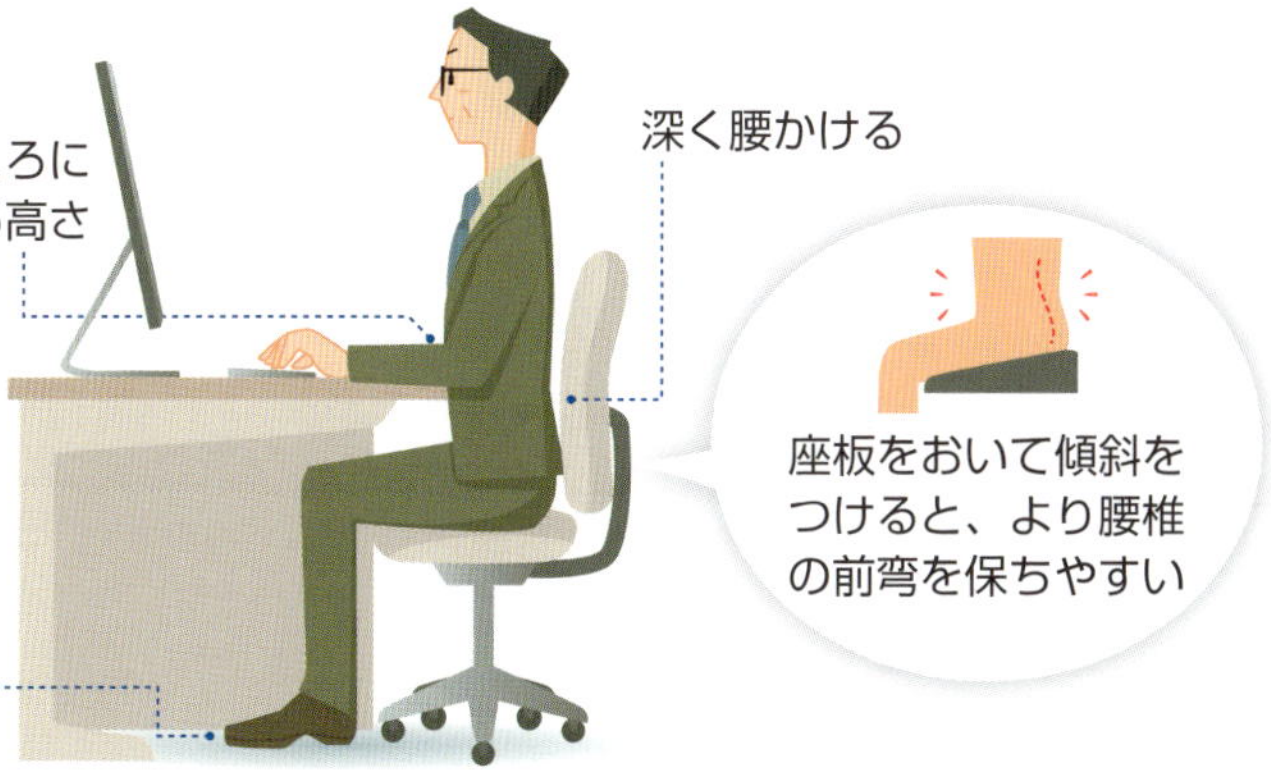
ひじを曲げたところにキーボードがくる高さがよい
深く腰かける
座板をおいて傾斜をつけると、より腰椎の前弯を保ちやすい
足の裏が床にぴったりつく高さに合わせる

家事で腰に負担のかからない工夫

キッチン

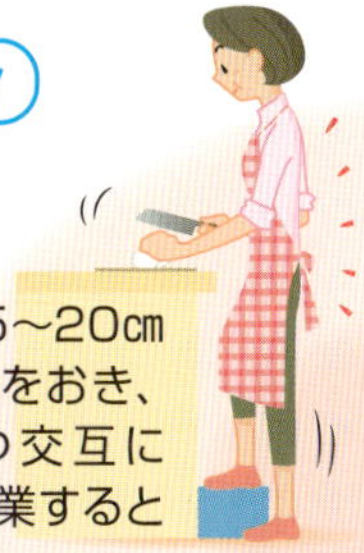
足元に15〜20㎝ほどの台をおき、片足ずつ交互にのせて作業するとよい

掃除

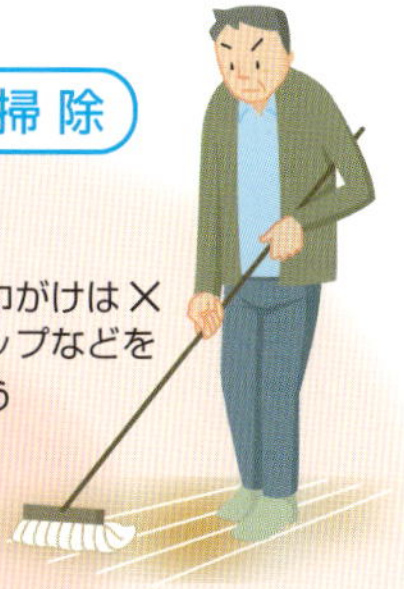
雑巾がけは×
モップなどを使う
掃除機などはグリップの位置を前かがみにならないよう調整するとよい

アイロンがけ

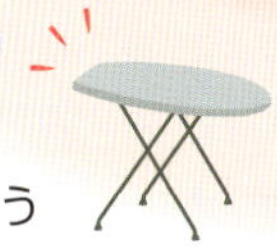
立ってできるアイロン台を使う

洗濯物を干す

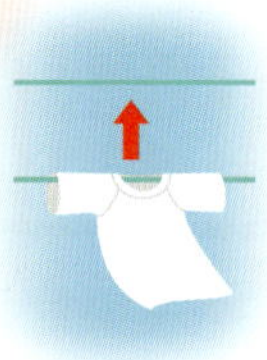
物干し竿の高さを調節する

30分に1回は作業を止めて軽いストレッチを！

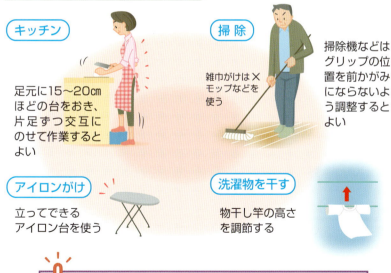

生活の中での腰へのいたわり

腰の負担を軽減する荷物の持ち方

日常生活での不用意な動作や悪い習慣が、坐骨神経痛の悪化や再発の引き金になることは多々あります。なかでも、床にある荷物を持ち上げる動作は、腰椎椎間板ヘルニア発症のきっかけにもなりやすいので注意が必要です。

床にある荷物を持ち上げるときに、立ったまま上体を倒して腰を曲げて持ち上げようとすると、上体を起こす力に加えて、荷物の重さの分さらに力が必要になり、腰には予想以上の負担がかかります。

荷物を持ち上げるときは、上体を倒すのではなく、まずはひざを曲げて腰を落とし、できるだけ体を荷物へ近づけます。そして、腕の力だけで持ち上げようとせず、荷物を体に引きつけたまま、ひざを伸ばすのと連動して、ゆっくりと持ち上げます。持ち上げる前にお腹に力を入れて、太ももの筋肉を使って持ち上げるのがコツです。荷物を持ち上げたら、荷物を体につけたまま運びます。

高いところにある荷物を扱うときも注意が必要です。背伸びをして取ろうとすると、腰が後ろに反り返るうえ、荷物の重さがもろに腰にかかってくるので、腰椎を痛める大きな原因になります。必ず台に乗って作業するようにしましょう。

また、バッグや買い物袋を持つときに、いつも片側だけで持っていると、脊椎がゆがみやすく、腰にも負担がかかります。とくに重い荷物は片側だけで持たず、左右に分けて持つようにしましょう。ショルダーバッグはストラップを短めにして斜めがけにし、時々、左右をかけかえます。なお、バッグはリュックにすると、重みが左右に偏らず、腰への負担が少なくてすみます。

荷物を持ち上げるとき、運ぶときの工夫

床にある荷物を持ち上げるとき

片ひざを立てて、
荷物に手をかける

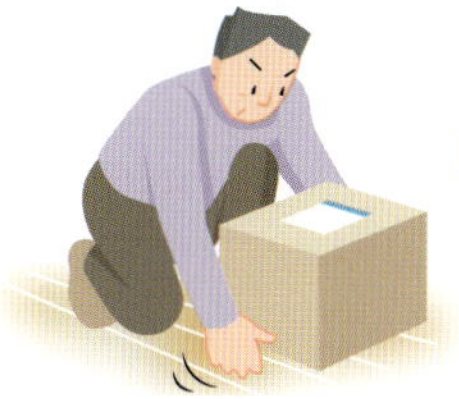

片足を前に
出し荷物を
体から離さ
ないように
持ち上げる

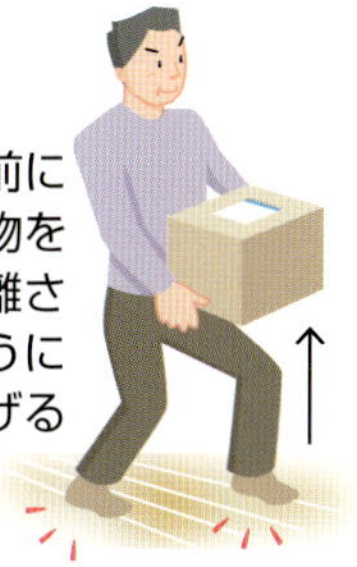

荷物を密着
させて運ぶ

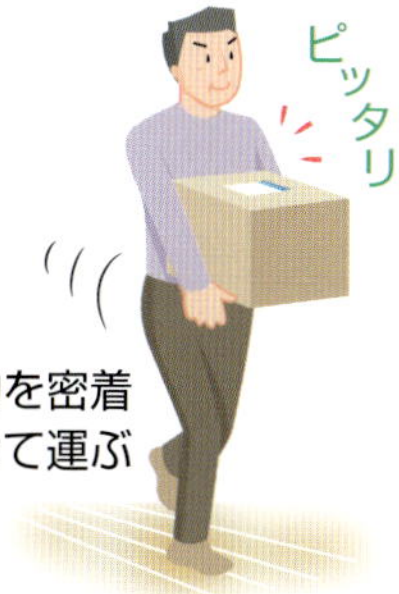

高いところにある荷物を取るとき

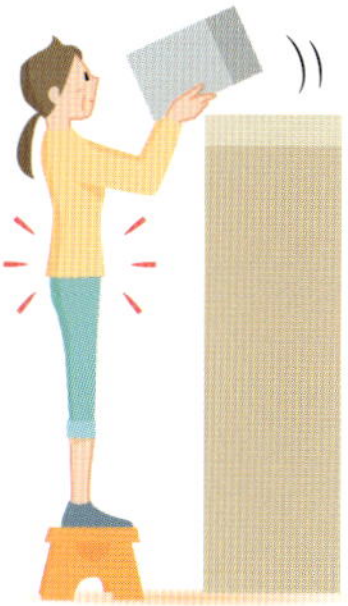

腰が反り
返らない
ように必
ず踏み台
を使う

[踏み台がないときは]

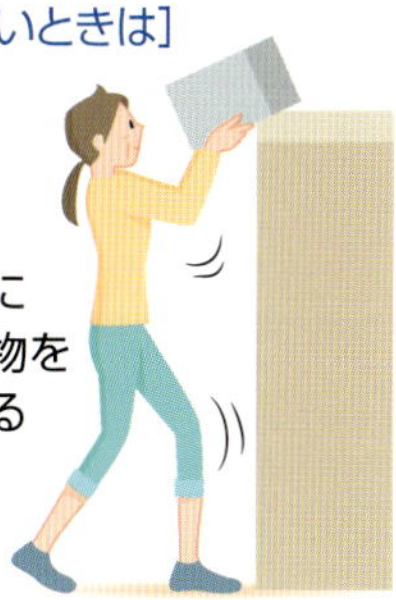

足を前後に
開いて荷物を
受けとめる

バッグや買い物袋を持つとき

ショルダーバッグ

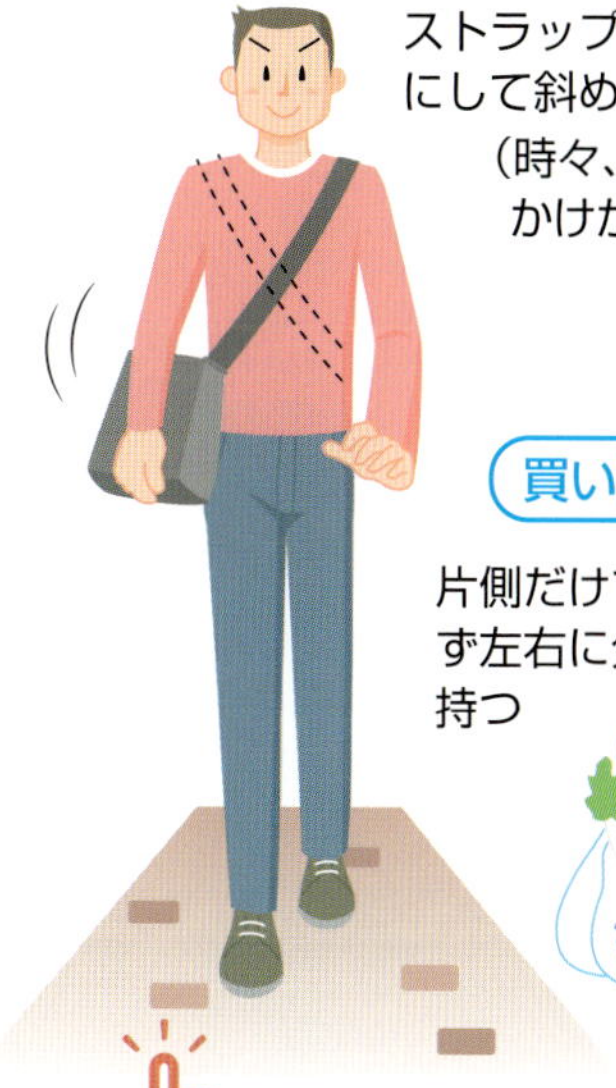

ストラップは短め
にして斜めがけに
（時々、左右を
かけかえる）

買い物袋

片側だけで持た
ず左右に分けて
持つ

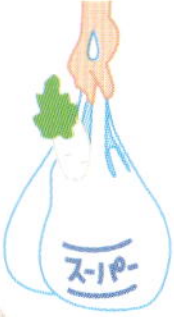

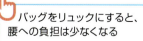

バッグをリュックにすると、
腰への負担は少なくなる

車の運転をするときの注意点

長時間車の運転をすると、健康な人でも腰が痛くなるものです。腰痛や坐骨神経痛があればなおさらのこと、注意が必要です。

車の運転が長時間におよぶと、狭い車中で同じ姿勢をとり続けることになります。ただでさえ同じ姿勢を続けることは腰によくないのに、姿勢が悪ければ腰への負担はさらに大きくなります。また、運転中は両手でハンドルを握り、足はアクセルとブレーキに使うため、頭と上体を腰の部分だけで支えることになります。しかも、右足はアクセルやブレーキを操作するために常に浮いた状態になるので、股関節や背中にも緊張が続きます。

運転による腰痛を避けるためには、このような特殊な運転姿勢をカバーする工夫が大切になります。

車の運転をするときは、まず座席シートを前に寄せて、ペダルを楽に踏めるようにします。そして、座席シートに深く腰かけ、背もたれは120度くらいの角度に倒して、背中がしっかり密着するようにします。体重を背もたれでも支えられるようにすることで、腰への負担を少なくするのです。このとき、腰と背もたれのすき間に腰当てやクッションなどを置くと、腰椎の自然な前弯がキープしやすくなり、腰への負担をさらに少なくできます。

また、車に乗り降りする際の動作も、腰を痛めやすいので注意が必要です。車に乗るときは、座席シートに背中を向けて、手をついてからお尻を座席シートの端に乗せます。手で体を支えながら、ゆっくりと体を前に向け、深く腰かけます。降りるときは逆の順序で、やはり座席シートに手をついて、腰を座席シートの端にずらしてから外を向き、足を地面に下ろします。

運転する人はもちろん、同乗者も、1時間に1回は休憩をとり、車から降りて、軽いストレッチや体操を行いましょう。

腰をいたわる運転姿勢

運転をするときの姿勢

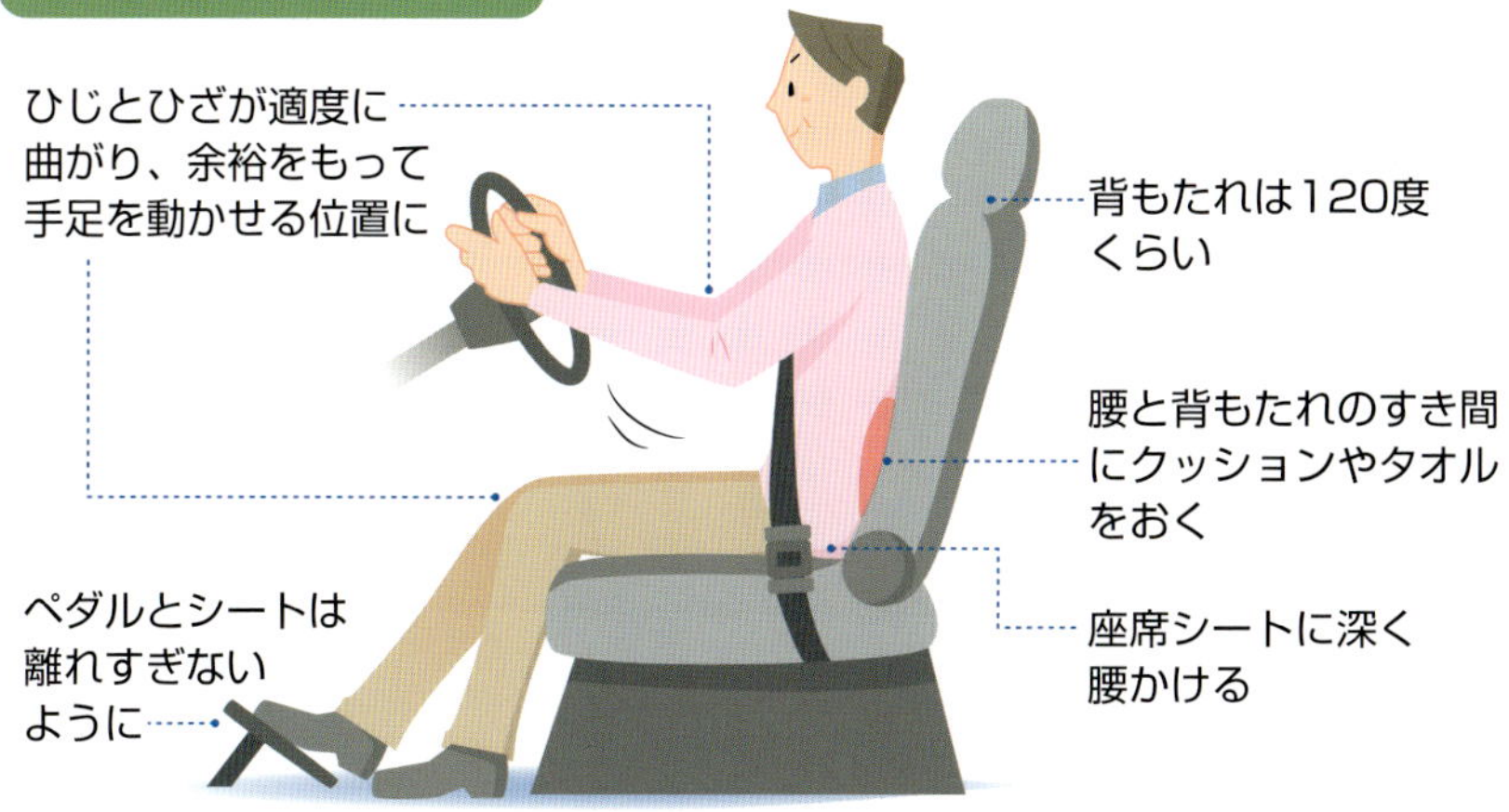
ひじとひざが適度に
曲がり、余裕をもって
手足を動かせる位置に
背もたれは120度
くらい
腰と背もたれのすき間
にクッションやタオル
をおく
ペダルとシートは
離れすぎない
ように
座席シートに深く
腰かける

乗るときの姿勢

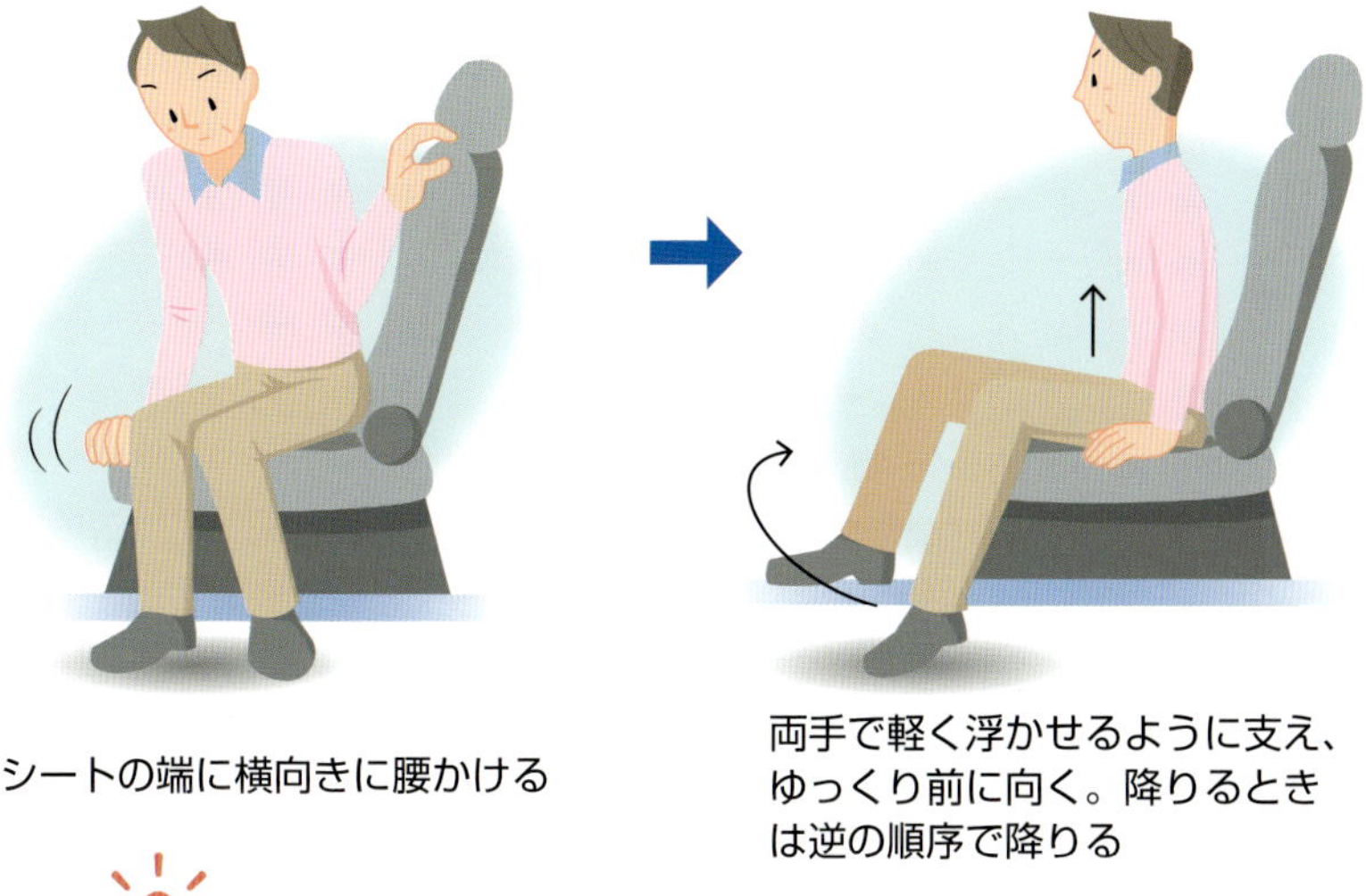
シートの端に横向きに腰かける
両手で軽く浮かせるように支え、
ゆっくり前に向く。降りるとき
は逆の順序で降りる

1時間に1回は休憩をとり、軽いストレッチや体操をして筋肉をほぐすことが大切

入浴・洗面・トイレの工夫

入浴や洗面、トイレといった基本的な生活動作にも気をつけたい点があります。

まず入浴ですが、浴室は滑りやすいうえ、浴槽をまたぐときなどにつまずく危険があります。浴槽や洗い場には滑り止めのマットを敷いて、足元を安定させましょう。立ち座りの動作を補助するための手すりをつけると、より安全です。

また、洗い場のいすは低すぎると、背中が丸くなりがちです。とくにシャンプー時は頭からお湯をかぶるため、前かがみが強くなり、腰に負担がかかります。高めの安定したいすに座り、できるだけ上体を起こして、高い位置からシャワーを浴びるようにしましょう。

浴槽につかるときは、いったん浴槽の縁に腰かけ、体を反転しながら片足ずつ入るようにします。浴槽内では、足を前に投げ出して座るよりも、正座をする方が腰への負担が軽くなります。

洗面台は低めに設計されていることが多く、顔を洗うときはどうしても前かがみになりがちです。とくに腰椎椎間板ヘルニアの人にとっては、つらい姿勢となります。そのため、洗面中に症状の悪化や再発を招いたり、腰椎椎間板ヘルニアを新たに発症することが少なくありません。

顔を洗うときは、両足を前後に開き、ひざを軽く曲げて腰を落とすと重心が下がり、骨盤が安定します。あるいは、ひざを洗面台に当てて体を支えたり、足元に15～20㎝くらいの台をおいて片足を乗せるのもよいでしょう。

また、不安定な中腰姿勢になるトイレにも注意が必要です。便器の脇に手すりがあると、立ち座りの動作を安全に行うことができます。また、トイレットペーパーを取るときに、不自然に腰をひねるのも危険です。ペーパーホルダーは取りやすい位置に設置しましょう。

入浴・洗面・トイレで腰を痛めない工夫

入浴するときの工夫

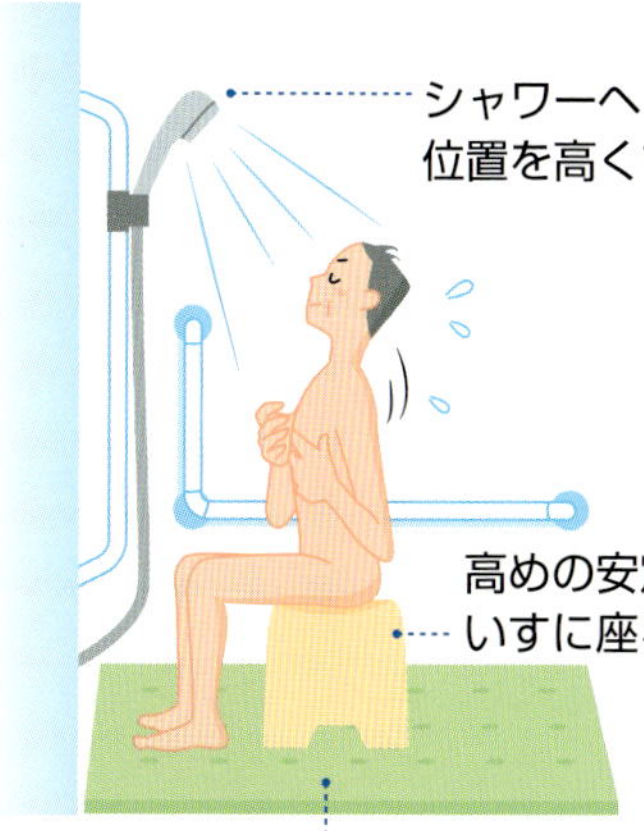
シャワーヘッドの
位置を高くする
高めの安定した
いすに座る
滑り止めマットをしく

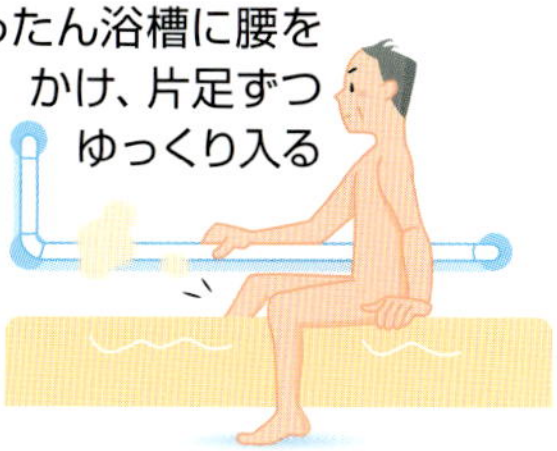
いったん浴槽に腰を
かけ、片足ずつ
ゆっくり入る

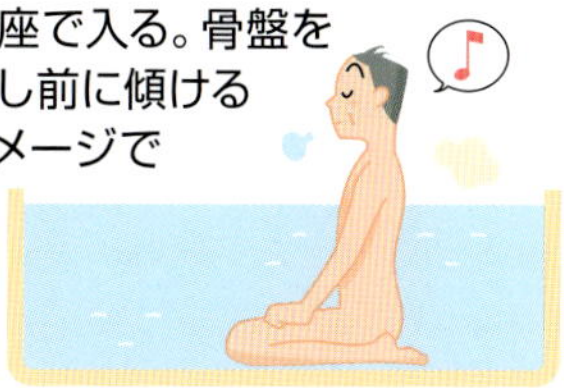
正座で入る。骨盤を
少し前に傾ける
イメージで

トイレの工夫

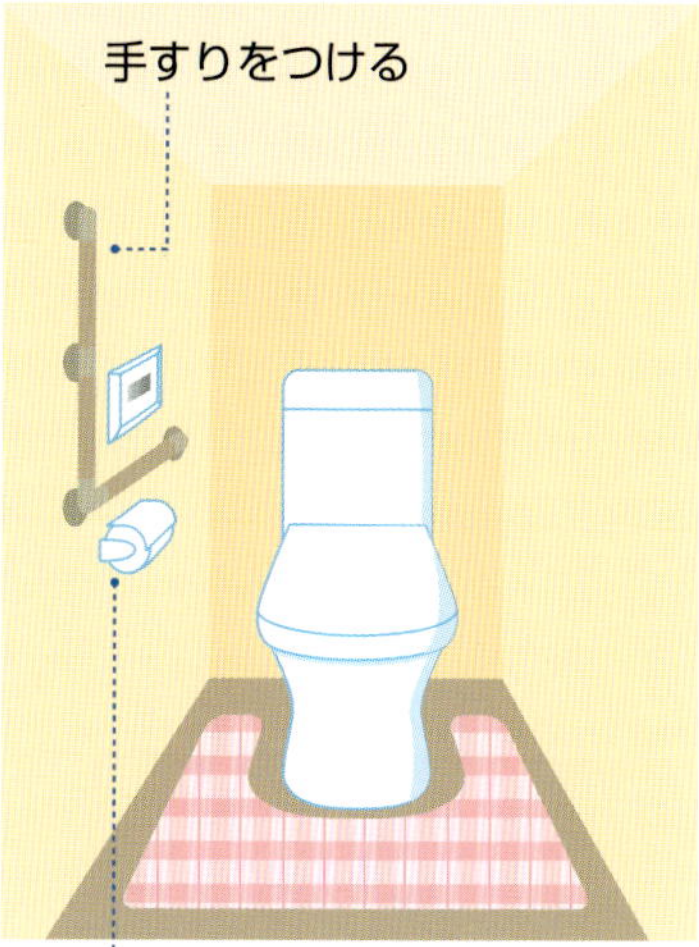
手すりをつける
トイレットペーパー
は取りやすい位置に

洗面の工夫

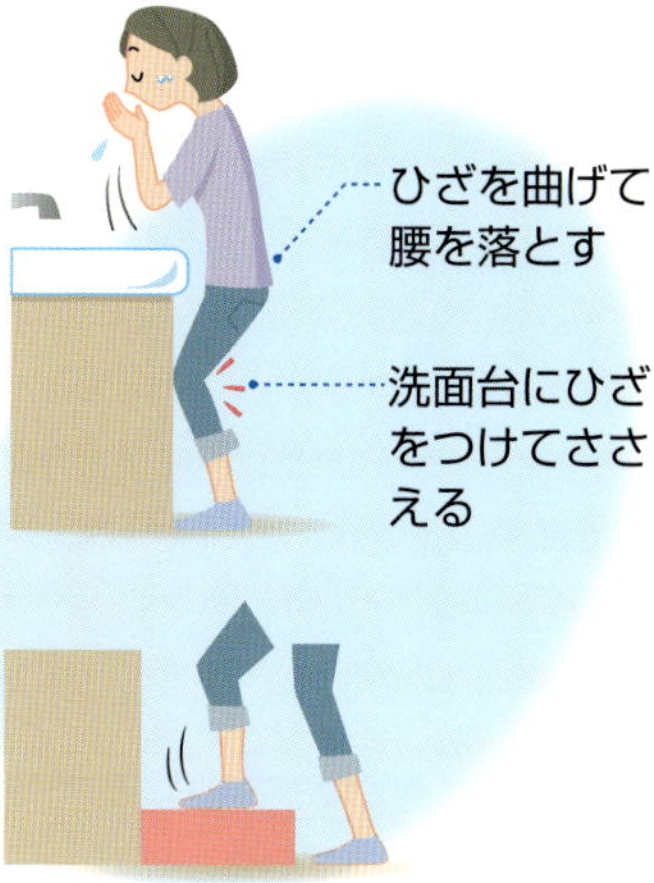
ひざを曲げて
腰を落とす
洗面台にひざ
をつけてささ
える
足元に15～20㎝くらいの台を
おき、片足を乗せるのもよい

冷えから腰を守る

腰痛や坐骨神経痛といった痛みには、「冷え」も深く関わっています。

体は冷えると、熱を外気に奪われないようにするため、筋肉や血管を収縮させます。

血管が収縮すると血行が悪くなり、筋肉は緊張してこりが生じます。さらに、腰部への血流が滞《とどこお》ると、酸素や栄養が運ばれにくくなり、疲労物質*もたまりやすくなります。こうしたことが複合的に重なり、痛みを引き起こすのです。

寒い冬はもちろん、今は夏でも冷房の効きすぎや冷たいものの食べすぎ・飲みすぎなどで、年中体が冷えている人が多いものです。

とくに痛みが慢性化しているという人は、冷えが大きな原因の1つと考えられます。足腰を冷やさないようにしましょう。

日々の生活のなかでできる冷え対策としては、まず「重ね着」があります。寒い冬は、着るもので温かさを調節するのが手っ取り早い方法です。そうはいっても、動きが制限されるほど厚着をすると、かえって筋肉疲労や血行不良の原因になります。最近は、薄手でも保温効果の高い機能性肌着が売られているので、上手に活用しましょう。

夏場は、冷房で過度に室内を冷やしすぎたり、冷風に直接当たったりしないよう注意しましょう。オフィスや映画館、電車内など、自分で冷房を調節できない場所では、上着を1枚持っておくようにしたいものです。

そして、年間を通して、家庭で簡単に行うことのできる冷え対策としておすすめなのが「入浴」です。温かいお風呂につかって、全身を温めることによって、筋肉のこりがほぐれ、血行もよくなります。

ただし、急性期の強い痛みがあるときは、温めると逆効果になる場合があるので注意してください。

用語解説　疲労物質　疲労の原因となる物質。運動などをすると、活性酸素が発生して細胞が傷つけられ、老廃物が出る。この老廃物が疲労の原因となる。

冷え対策は万全に

寒さ対策

〈温める工夫をする〉

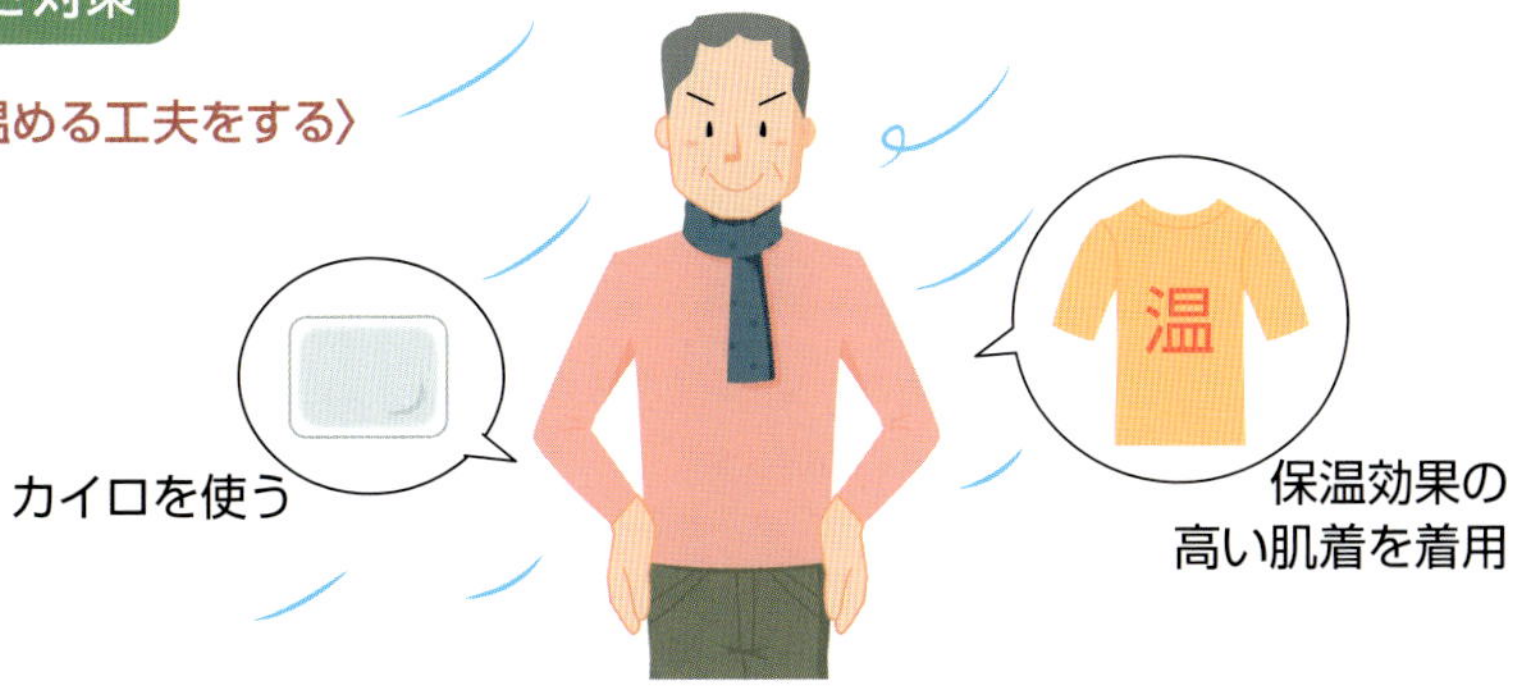
温
カイロを使う
保温効果の
高い肌着を着用

夏場の冷え対策

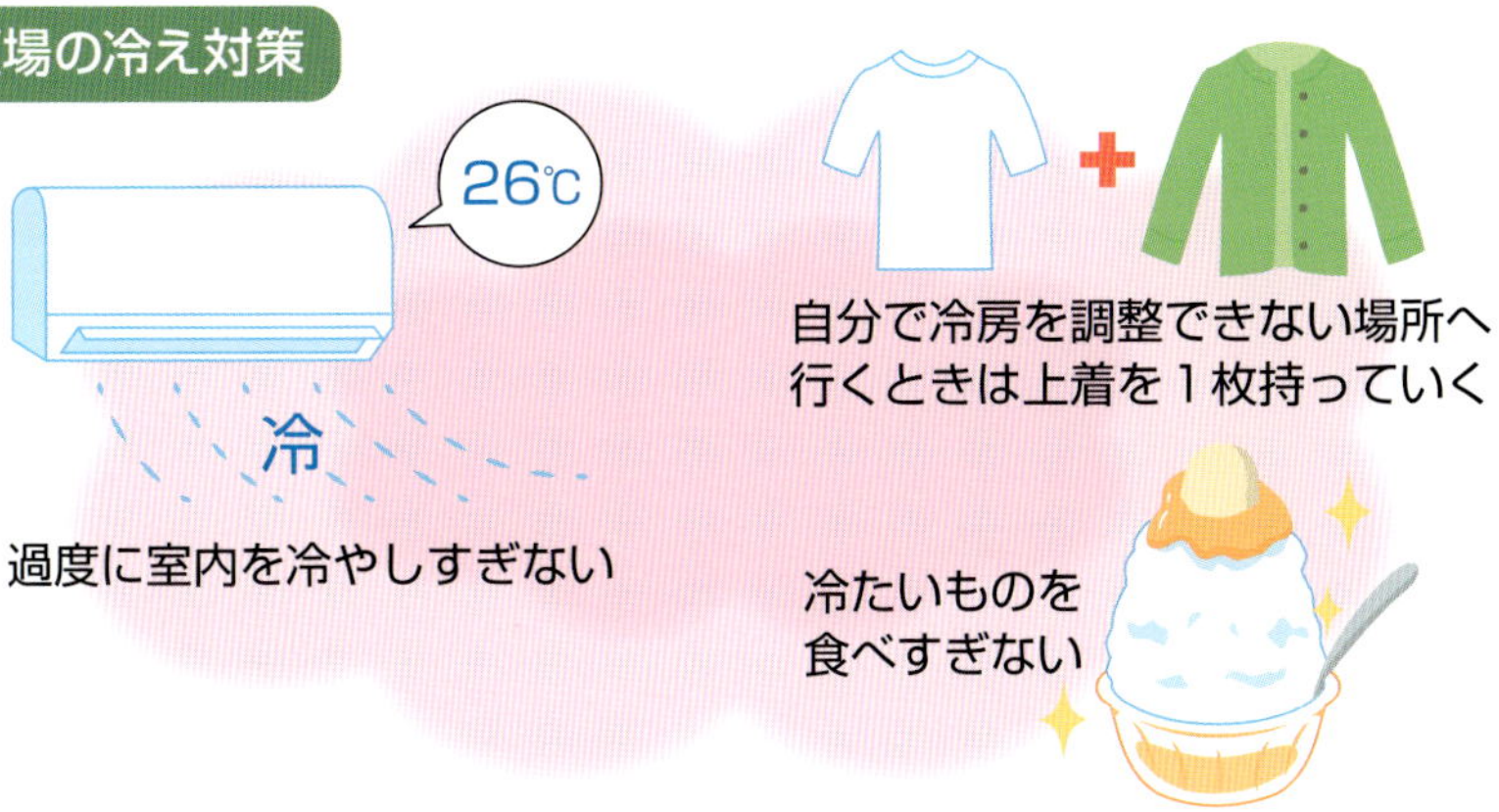
26℃
冷
過度に室内を冷やしすぎない
自分で冷房を調整できない場所へ
行くときは上着を１枚持っていく
冷たいものを
食べすぎない

通年の冷え対策

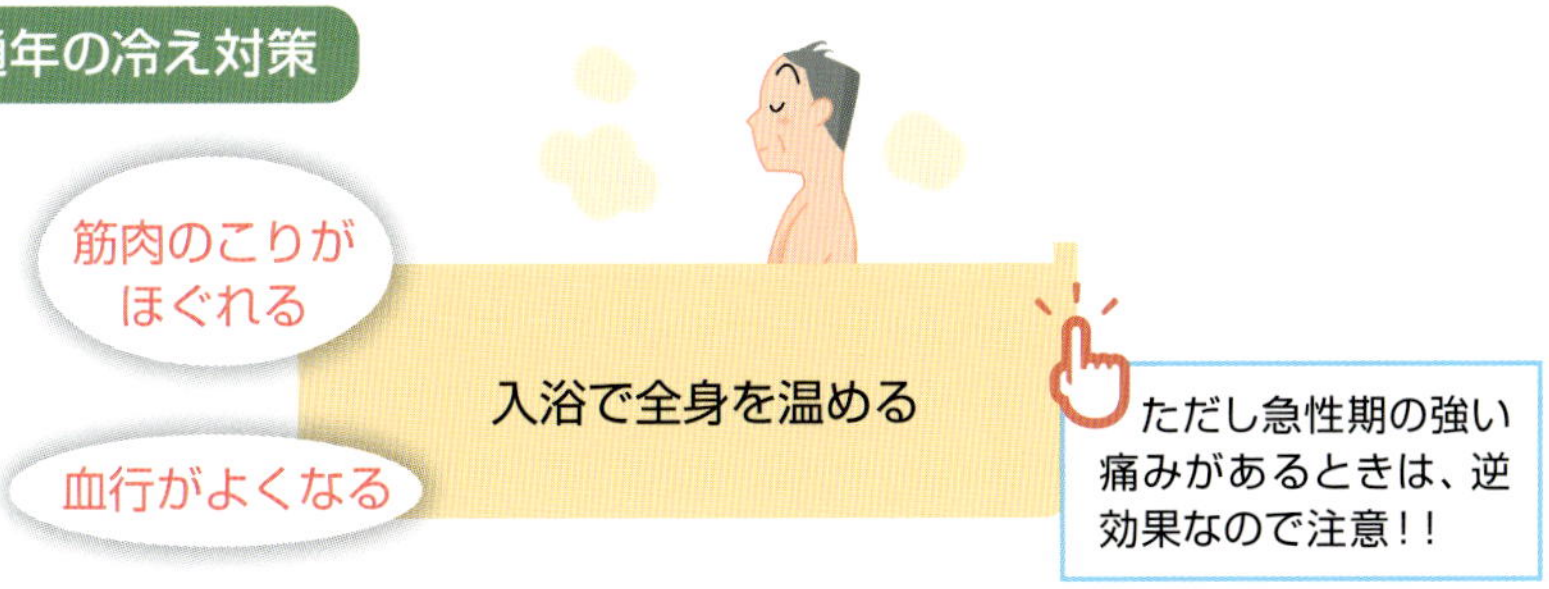
筋肉のこりが
ほぐれる
血行がよくなる
入浴で全身を温める
ただし急性期の強い
痛みがあるときは、逆
効果なので注意！！

腰痛を防ぐ生活習慣

肥満を解消する

　坐骨神経痛の悪化や再発を防ぐためには、生活習慣を見直すことも大切です。坐骨神経痛や腰痛のある人は、過食や偏食、運動不足など、肥満になりやすい生活習慣に陥っていないでしょうか?

　二足歩行をする人間の背骨は、S字状のカーブを維持することで重い頭や上体を支えています。背骨のなかでも、とくに腰椎には大きな荷重がかかっているため、障害を起こしやすいのです。

　肥満の人は、そうでない人にくらべて腰椎にかかる負担が大きいのは明らかです。さらに、お腹にたっぷり脂肪がついている人は、反り腰になりがちです。お腹を突き出し、胸を反らせることで、バランスをとっているからです。いうまでもなく、この姿勢は、腰椎に大きな負担がかかります。

　肥満は坐骨神経痛の大敵。肥満の予防・改善に努めましょう。

　やせるための基本は、食事からとる「摂取エネルギー」を減らし、活動や運動で使う「消費エネルギー」を増やすことです。

　食生活では、「糖質（ごはん、パン、めん類、甘いもの）をとりすぎない」「動物性食品に偏らない」「油っこいものをとりすぎない」「アルコール（とくに糖質の多いビールや日本酒）をとりすぎない」「1日3食を規則正しくとる」「夜9時以降に食べない」「間食は控える」などを実践しましょう。

　坐骨神経痛のある人は、痛みやしびれを恐れて運動不足になりがちですが、積極的に動いて消費エネルギーを増やすことも大切です。体操やストレッチ（149〜153頁）、ウォーキングなど、適度な運動を習慣として行いましょう。

太りやすい生活習慣を見直そう

肥満度と適正体重をチェック

〈肥満度〉 ※肥満度を示す体格指数「BMI（Body Mass Index）」をもとに、肥満度を判定

体重（kg）÷身長（m）×身長（m）
＝肥満度（BMI指数）

■ 肥満度の判定基準 ■

BMI	判定
18.5以下	低体重
18.5〜25未満	標準体重
25以上	肥満

〈適正体重〉
身長（m）×身長（m）×22＝適正体重（kg）

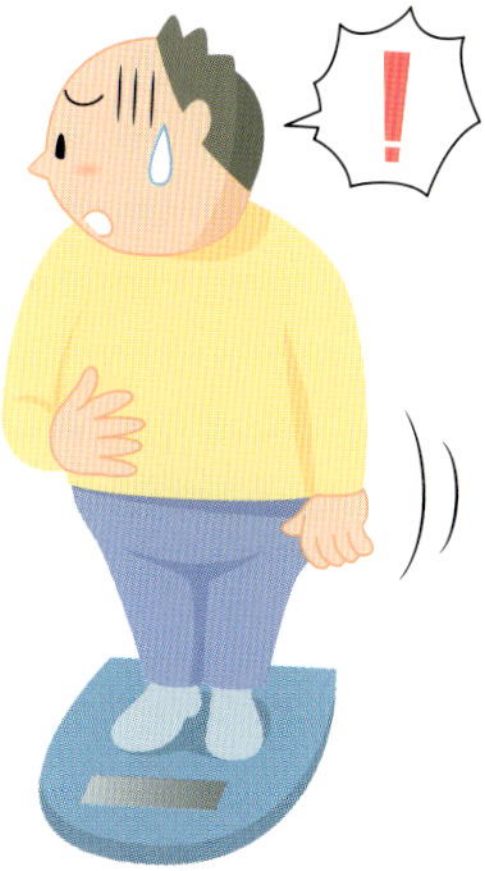

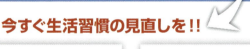

今すぐ生活習慣の見直しを!!

食生活改善のポイント

- 糖質（ごはん、パン、めん類、甘いもの）をとりすぎない
- 動物性食品に偏らない
- 油っこいものをとりすぎない
- アルコール（とくに糖質の多いビールや日本酒）をとりすぎない
- 1日3食を規則正しくとる
- 夜9時以降に食べない
- 間食は控える

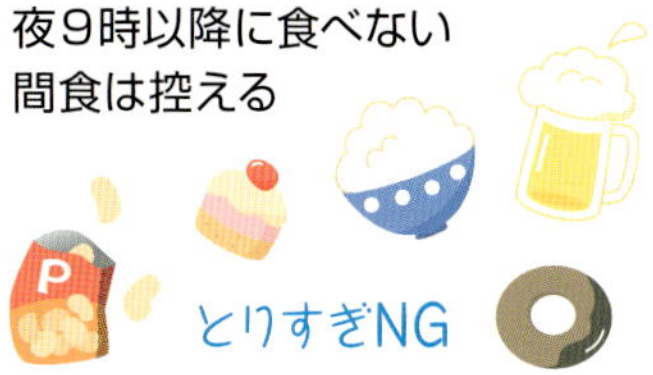

おすすめの運動

- 体操やストレッチ
- ウォーキング
- 水中ウォーク
- ノルディック ウォーキング

など

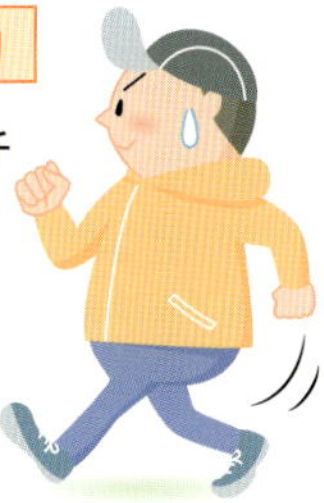

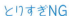

坐骨神経痛の悪化や再発を防ぐためにも、生活習慣の改善を!!

骨や筋肉を強くする食生活を

坐骨神経痛や腰痛を予防するためには、骨を丈夫にすることが重要です。とくに高齢者は、骨の再生力*が衰えているため、骨粗鬆症のリスクが高くなります。骨の材料となるカルシウムの貯蔵量や吸収率は、加齢とともに低下してくるので、歳を重ねるほど、カルシウムを含む食品を積極的にとることが大切になります。

カルシウムは乳製品のほか、あじやしらす、わかさぎなどの魚類、小松菜や水菜、モロヘイヤなどの野菜にも多く含まれています。ただ、カルシウムの吸収率は食品によって差があり、最も吸収率が高く、効率よくカルシウムをとれるのが牛乳、ヨーグルト、チーズなどの乳製品です。カルシウムの吸収を促すビタミンDや、カルシウムが骨に沈着するのをサポートするビタミンKと一緒にとると、さらに効果的です。

ビタミンKは、パセリやしそ、ほうれん草や納豆などに多く含まれています。ビタミンDは紅ザケ、まいわし、まぐろ、かつおなどの魚類に多く含まれますが、食品からとる以外にも、日光に当たることで体内でも合成できます。天気のいい日は外に出てウォーキングなどをすると、運動不足解消にもつながり、一石二鳥です。

また、体を支え、正しい姿勢を維持するためには、筋力も必要です。筋肉の材料となるたんぱく質が不足すると、筋肉量も減ってしまいます。たんぱく質にはカルシウムの吸収を助ける働きもあり、坐骨神経痛予防には大切な栄養素です。

たんぱく質は肉や魚、卵、乳製品、大豆製品などに多く含まれていますが、たんぱく質を構成するアミノ酸のバランスは、食品によって異なるため、色々な食品を組み合わせてとると効果的です。肉や魚などの動物性食品だけでなく、大豆製品などの植物性食品もバランスよくとりましょう。

用語解説 骨の再生力　骨が新しく生まれ変わる力。健康な骨は、古い骨が破壊される骨吸収と、新しい骨がつくられる骨形成をくり返すことで生まれ変わっている。

骨や筋肉を強くする栄養素をバランスよくとろう

カルシウム

骨の主成分で、日本人の食生活では不足しがちなので、意識してとるようにしたい

〈カルシウムを多く含む食品〉

乳製品（牛乳、ヨーグルト、チーズ）
魚類（あじ、しらす、わかさぎ、さんま、ししゃも、めざしなど）
野菜（小松菜、水菜、モロヘイヤ、野沢菜、春菊など）

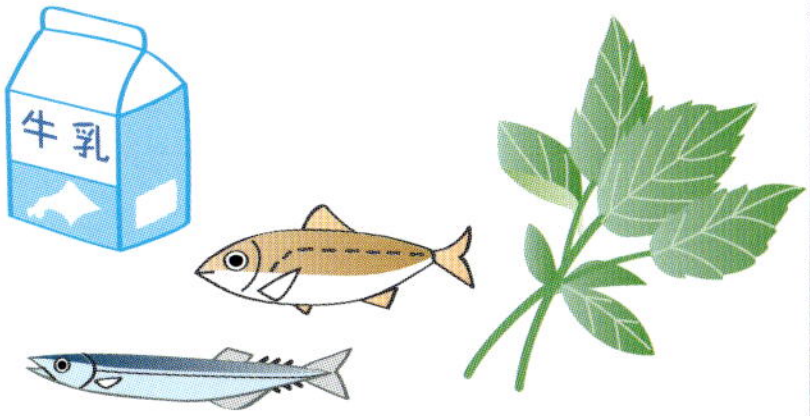

ビタミンD

カルシウムの吸収を促す。日光を浴びることで体内でも合成できる

〈ビタミンDを多く含む食品〉

紅ザケ、まいわし、かつお、まぐろ、かれい、さば、にしんなど

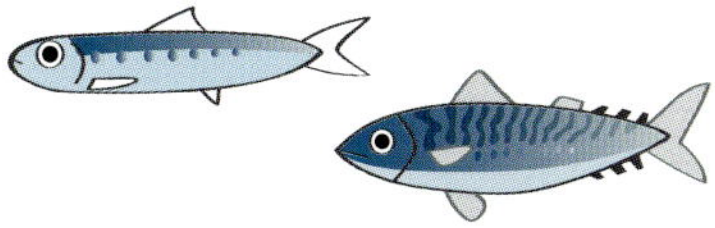

ビタミンK

カルシウムが骨に沈着するのを助ける

〈ビタミンKを多く含む食品〉

パセリ、しそ、モロヘイヤ、豆苗《とうみょう》、ほうれん草、春菊、納豆、抹茶など

※抗血液凝固薬（ワーファリンなど）を服用中の人は、薬の効果を妨げるのでビタミンKの摂取を控えること

たんぱく質

筋肉の主材料で、カルシウムの吸収を助ける働きもある

〈たんぱく質を多く含む食品〉

肉類、魚介類、乳製品、卵、大豆製品

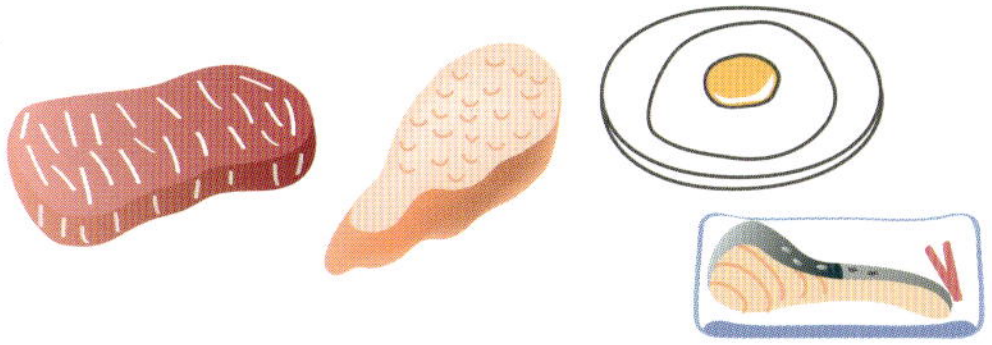

腰の負担を軽減させる体力・筋力づくりを

坐骨神経痛を改善するためにも、肥満を解消するためにも、運動は欠かせません。痛みやしびれがあると、どうしても動くのが億劫になりがちですが、動かなければ確実に筋力も体力も低下します。筋力が落ちれば、正しい姿勢をキープするのも難しくなります。症状はよくなるどころか、悪化や再発を招きかねません。すると、ますます動かなくなってしまう…。とくに高齢者は、そんな悪循環から寝たきりになってしまうケースが多いのです。

急性期の強い痛みがあるとき以外は、積極的に体を動かすよう心がけてください。

坐骨神経痛や腰痛のある人におすすめなのは、ストレッチや体操、ウォーキングなどの軽い運動です。ストレッチと体操は、巻末付録でいくつか紹介しているので参考にしてみてください。

ウォーキングは、誰もが手軽にできる代表的な有*酸素運動です。体力づくりや肥満の解消に最適なうえ、正しい姿勢で歩くことは、坐骨神経痛の予防・改善にもよい効果があります。118頁で解説したように、背筋を伸ばして、正しいフォームで歩きましょう。

歩くペースは、最初は無理のないペースで始め、慣れてきたら徐々に速度を上げていきます。歩く量は、1日10分くらいから始め、体力に合わせて時間を増やし、最終的には1日30分を目標に週に3回くらい歩くことを目指します。

運動は、とにかく続けることが大切です。そのためには、無理をしすぎてもよくありません。体調の悪い日や天気の悪い日は、休みにする余裕を持ちましょう。また、年配の方は、若い頃の自分のイメージにとらわれすぎてはいけません。速く走ることや高く飛ぶこと、重いウェイトを持ち上げることが目標ではありません。今の自分の体力に合った運動を、習慣として続けることが真の目標です。

用語解説 有酸素運動　酸素を十分に取り込みながら、継続して行う運動のこと。対して、短距離走や重量挙げなど、瞬発力を必要とする運動は無酸素運動という。

ウォーキングの基本姿勢

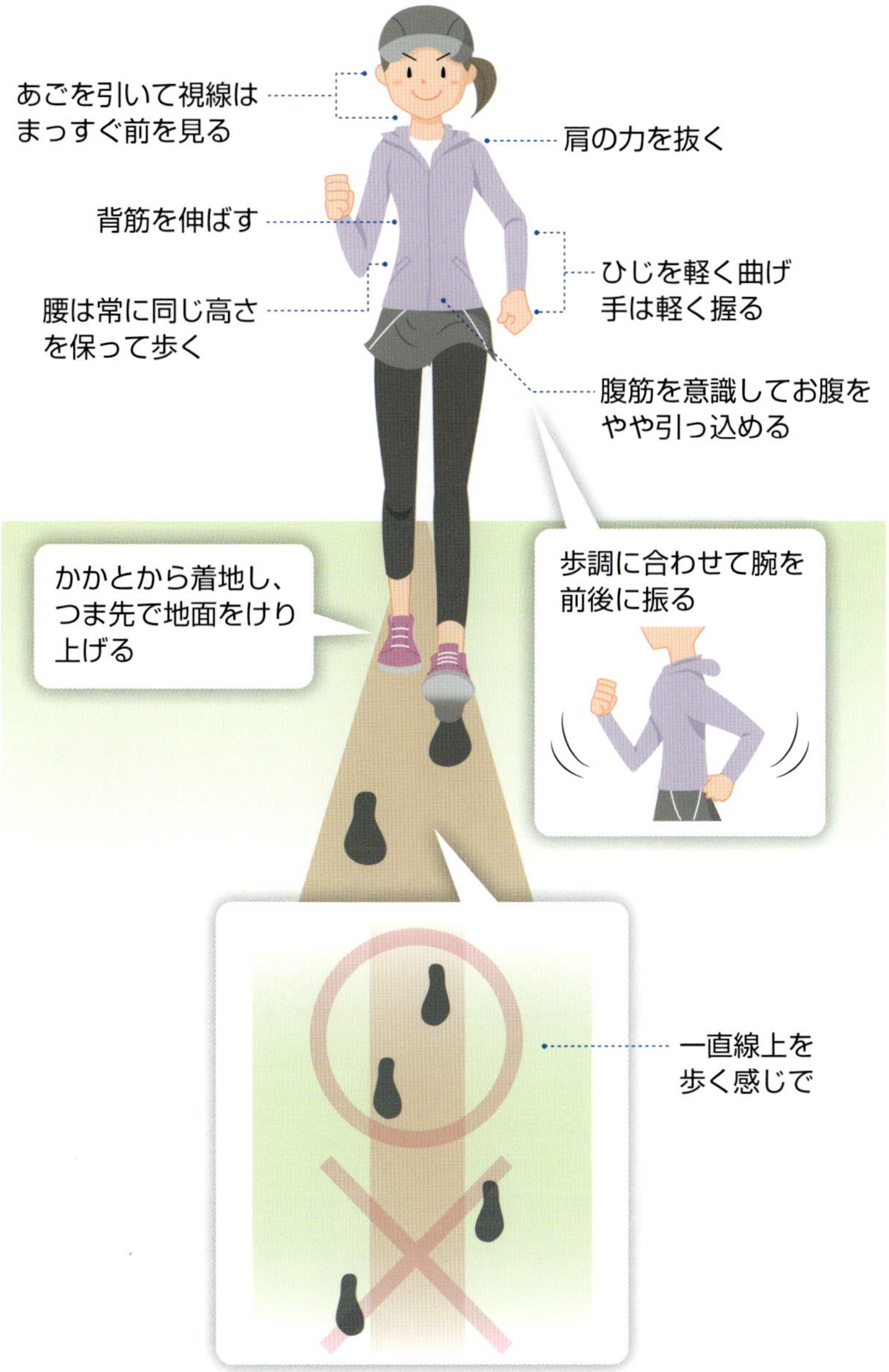

喫煙は血液の流れを滞らせる

タバコが肺がんや高血圧、心筋梗塞や脳卒中などの危険因子であることは、すでにご存知の方も多いことでしょう。では、坐骨神経痛はどうでしょうか？

実は、坐骨神経痛もタバコと深い関係があります。坐骨神経痛の主な原因である腰椎椎間板ヘルニアや腰部脊柱管狭窄症では、腰椎の馬尾や神経根が圧迫されるため、周辺組織への血流が悪くなっています。そこで、坐骨神経痛の保存療法では、血流を改善するために温熱療法や運動療法などが行われるのですが、タバコに含まれるニコチンには血管を収縮させる作用があり、タバコを吸うとさらに血流が悪化します。タバコは坐骨神経痛の治療を台無しにしてしまうということです。

また、1日に21本以上タバコを吸う男性は、タバコを吸わない男性とくらべて1・36倍、腰痛になりやすいという報告もあります。1日1～21本の場合でも1・29倍、腰痛のリスクが高まるそうです（2001年・群馬大学）。

これは、タバコの血管収縮作用によるものです。タバコのニコチンは、血流にのって腰椎周辺にも運ばれます。そして、腰椎の周辺組織に酸素や栄養を送る毛細血管を収縮させます。すると、椎間板に酸素や栄養が十分に行かなくなり、椎間板の変性が進んでしまうのです。さらにニコチンは、椎間板の髄核の成分であるコラーゲンの生成に関わるビタミンCを破壊します。とくに腰椎椎間板ヘルニアの人は、すぐにでも喫煙を止めるべきです。

ただ、ニコチンには強い依存性があり、禁煙してすぐはイライラしたり、集中力が低下したように感じることがあるかもしれません。しかし、これらの離脱*（禁断）症状は一時的なものです。通常は3日目くらいをピークに、数週間で消失します。次頁では、つらい離脱症状をやりすごすコツを紹介しているので、参考にしてみてください。

用語解説　離脱症状　ニコチンやアルコール、麻薬などの依存症に陥ったときに、それを中止すると現れる精神症状や身体症状のこと。

ニコチンは坐骨神経痛の治療を妨げる

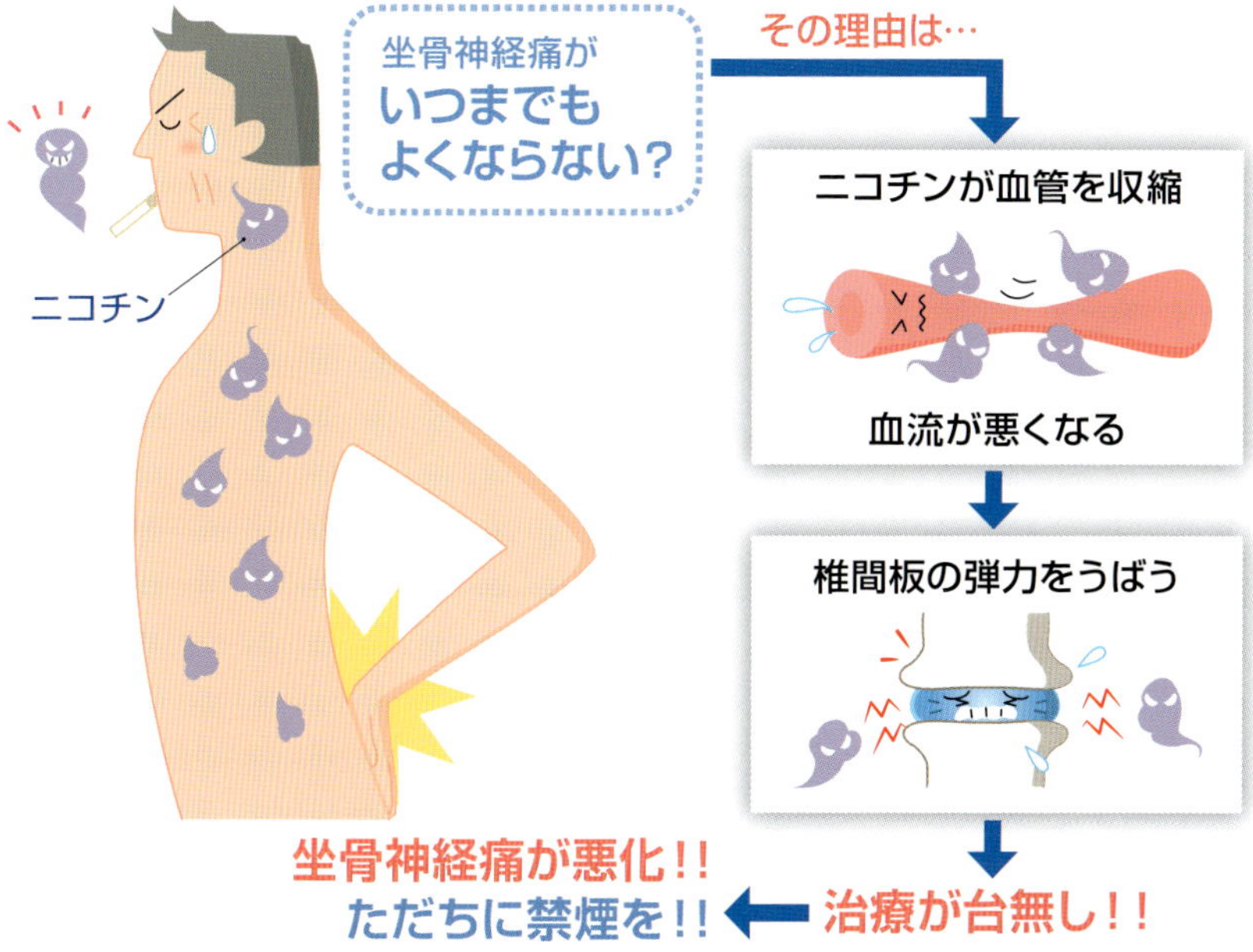

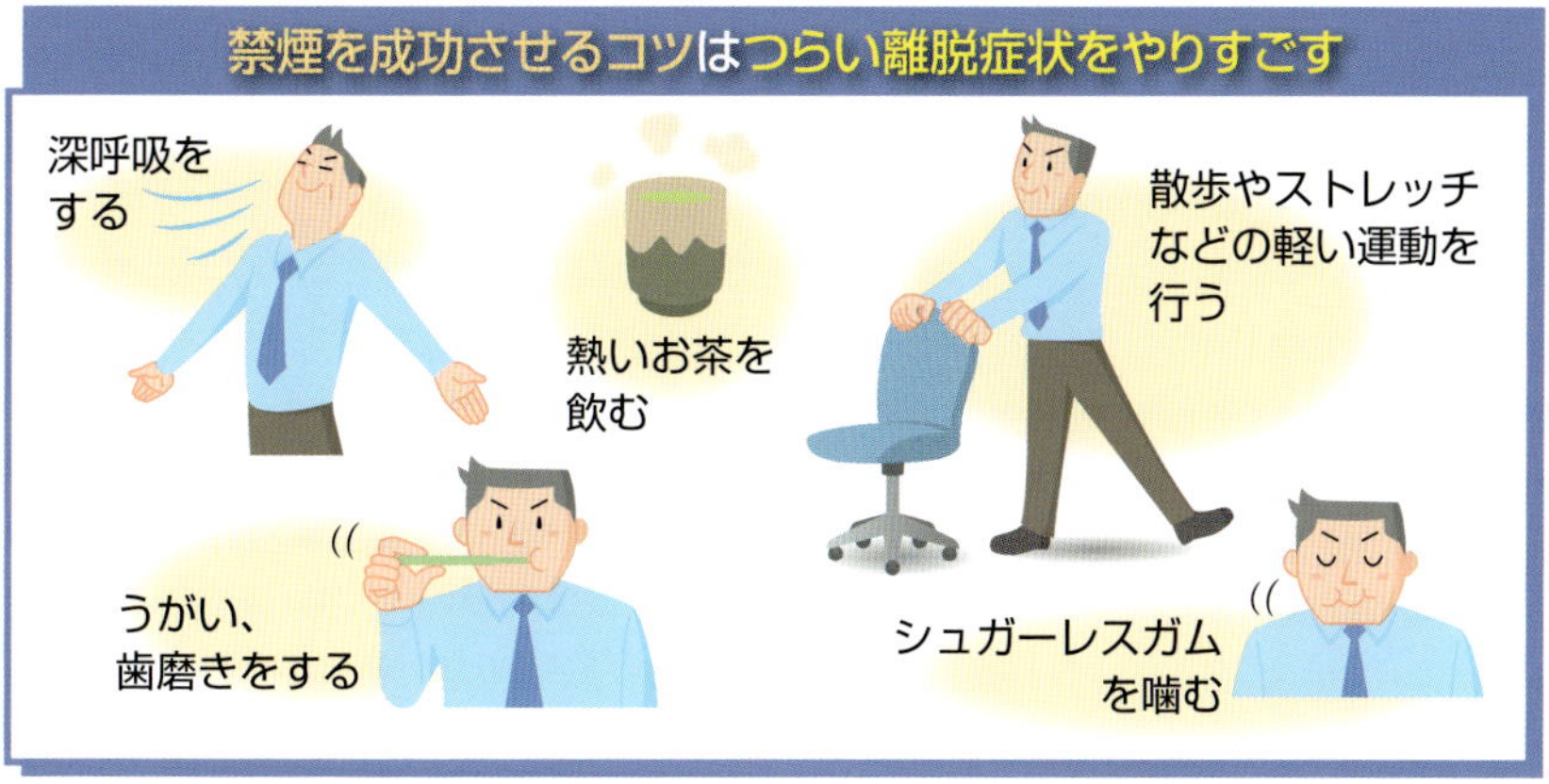

自分の意思だけで禁煙できない場合は「禁煙外来」へ

禁煙外来では、専門の医師がカウンセリングや薬を用いる治療によって、身体・精神的にサポートし禁煙に導いてくれる

column

Dr.久野木の日赤式治療術③　～脊椎制動術

腰部脊柱管狭窄症の手術で椎弓を切除したあとは、不安定な腰椎を固定する「脊椎固定術」がしばしば必要になります。金属のロッドとスクリューを使って、不安定になった椎骨と椎骨の間の動きを完全に封じるのですが、この手術には問題もあります。老化により背骨が変形・変性した場合に、スクリューを挿入した骨の部分がゆるんだり、折れたりする恐れがあるのです。

とくに骨粗鬆症の人や、長年にわたって人工透析を受けている人の骨はもろく、短縮しやすいため、金属のスクリューと骨に不適合が生じやすくなります。その結果、スクリューを埋め込んだ部分の骨に過剰な負荷が加わり、変形や変性が進んだり、骨折の原因になることがあります。痛みをとるはずの手術なのに、かえって痛みが強くなってしまうことがあるのです。

このような問題点を解決するために、日本赤十字社医療センターで開発されたのが、「日赤式脊椎制動術」です。この術式では、不安定になった腰椎を固定する際に、細いチタン製のロッドとポリエチレン樹脂のひもを使います。ポリエチレン樹脂のひもを使うことで、ロッドとスクリューの結合部が完全には固定されず、遊びを持たせることができるのです。ロッドとスクリューの結合部は柔軟に可動できるため、周辺の骨に過剰な負荷をかけずにすみます。高齢で脊椎固定術をあきらめていた人も、日赤式脊椎制動術なら受けられる可能性があります。

ただし、脊椎の不安定性が高い場合は、従来の金属を使った固定術が必須となります。

付録

家庭でできる保存療法

保存療法の1つでもある「マッサージ」や「体操・ストレッチ」には、筋肉の緊張をほぐし、血行を促進する効果や、筋力を強化する効果が期待できます。いずれも家庭で簡単に行えるので、ぜひ実践してみてください。

マッサージ

マッサージには、筋肉の緊張をほぐし、血行をよくすることで、痛みやしびれをやわらげる効果が期待できます。ここでは、家庭でできるマッサージ法をいくつか紹介しますので、ぜひ実践してみてください。ただし、マッサージで症状が悪化する場合は、すぐに中止してください。

腰のマッサージ

肋骨の下から腰骨にかけて、手のひらを使って上下にさすってもらう。始めは軽く、次第に力を加えていく

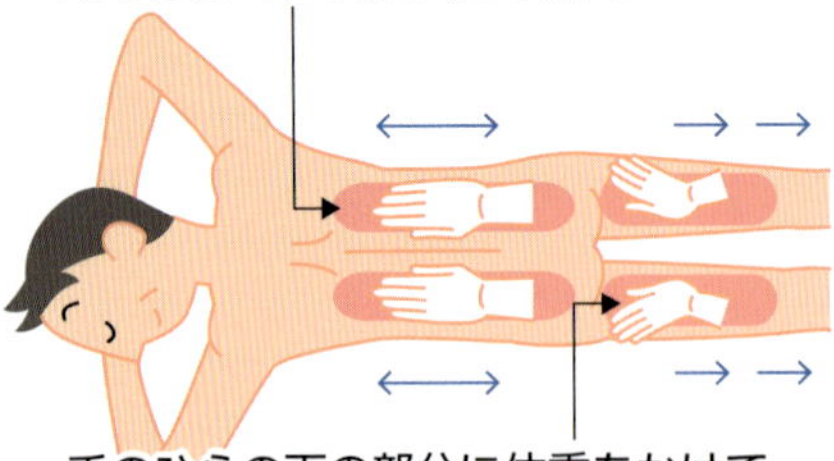

手のひらの下の部分に体重をかけて、もものつけ根からももの後ろ側へと移動させてもらう

ひざのマッサージ

❶

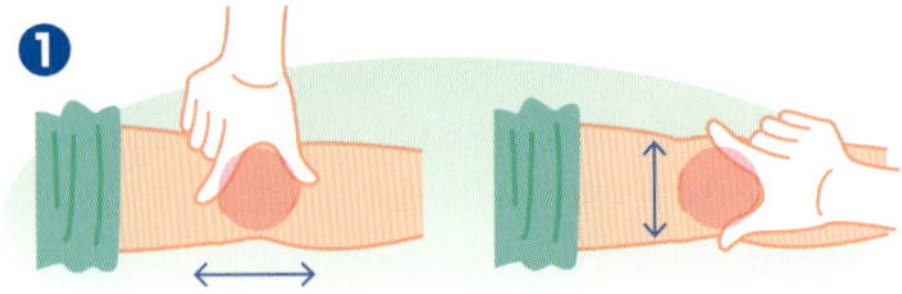

ひざのお皿を親指と人差し指ではさむようにして上下左右にもむ

❷

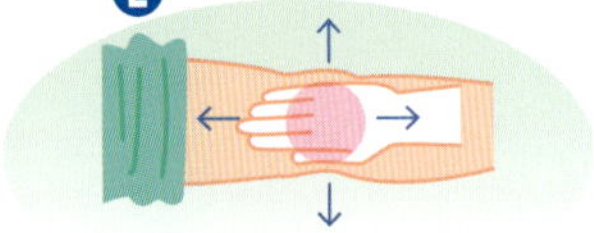

ひざのお皿を手のひら全体で上下左右に押す

❸

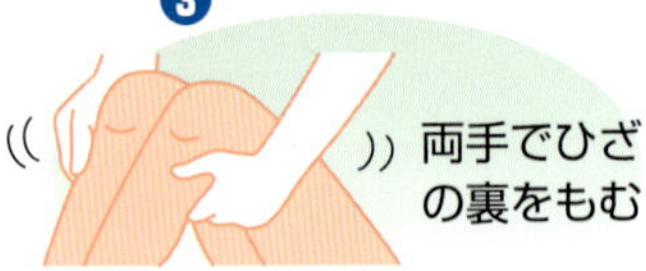

両手でひざの裏をもむ

❹

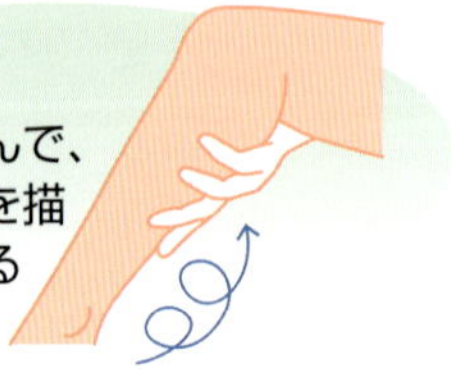

ふくらはぎをつかんで、下から上へらせんを描くようにもみ上げる

❺

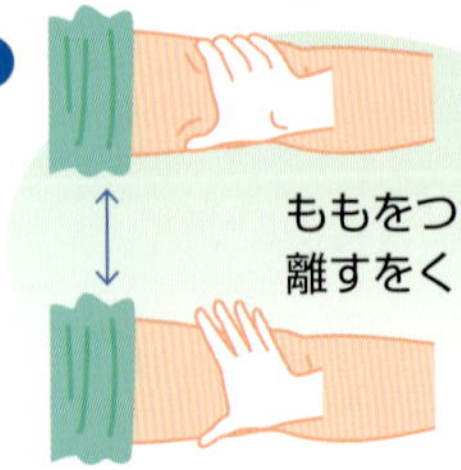

ももをつかんでは離すをくり返す

❻

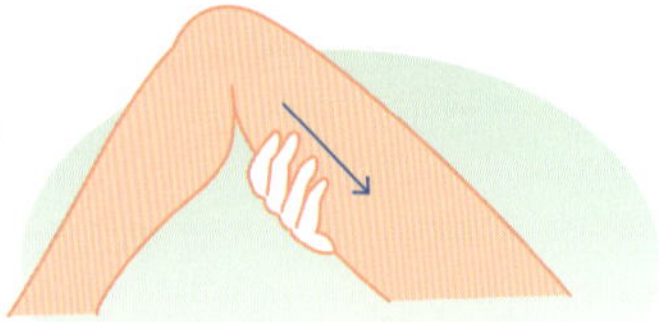

ひざの裏からもものつけ根に向かってさすり上げる

シャワーを使ったマッサージ1

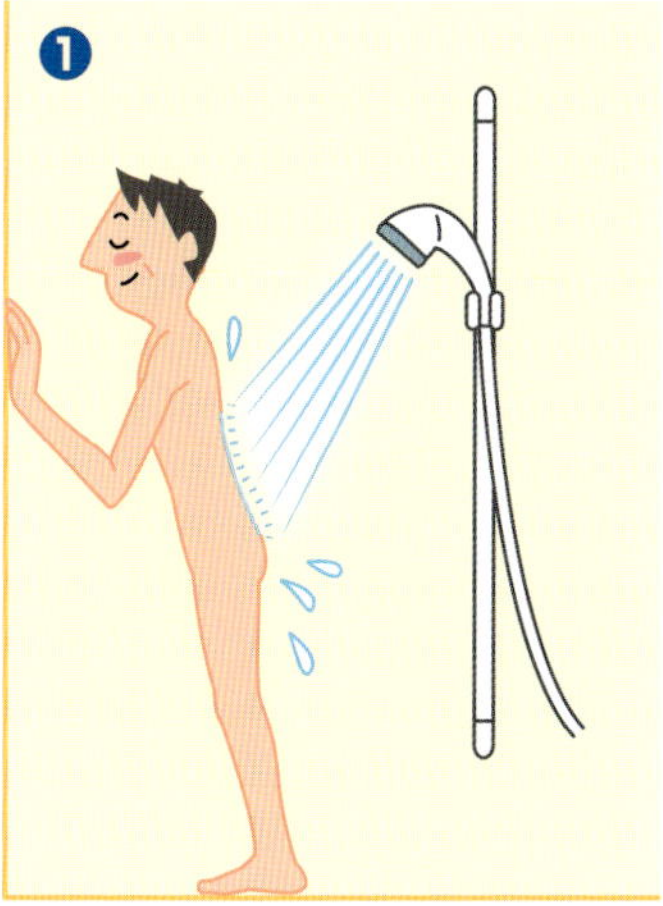

腰にシャワーが当たるようにして壁に向かい、壁に両手をついて腰を反らせる

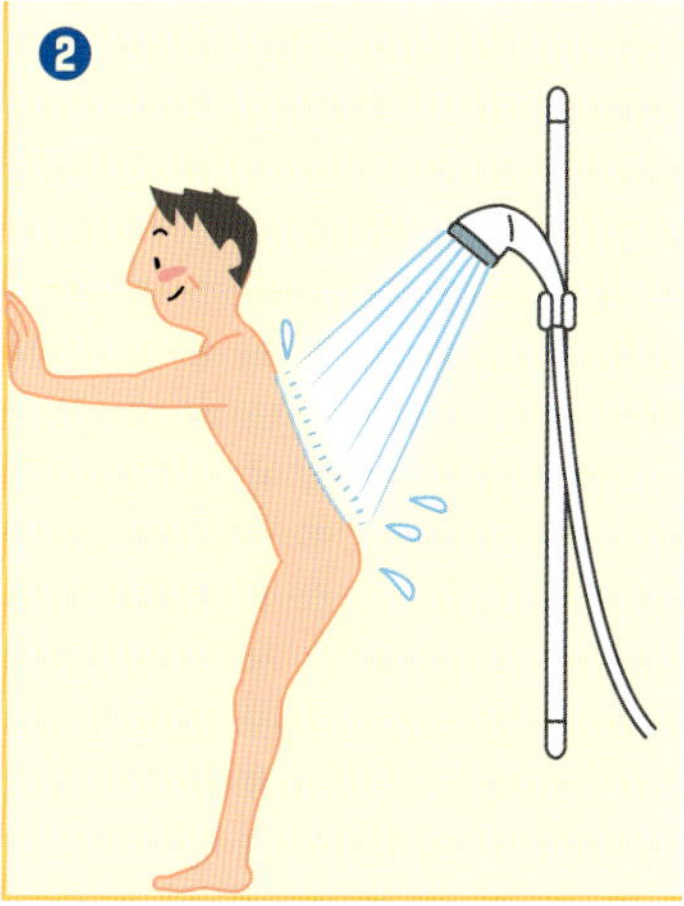

両手で壁を押すようにして腕を伸ばし、腰を後ろに突き出すようにして背筋を伸ばす

シャワーを使ったマッサージ2

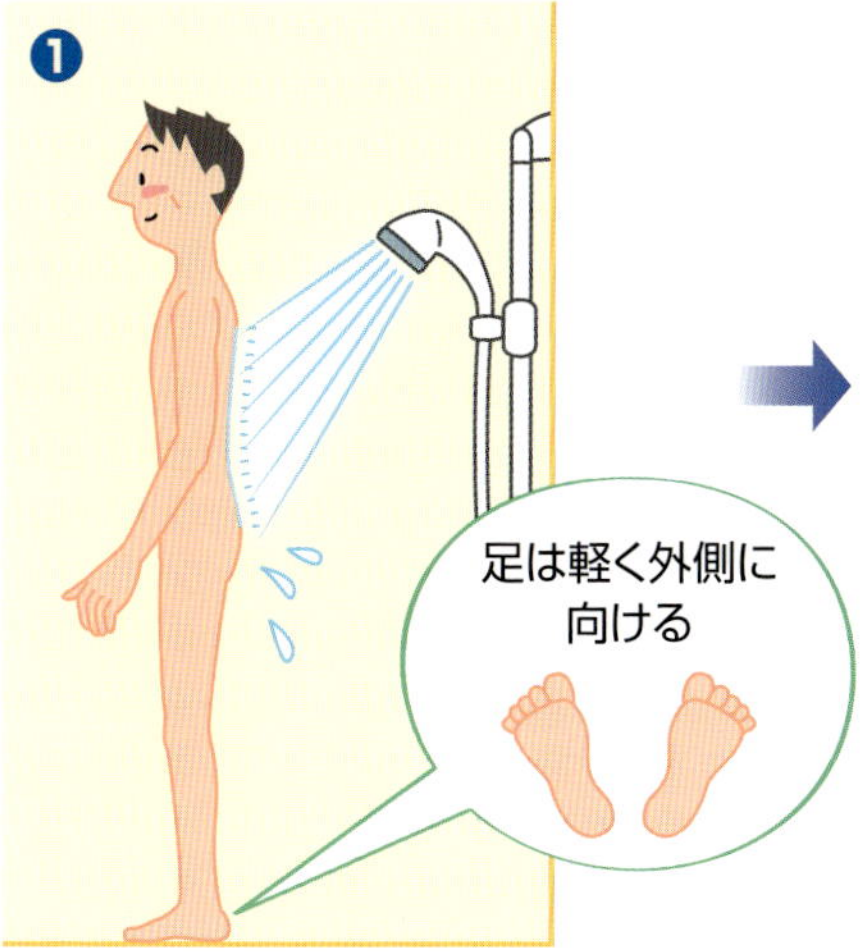

壁を背にして、腰にシャワーが当たるようにして立つ

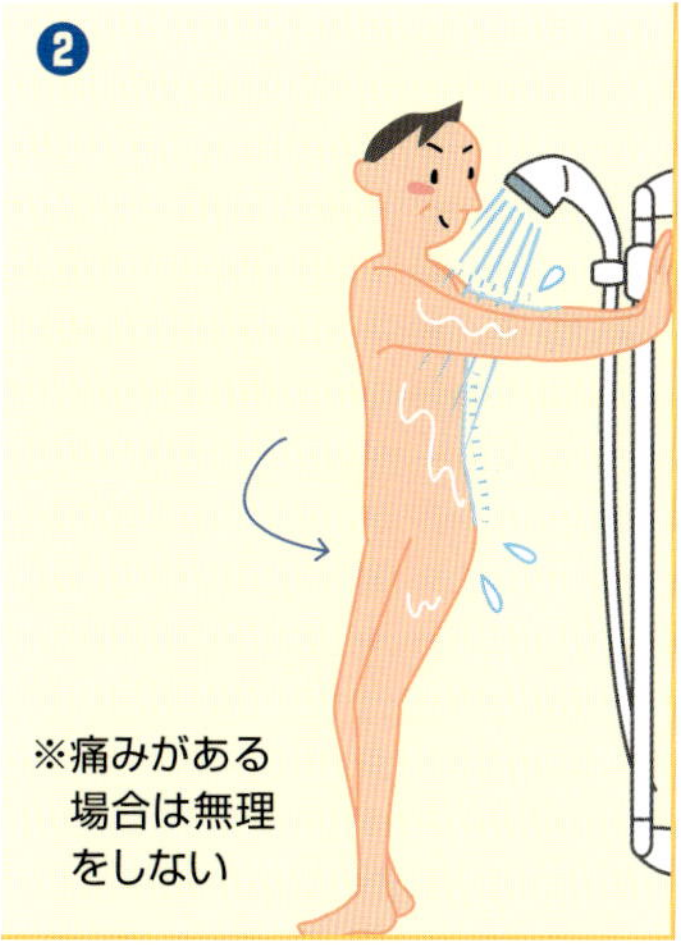

振り返るようにゆっくり上体をひねり、両手を壁につける

浴槽の中で行うマッサージ1

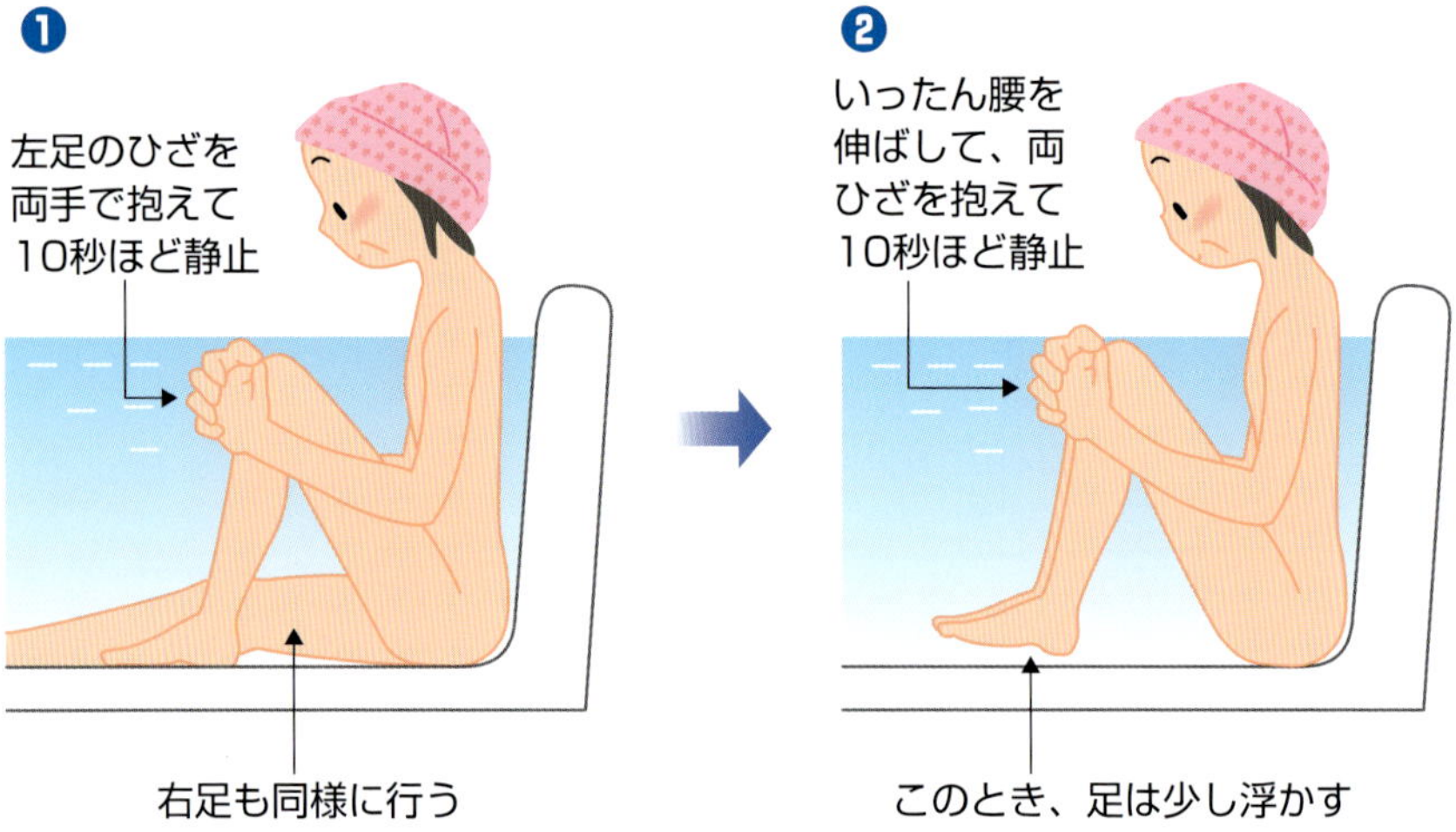
❶
左足のひざを
両手で抱えて
10秒ほど静止
右足も同様に行う
❷
いったん腰を
伸ばして、両
ひざを抱えて
10秒ほど静止
このとき、足は少し浮かす

浴槽の中で行うマッサージ2

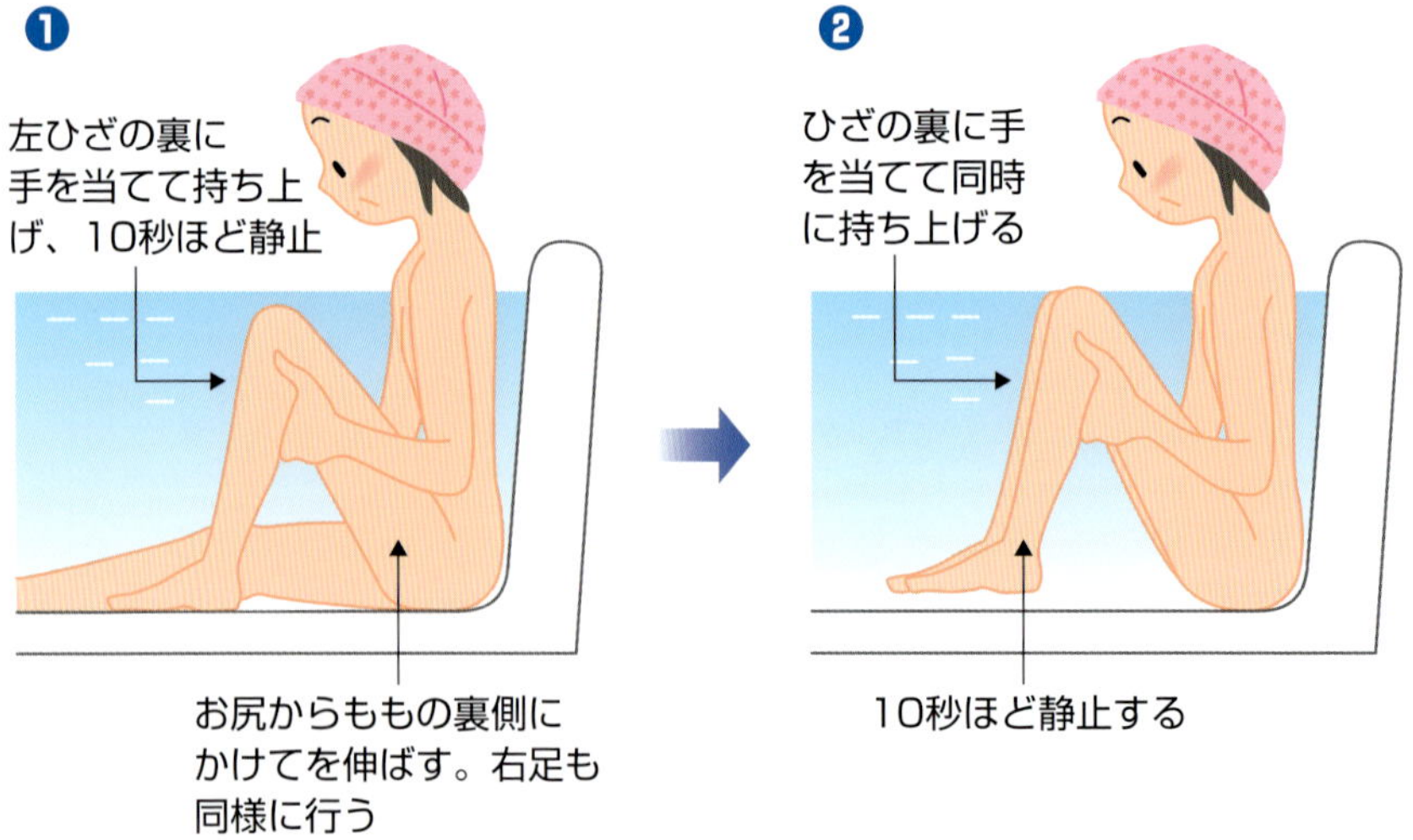
❶
左ひざの裏に
手を当てて持ち上
げ、10秒ほど静止
お尻からももの裏側に
かけてを伸ばす。右足も
同様に行う
❷
ひざの裏に手
を当てて同時
に持ち上げる
10秒ほど静止する

体操・ストレッチ

体操やストレッチは、「気持ちがいいと感じる範囲」で行いましょう。体を動かしてみて、痛みが強くなる場合は、すぐに中止してください。また、ヘルニア型坐骨神経痛と狭窄型坐骨神経痛とでは、向いている体操やストレッチが異なる場合があります。自分に合った運動を行ってください。

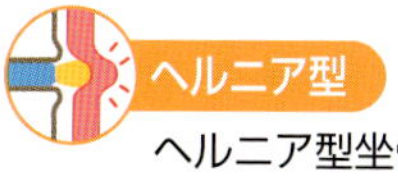

ヘルニア型坐骨神経痛の人にオススメの体操

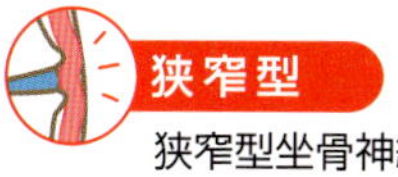

狭窄型坐骨神経痛の人にオススメの体操

壁押し体操

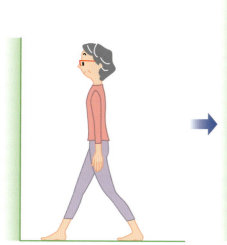

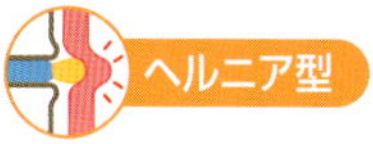

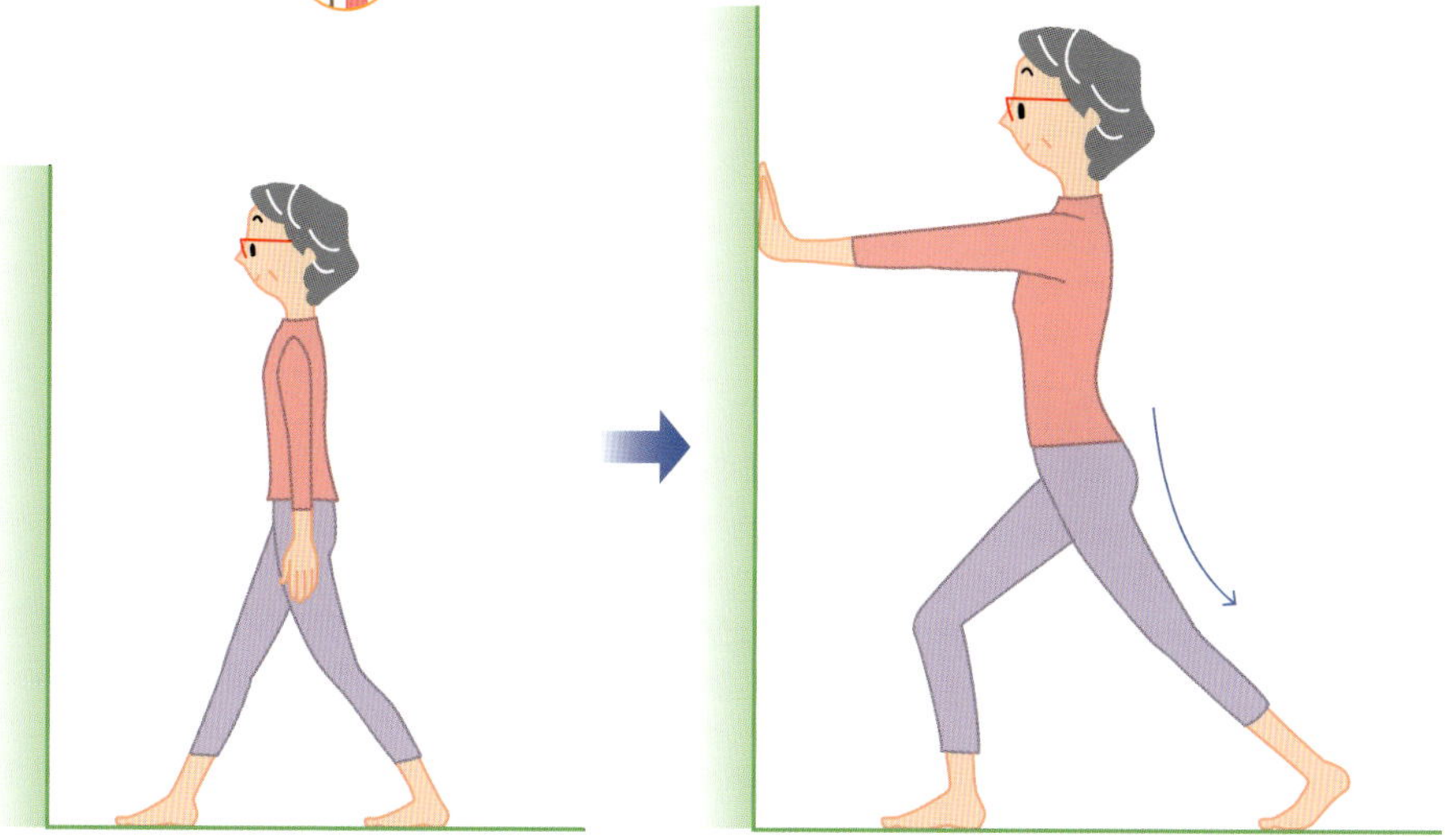

壁に向かって両足を前後に大きく開いて立つ

前のひざを曲げ、壁を押しながら腰を少しずつ反らせていく。10回を目安に

急に腰を反らすのはNG!! 少しずつ腰を反らすのがポイント

腹筋と背筋を鍛えるストレッチ

ヘルニア型　狭窄型

❶ 両手と両足を肩幅程度に開いて四つんばいになる

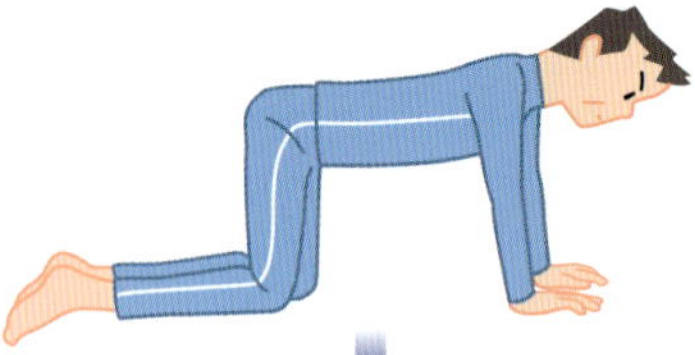

❷ 片手を上げ、10秒キープしたら下ろす

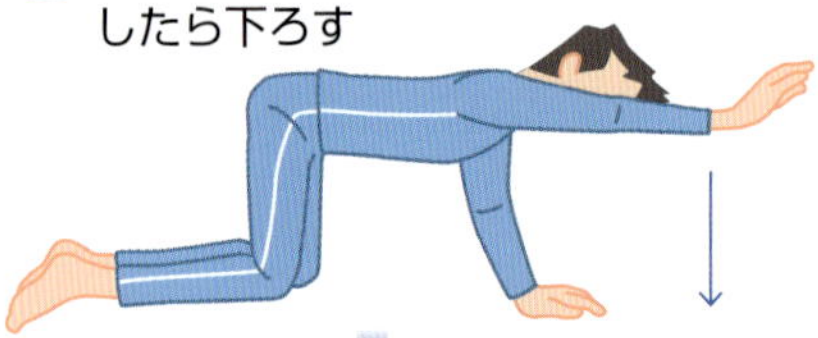

❸ 片足を上げて、10秒キープしたら下ろす

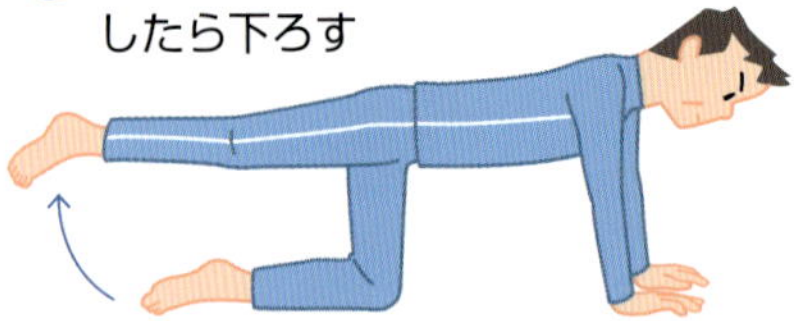

左右の手足を交互に、各3～5回を目安に

❹ 慣れてきたら、左手と右足、右手と左足を同時に上げる

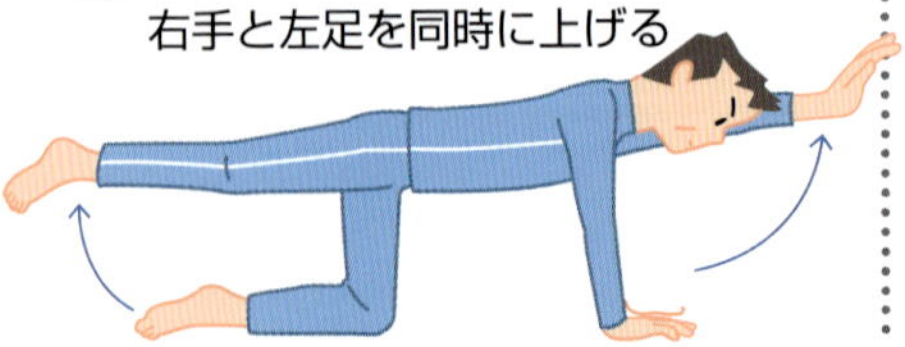

マッケンジー体操

ヘルニア型

❶

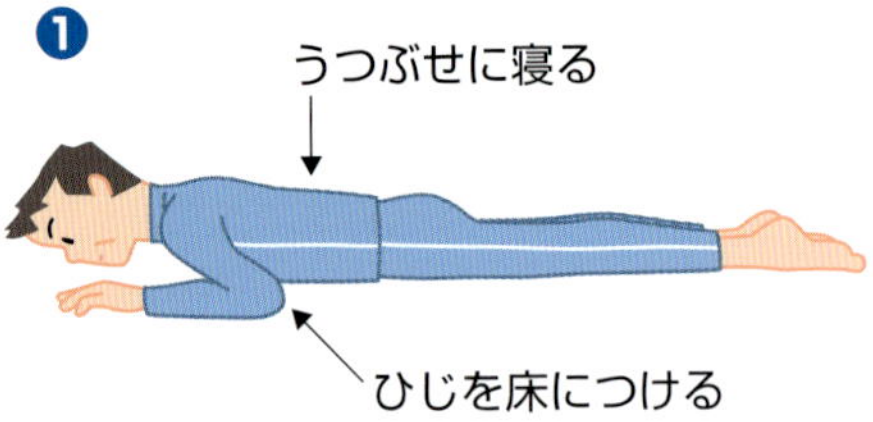
うつぶせに寝る
ひじを床につける

❷

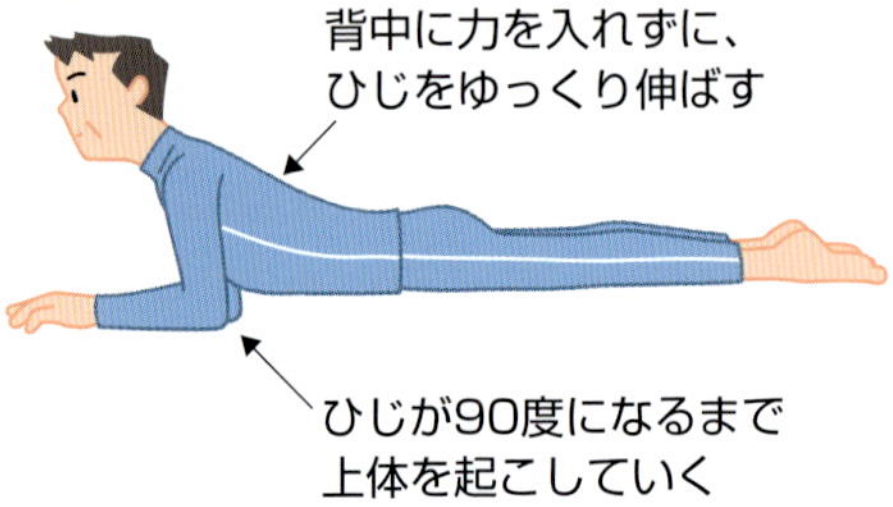
背中に力を入れずに、ひじをゆっくり伸ばす
ひじが90度になるまで上体を起こしていく

体を楽にしたまま数秒間、腰を伸ばす。5～10回を目安に

❸

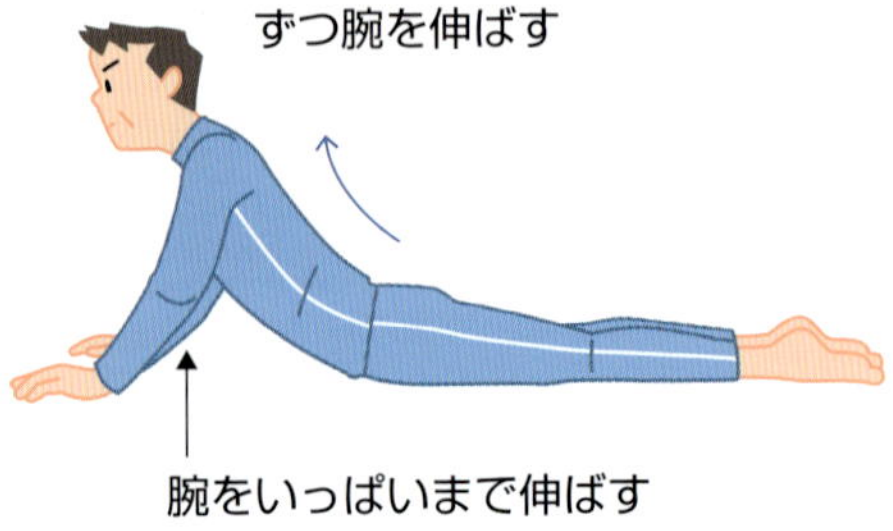
慣れてきたら、さらに少しずつ腕を伸ばす
腕をいっぱいまで伸ばす

腰を大きく反らせる。10回を目安に

両ひざ抱え体操

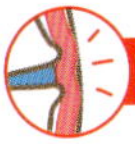

狭窄型

仰向けに寝て、両手でひざを抱えて上半身の方へ近づける

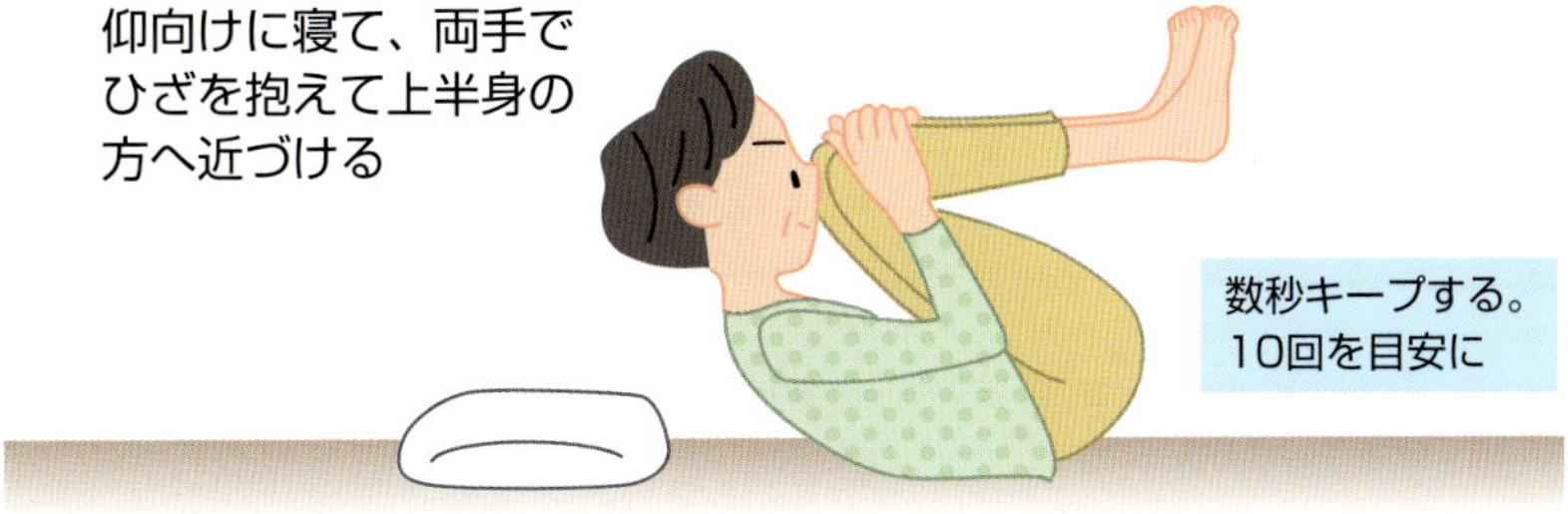

数秒キープする。10回を目安に

片ひざ抱え体操

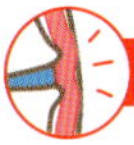

狭窄型

仰向けに寝て、両手で片ひざを抱えて胸に近づける

数秒キープ。左右の足を入れ替えて10回程度くり返す

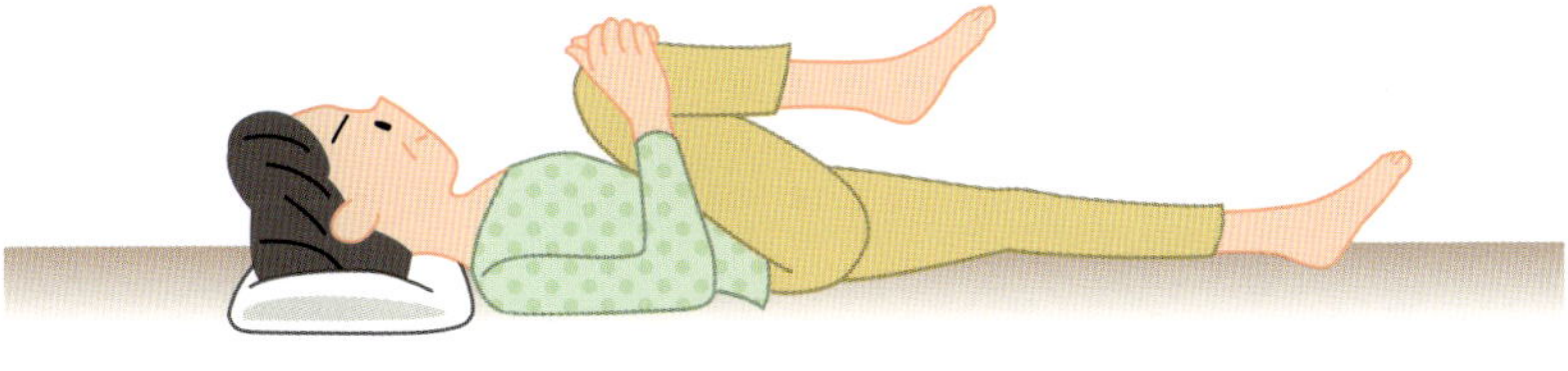

ひれ伏し体操

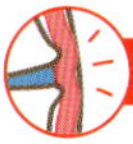

狭窄型

正座をして、上体を前に倒し、両腕を伸ばす

伸ばしたところで数秒キープ。10回を目安に

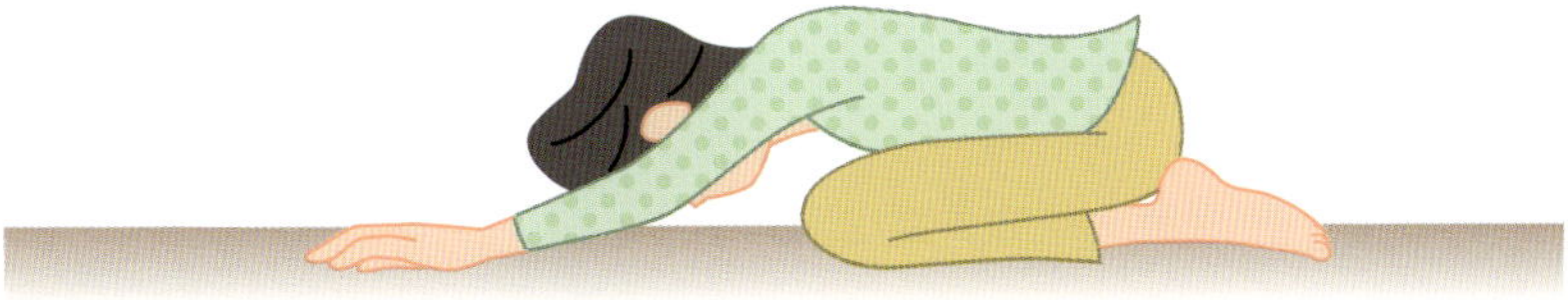

猫伸び体操

ヘルニア型　狭窄型

❶ 四つんばいになり、軽く背中を丸める

❷ 猫が伸びをするように、背骨を軽く反らせる

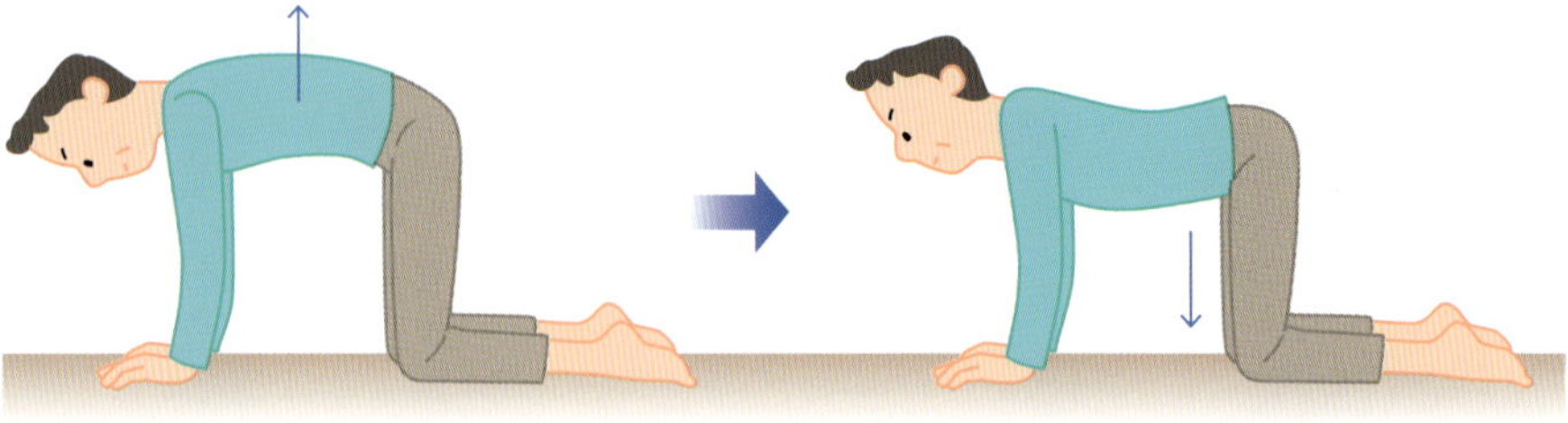

10回を目安に

軽いスクワット（渡会式）

ヘルニア型　狭窄型

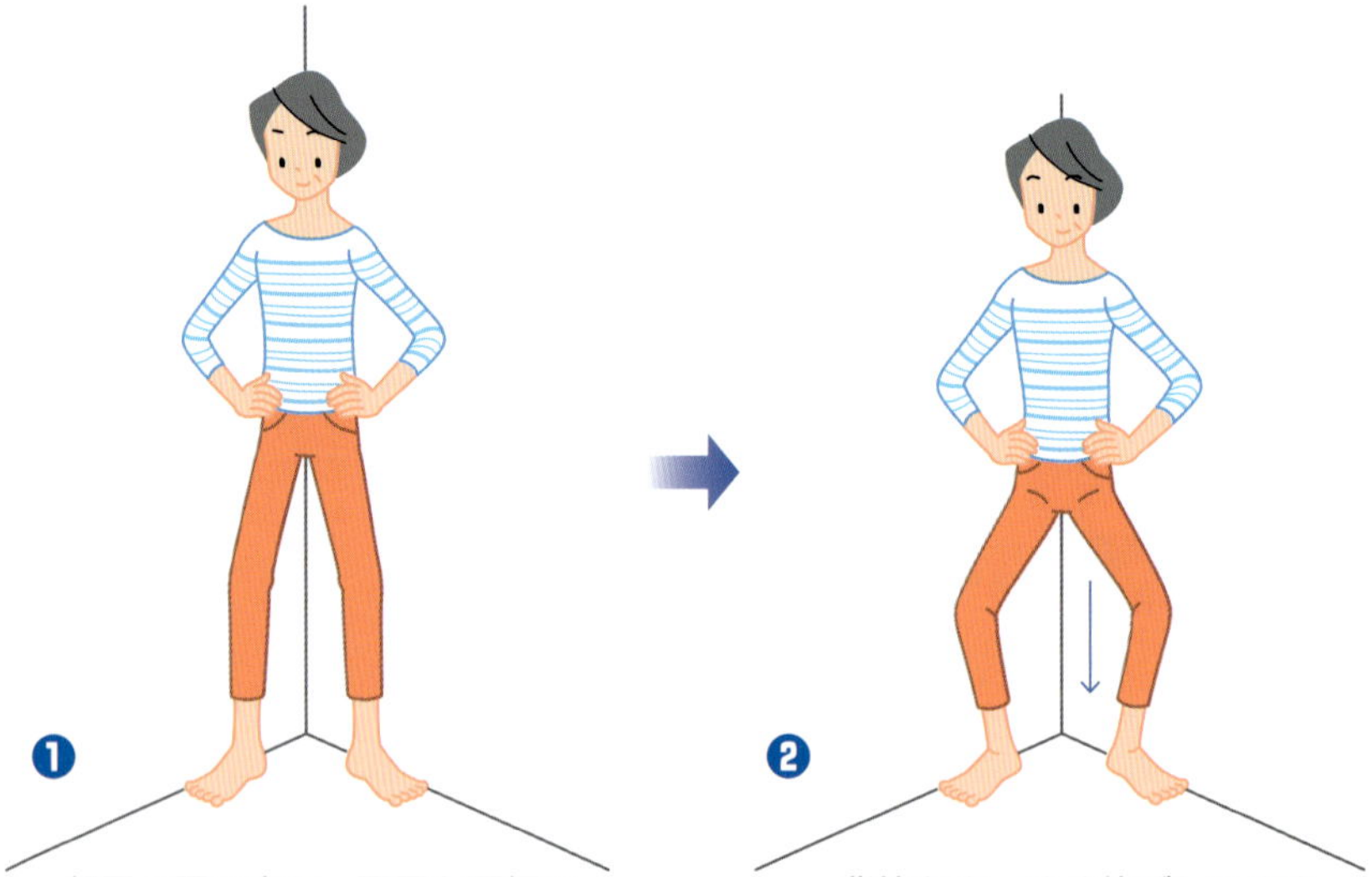

❶ 部屋の隅に立ち、両足を肩幅に開き、足の外側を壁につけ、少しひざを曲げる

❷ 背筋をまっすぐ伸ばしたまま、お尻を10cmほど落とす
（ひざ痛のない人は、深く落としてよい）

10秒キープ。10回を目安に

いすに座って行う体操（浜西法1）

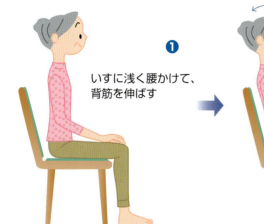

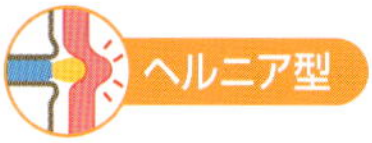

❶ いすに浅く腰かけて、背筋を伸ばす

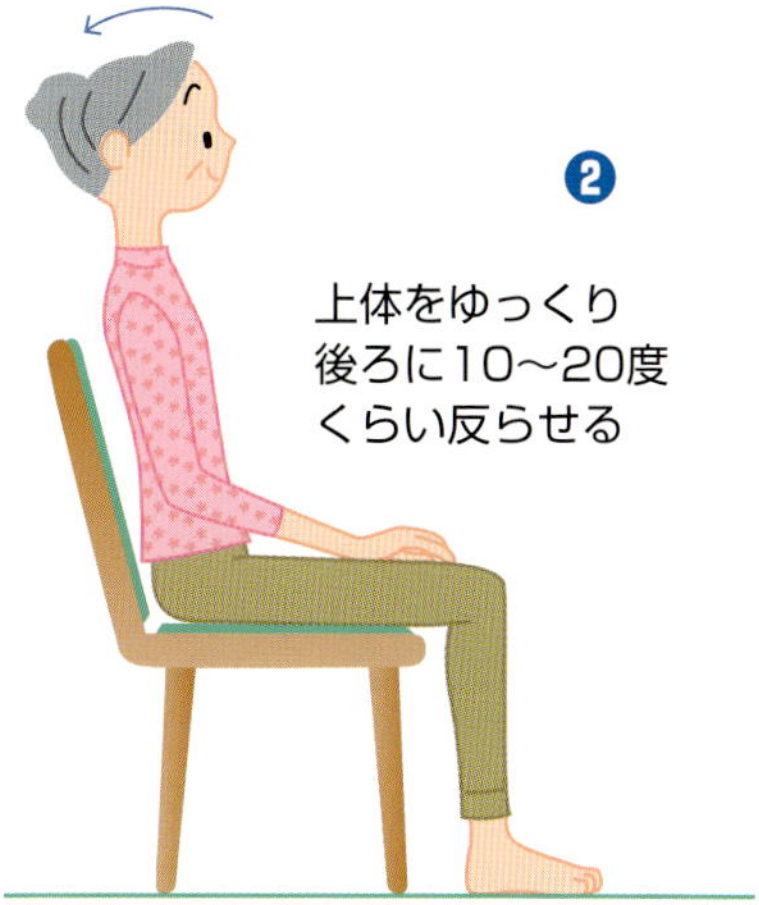

❷ 上体をゆっくり後ろに10〜20度くらい反らせる

背もたれに背中がつく寸前で止める

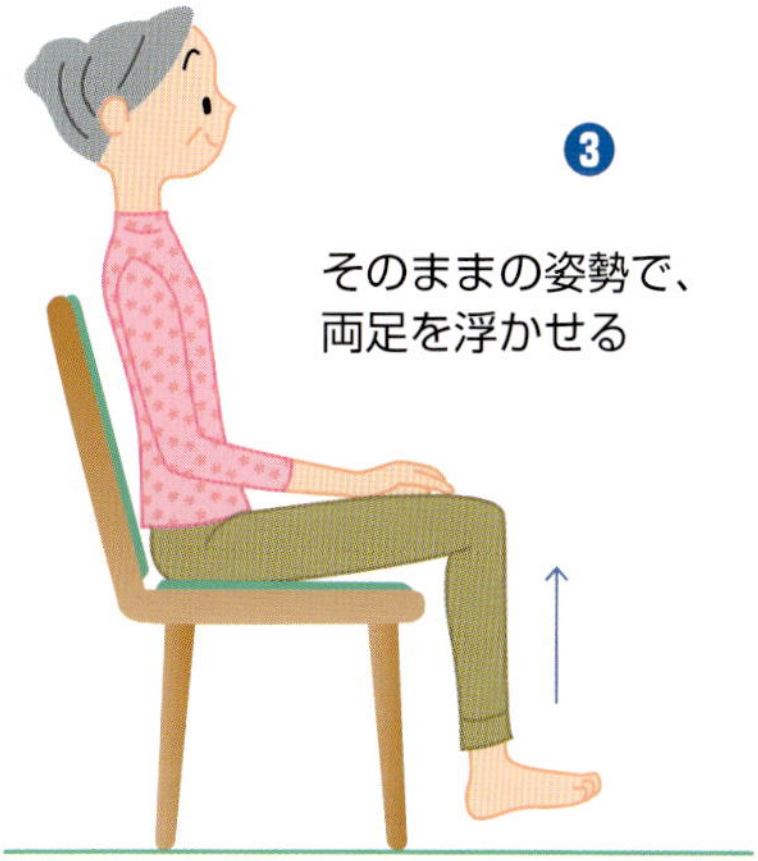

❸ そのままの姿勢で、両足を浮かせる

数秒キープ。
5〜10回を目安に

（浜西法2）

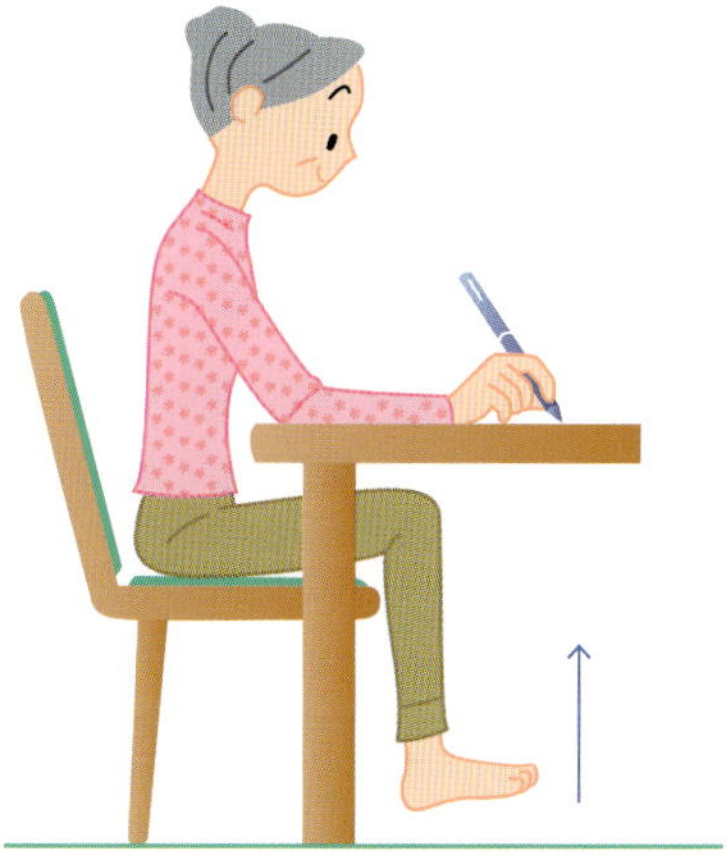

机があれば、机に両ひじをついて両足を浮かせる方法もある

痛みを克服して、楽しい毎日を

坐骨神経痛のつらい痛みやしびれは、腰椎椎間板ヘルニアや腰部脊柱管狭窄症といった腰椎に発生する障害が原因で起こります。そして、腰椎椎間板ヘルニアも腰部脊柱管狭窄症も、保存療法で改善する可能性が十分にあります。なかには手術が必要になるケースもありますが、早めに手術を行うべきときは、覚悟して手術にのぞむことが症状改善への早道となることでしょう。医師は患者さんのつらい症状を改善するために、ベストの治療法を提示してくれるはずです。

坐骨神経痛を克服するために絶対必要なのは、医師による正しい診断と適切な治療ですが、もう1つ忘れてはならないことがあります。それは、患者さん自身が行う自己管理です。長いこと通院しているのに、「坐骨神経痛がなかなか改善されない」「再発や悪化をくり返している」という人は、治療を医師まかせにしてはいないでしょうか?

腰椎椎間板ヘルニアや腰部脊柱管狭窄症の背景には、必ずといっていいほど長年にわたる不適切な姿勢や生活動作が関係しています。医師がどんなに素晴らしい治療を施しても、患者さん自身が姿勢や動作を改善しようとしなければ、坐骨神経痛はよくならないでしょうし、一度よくなっても再発のリスクは免《まぬが》れません。

しかし、逆にいえば、自己管理にしっかり取り組めば、坐骨神経痛は克服できるということです。

坐骨神経痛に悩んでいる人は、まずは正しい姿勢を心がけてください。正しい姿勢を維持するためには、筋力や体力が必要です。筋力や体力を維持するための運動も積極的に行ってください。正しい姿勢も運動も、続けることが大事です。あきらめずに自己管理を続けることができれば、つらい症状からは解放され、いくつになっても自分の足で歩き、人生を楽しめることでしょう。

参考文献

- スーパー図解 坐骨神経痛（法研）
  【監修】久野木順一

- よくわかる最新医学・坐骨神経痛（主婦の友社）
  【著】久野木順一

- 図解 坐骨神経痛がよくわかる最新治療と正しい知識（日東書院）
  【監修】久野木順一

- 椎間板ヘルニア・脊柱管狭窄症を自分で治すための本（SB クリエイティブ）
  【著】久野木順一

- 専門医が教えてくれる！ 図解 腰痛を自分で治す！ 最新治療と予防法（日東書院）
  【監修】久野木順一

- 最新版 腰痛をしっかり治すコツがわかる本（学研パブリッシング）
  【監修】久野木順一

- 信頼の腰痛・脊椎治療（桜の花出版）
  【編】桜の花出版 取材班

- 腰椎椎間板ヘルニア・腰部脊柱管狭窄症 正しい治療がわかる本（法研）
  【著】近藤泰児

- 完全図解 坐骨神経痛のすべて（主婦の友社）
  【監修】田村睦弘・黒田恵美子

- 腰痛・脊柱管狭窄症と坐骨神経痛を治すコツがわかる本（主婦の友社）
  【著】竹川広三

【ま行】

【や行】

【ら行】

【な行】

【は行】

索引

■監修
久野木 順一（くのぎ・じゅんいち）
日本赤十字社医療センター 副院長・整形外科センター長。
金沢大学医学部卒業後、東京大学医学部整形外科入局。1986年より日本赤十字社医療センター整形外科に勤務、同センター脊椎センター長、脊椎整形外科部長を経て現職。1994年、米国整形外科学会Traveling Fellowとして渡米。日本整形外科学会専門医、国際腰椎学会会員、日本脊椎脊髄病学会評議員・脊椎脊髄外科指導医、日本腰痛学会評議員、腰痛シンポジウム世話人など、幅広く活躍。1996年、日本脊椎外科学会奨励賞受賞、1999年、日本脊椎インスツルメンテーション研究会優秀賞受賞。専門は脊椎外科（腰椎変性疾患、腰痛症、妊婦の腰痛、透析性脊椎症、頸椎症性脊髄症など）。

ウルトラ図解 **坐骨神経痛**

平成 30 年 9 月 25 日　第 1 刷発行

監 修 者	久野木順一
発 行 者	東島俊一
発 行 所	株式会社 **法 研** 〒 104–8104　東京都中央区銀座 1-10-1 販売 03(3562)7671 ／編集 03(3562)7674 http://www.sociohealth.co.jp
印刷・製本	研友社印刷株式会社

0103

ISBN978-4-86513-445-2 C0377　定価はカバーに表示してあります。